養護教諭のための
公衆衛生学

はじめに

　すでに様々な答申等で言われているように，子どもたちの健康課題は複雑化し，その背景や要因が重複化して，様々な様相を示しています。それらに向き合うためには，養護教諭のみではなく，すべての教員に加えて，多様な機関，人材の協力も必要となってきます。そのためには，地域や国，あるいは世界の取組としてどのような健康増進の手立てが進められているのかを基礎知識として学修することが，重要な学びの位置を占めているといえます。

　公衆衛生と聞くと「難しい」「統計や数字がたくさん出てくる」「法律や歴史が多い」等のイメージが大きいかもしれません。そこで，これらをわかりやすく伝えることを目指すとともに，「養護教諭のためのテキスト」であるという原点で本作りをすすめてきました。

　まず，養護教諭を養成している立場の方に参画していただき，養護教諭としての学びに結びつく工夫をしていただきました。そして，わかりやすいテキストにするために，事例を入れることやコラムでの解説も充実させました。また，用語や概念を分かりやすくするように注釈にその内容を盛り込みました。それぞれの章には，文献とともに演習問題も取り入れ，知識の確認や定着を図れるように工夫しました。

　テキスト作成にあたっては，公衆衛生を専門とした書籍を何度も読み直しました。読めば読むほど，このことも載せたいとの思いから頁数が増えてしまうこともしばしばありました。

　本書の前身は，杉浦守邦氏の著書（養護教諭講座 6 『衛生学・公衆衛生学』昭和59年 4 月）です。杉浦氏はその中で「衛生学・公衆衛生学は，学校保健の最も重要な基礎科学の一つである」と述べ，基礎教養として知識と技術は必須のものであると言及しています。その熱い思いを継承しつつ，本書から十分な基礎知識が得られるものにしたいと思いました。学生のためのテキストとして用いることのみならず，養護教諭の先生方にとっても参考になるものになれば幸いです。

　本書はこのような思いで作ったテキストです。しかし，実際に教授される先生方には様々なご意見もあると思っております。ぜひ忌憚のないご意見，ご批判，ご叱正をお願い致します。それらを受けまして，このテキストを一層成長させていきたいと思っています。

　最後に，本書の編集にあたっては，東山書房の山崎智子氏に多大なご尽力をいただきました。ここに深くお礼申し上げます。

2018年 3 月

編者を代表して

河田史宝

執筆分担

編著者

河田史宝（金沢大学）　第1章，第4章1節

内山有子（東洋大学）　第8章，第11章

著者（50音順）

朝倉隆司（東京学芸大学）　第4章2，3，4節

池田英二（椙山女学園大学）　第5章1，2節

籠谷恵（東海大学）　第10章

笠巻純一（新潟大学）　第2章，第3章，第9章3，4節

神林康弘（金沢大学）　第9章1，2節

鈴江毅（静岡大学）　第6章，第7章

七木田文彦（埼玉大学）　第5章3節

目　次

第1章　公衆衛生概論

第1節　公衆衛生とは……………… 10
1．健康とは…………………………… 10
　　1）健康の概念………………………… 10
　　2）健康に影響を及ぼす要因…………… 11
2．衛生学・公衆衛生学の発達〜海外・日本〜………………………………… 14
　　1）海外における公衆衛生学の発達…… 15
　　2）日本における公衆衛生学の発達…… 16
第2節　公衆衛生行政……………… 19
1．日本における公衆衛生行政の仕組み‥ 19

2．一般衛生行政……………………… 21
　　1）厚生労働省………………………… 21
　　2）保健所……………………………… 21
　　3）市町村保健センター……………… 21
3．学校保健行政……………………… 21
4．労働衛生行政……………………… 22
5．国際保健行政……………………… 24
　　1）国際交流…………………………… 24
　　2）世界保健機関（WHO）…………… 25

第2章　保健衛生統計

第1節　健康水準と健康指標……… 30
1．疾病頻度や死亡に関連した主な健康指標…………………………………… 30
　　1）有病率……………………………… 30
　　2）罹患率……………………………… 30
　　3）累積罹患率………………………… 31
　　4）年齢調整罹患率…………………… 31
　　5）死亡率……………………………… 31
　　6）年齢調整死亡率…………………… 32

　　7）乳児死亡率………………………… 32
　　8）新生児死亡率……………………… 32
　　9）周産期死亡率……………………… 32
　　10）平均余命と平均寿命……………… 32
　　11）健康寿命…………………………… 35
第2節　人口統計…………………… 36
1．人口静態と人口動態……………… 37
2．日本人の死因の動向……………… 40

第3章　疫学・疾病予防学

第1節　疫学………………………… 46
1．全数調査と標本調査……………… 46
　　1）全数調査…………………………… 46
　　2）標本調査…………………………… 46
2．疾病分類…………………………… 47
　　1）疫学研究と疾病分類……………… 47
　　2）疾病及び関連保健問題の国際統計分類（ICD）………………………… 47
3．疫学研究の分類と方法…………… 47
　　1）介入研究…………………………… 47
　　2）観察研究…………………………… 48
4．交絡因子とバイアス……………… 51
　　1）交絡因子…………………………… 51
　　2）バイアス…………………………… 51
5．因果関係を吟味するための基準… 52

6．疫学研究と倫理的配慮…………… 52
第2節　健康管理と疾病予防対策… 54
1．疾病予防…………………………… 54
　　1）一次予防…………………………… 54
　　2）二次予防…………………………… 55
　　3）三次予防…………………………… 55
2．学校における疾病予防対策……… 55
3．高リスクアプローチと集団アプローチ…………………………………… 56
第3節　健康増進…………………… 57
1．ライフスタイルと健康・寿命…… 57
第4節　国民健康づくり運動……… 58
1．健康日本21………………………… 58
2．健康日本21（第二次）…………… 59

第4章　学校保健

第1節　学校保健 …………………… 66
 1．学校保健とは …………………… 66
 2．学校保健の概念と構造 …………… 68
  1）保健教育 ……………………… 69
  2）保健管理 ……………………… 69
  3）組織活動 ……………………… 69
  4）保健主事 ……………………… 70
 3．歯科保健（口腔も含む） ………… 70
第2節　子どもの健康と学校保健 …… 70
 1．体格，発育発達の公衆衛生学的意味… 70
 2．体格，疾病・異常，体力の現状と課題… 71
  1）体格 …………………………… 71

  2）疾病，異常被患 ……………… 80
  3）体力 …………………………… 83
 3．生活習慣の現状と課題 …………… 85
 4．メンタルヘルスの現状と課題 …… 86
  1）不登校，いじめ，発達障害 … 86
  2）自殺，自傷行為 ……………… 87
  3）虐待 …………………………… 87
  4）抑うつ・うつ病 ……………… 87
 5．子どもの貧困と健康 ……………… 88
第3節　地域社会・地域保健との関わり … 89
第4節　産業界・産業保健との関わり … 89

第5章　環境衛生

第1節　環境衛生の定義 …………… 94
 1．環境 ……………………………… 94
 2．生態系 …………………………… 94
第2節　環境衛生の主な項目 ……… 95
 1．放射線，電磁波，光 …………… 95
  1）放射線 ………………………… 95
 2．空気 ……………………………… 97
  1）温熱 …………………………… 97
  2）気圧 …………………………… 97
  3）組成変化と異常成分（大気汚染）… 98
 3．水 ………………………………… 100
  1）水の種類 …………………… 100
  2）水の汚染 …………………… 100
 4．廃棄物 ………………………… 101
 5．衣食住 ………………………… 101

  1）衣料 ………………………… 101
  2）食品 ………………………… 102
  3）住居 ………………………… 102
 6．公害 …………………………… 102
 7．有害動物 ……………………… 104
第3節　学校の環境衛生 ………… 104
 1．学校環境衛生活動 …………… 104
 2．環境衛生検査 ………………… 105
  1）定期検査 …………………… 105
  2）臨時検査 …………………… 105
  3）日常点検 …………………… 107
 3．学校環境衛生基準 …………… 107
  1）教室等の環境に係る学校環境衛生基準… 107
  2）水泳プールに係る学校環境衛生基準… 114
 4．学校環境衛生活動の進め方 … 114

第6章　主な疾病の予防

第1節　疾病予防の原則的考え方 ……118
第2節　主な疾病の予防 ………………120
 1．感染症の予防 …………………120
  1）感染症発生の3要因 …………120
  2）児童生徒の感染症の予防 ……120
  3）性感染症の予防 ………………122
 2．循環器系の疾病の予防 …………124
  1）先天性心疾患（CHD） ………124
  2）不整脈 …………………………125
 3．生活習慣病の予防 ………………125

 4．がんの予防 ……………………126
  1）小児がん ……………………126
  2）児童生徒のがん予防（がん教育）……128
 5．アレルギー疾患の予防 ………128
  1）アトピー性皮膚炎 …………128
  2）気管支喘息 …………………129
  3）アナフィラキシー …………129
 6．不慮の事故と自殺の防止 ……131
  1）不慮の事故 …………………131
  2）自殺の現状と対策 …………133

第7章　精神保健

第1節　精神障害 ………………………… 138
1．精神障害とは ………………………… 138
2．主な精神障害 ………………………… 139

第2節　主な精神障害の現状 ………… 140
1．統合失調症 …………………………… 140
2．うつ病 ………………………………… 141
3．ストレス関連障害（適応障害）……… 142
4．摂食障害 ……………………………… 143
5．発達障害 ……………………………… 144

第3節　メンタルヘルスケアの現状と課題… 146
1．疫学的3要因の援用 ………………… 146

2．疾病対策の5段階の援用 …………… 148
3．学校教職員のメンタルヘルスケアの現
　　状と課題 …………………………… 150

第4節　学校における精神上の課題を有
　　する子どもへの支援と今後の取組
　　 …………………………………… 152
1．学校における精神障害 ……………… 152
2．精神上の課題を有する子どもへの支援
　　 …………………………………… 153
　　1）基本的な考え方 ………………… 153
3．具体的な対処法・支援策 …………… 156

第8章　母子保健

第1節　母子保健の定義 ……………… 160
1．母子保健法 …………………………… 160
2．母子保健からはじまるライフステージ
　　間の連携 …………………………… 160

第2節　母子保健の水準 ……………… 162
1．出生 …………………………………… 162
2．乳児死亡とその対策 ………………… 163
　　1）乳児死亡の推移 ………………… 163
　　2）乳児死亡の原因 ………………… 164
3．周産期死亡とその対策 ……………… 164
4．幼児死亡とその対策 ………………… 165
5．妊産婦死亡とその対策 ……………… 165

第3節　小児の発育と発達 …………… 167
1．発育・発達とは ……………………… 167
2．発育発達の特徴 ……………………… 167
3．発育の評価 …………………………… 167

第4節　母子保健の課題 ……………… 168
1．少子化対策 …………………………… 168
2．子育て支援 …………………………… 169
3．児童虐待 ……………………………… 171
4．家族計画，人工妊娠中絶 …………… 172
5．性に関する教育 ……………………… 174

第5節　子どもの貧困対策 …………… 175

第9章　食品衛生

第1節　食品衛生の意義 ……………… 180
1．食の安全・安心の確保 ……………… 180
　　1）食中毒 …………………………… 180
　　2）輸入食品 ………………………… 180
　　3）食品公害 ………………………… 180
　　4）食品に対するアレルギー ……… 181
　　5）食品の放射性物質 ……………… 181
2．食事と健康増進，疾病予防 ………… 182
　　1）食生活と生活習慣病 …………… 182
　　2）食育 ……………………………… 183

第2節　食品衛生行政 ………………… 183
1．食の安全・安心に関する法律 ……… 183
　　1）食品衛生法 ……………………… 183
　　2）食品安全基本法 ………………… 183
　　3）食育基本法 ……………………… 184

2．食品の安全管理 ……………………… 184
　　1）食品中の化学物質 ……………… 184
　　2）食品の表示 ……………………… 185
　　3）保健機能食品 …………………… 185
3．食に関する取組 ……………………… 185
　　1）食事摂取基準 …………………… 185
　　2）国民健康・栄養調査 …………… 186
　　3）健康日本21 ……………………… 186
　　4）食育 ……………………………… 186

第3節　食中毒 ………………………… 187
1．食中毒の病因物質 …………………… 188
　　1）細菌性食中毒 …………………… 188
　　2）ウイルス性食中毒 ……………… 191
　　3）寄生虫による食中毒 …………… 192
　　4）自然毒による食中毒 …………… 193

5）化学性食中毒 ················ 195
　2．食中毒の発生状況 ············ 196
　　1）病因物質別食中毒発生状況 ········ 196
　　2）原因施設別食中毒発生状況 ········ 196

第4節　学校給食の衛生管理 ·········· 197
　1．学校給食における食中毒の発生状況 ··· 198
　2．食中毒予防対策と学校給食衛生管理 ··· 199

第10章　産業保健

第1節　産業保健の基本的事項 ·········· 206
　1．産業保健の目的と意義 ·········· 206
　2．労働安全衛生管理体制 ·········· 206
　　1）安全衛生管理担当者の選任 ········ 206
　　2）衛生委員会 ················ 207
第2節　産業保健活動の概要──産業保健
　　　　の5管理 ················ 208
　1．総括管理 ·················· 208
　2．作業環境管理 ··············· 208
　3．作業管理 ·················· 208
　4．健康管理 ·················· 209
　　1）健康の保持増進 ············· 209

　　2）健康診断 ················· 209
　　3）保健指導，面接指導 ··········· 210
　　4）ストレスチェック ············ 210
　　5）治療と職業生活の両立支援 ········ 210
　5．労働衛生教育 ··············· 211
第3節　教職員の職業生活と健康 ········ 211
　1．教職員の病気休職の現状 ········· 211
　2．教職員の健康的な職業生活を支える職
　　　場環境の形成 ··············· 211
　　1）ワーク・ライフ・バランス ········ 211
　　2）ハラスメント ·············· 212

第11章　高齢者の保健と福祉

第1節　高齢者・高齢化社会とは ········ 216
第2節　高齢者の健康 ·············· 217
　1．高齢者の体力・運動能力 ········· 217
　2．高齢者の病気 ··············· 218

3．高齢者の死因 ··············· 219
第3節　高齢者福祉 ··············· 220
　1．高齢者と医療費 ·············· 220
　2．高齢者と介護 ··············· 221

索　引

第1章

公衆衛生概論

　公衆衛生学は，人々の健康を保持増進する学問である。また，疾病の予防や健康の保持増進のために，組織的な取組をめざしている。

　学校において児童生徒等の健康を守り育てている養護教諭にとっても，個人の健康を守り育てると同時に学校内の集団の健康を守り育てる視点も必要である。また，現代的健康課題は複雑化，多様化している。これらの課題を解決していく際にも，学校内の教職員のみではなく地域社会の専門家や関係諸機関とチームを組んでかかわっていくことが必要となっている。この点からも，成長発達期にある児童生徒等の健康の保持増進を考える際には，公衆衛生の考えも学んでおくことが重要である。

　第1節では，健康の概念を理解し，公衆衛生（public health）が発達した歴史やその背景を理解する。それらを踏まえて，第2節では，公衆衛生行政について理解することが目的である。

第1節　公衆衛生とは

　この節では，公衆衛生に触れる前に，まずは，健康についてどのように捉えられているのかを理解する。衛生とは「生命・生活・生産を衛（まも）る」という意味であり，「生命：健康を衛（まも）り，生活：衣・食・住と労働を衛（まも）り，生産：資源とエネルギーを衛（まも）ることである」[1)]と言われている。この言葉の中にも「健康を衛り」とあるように，健康の捉え方を理解しておく必要がある。その後，海外と日本に分けて公衆衛生の発達を概説する。

1. 健康とは

1）健康の概念

　健康の捉え方は，時代や地域，社会状況に伴って様々に変化してきている。現在ではWHO（世界保健機関：World Health Organization）憲章の前文（1946年）に書かれた健康の定義が用いられている（章末資料〈p. 26〉参照）。

　WHO憲章前文では，「健康」について，単に「病気でない」状態と消極的に捉えるのではなく，「完全に良好な状態」と積極的に捉えている。また，健康を身体的な面からだけでなく，精神的・社会的な面からも包括的に捉えており，現代の健康観を考える基礎となっている。

Health is a state of complete physical, mental and social well-being and not merely the absence of disease or infirmity.
健康とは，病気でないとか，弱っていないということではなく，肉体的にも，精神的にも，そして社会的にも，すべてが満たされた状態にあることをいう[2)]

　近年では，疾病の否定ではなく，疾病と共存しながら生活する健康観が意識されるようにな

「スピリチュアル」を含んだ健康の定義の検討

column

　　WHOでは1998年に次のような「スピリチュアル」を加えた新しい提案がなされたが，審議の緊急性が他案件に比べて低い等の理由で，審議入りしないまま採択も見送りとなり，そのままとなっている。

> Health is a dynamic state of complete physical, mental, spiritual and social well-being and not merely the absence of disease or infirmity.

　　「静的に固定した状態ではないということを示すdynamicは，健康と疾病は別個のものではなく連続したものであるという意味付けから，また，spiritualは，人間の尊厳の確保や生活の質を考えるために必要で本質的なものだという観点から，字句を付加することが提案されたのだ」[3)]と言われている。

ってきている。そのため，疾病や障害のある人の生活の質（QOL: Quality of life）をいかに高めていくかが課題となってきている。

2）健康に影響を及ぼす要因

健康に影響を及ぼす要因には，環境要因（environmental factor），行動要因（behavioral factor），宿主要因（host factor）がある。環境要因には生物学的環境（細菌，ウイルス，あらゆる動植物），物理化学的環境（化学物質，放射線等），社会環境（生活水準，職業，文化・宗教，制度等）がある。行動要因には，食事，睡眠，運動，喫煙飲酒等がある。宿主要因には，その人本人の，年齢，性別，性格，遺伝，免疫力等があげられる。

健康は個人の生活習慣だけでなく社会的要因も強く影響している（図1-1-1）。

また，1974年にカナダで発刊されたラロンド報告書（カナダ厚生大臣マーク・ラロンド）が，ヘルスプロモーションの概念が世界規模で広まるきっかけとされている。

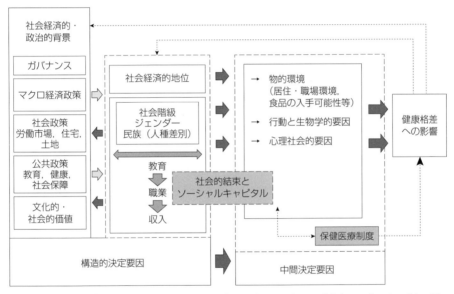

資料　WHO (2010), A conceptual framework for action on the social determinants of health
（次期国民健康づくり運動プラン策定専門委員会　仮訳）

図1-1-1　健康の社会的決定要因

出典：(財)厚生労働統計協会編 (2017)『図説　国民衛生の動向2017/2018』(財)厚生労働統計協会，47頁[4]．

> **column　ラロンド報告書**
>
> 1971年カナダ政府は保健医療費として多額を使用していたが，カナダ人の健康状態は向上してきているとは言い難かった。主な健康問題は，心疾患，がん，麻薬，アルコール中毒，性感染症等で，死亡全体の70％を占めていた。そこで，当時厚生大臣であったラロンドがライフスタイルに注目した。ライフスタイルが変われば医療費を減らすことが可能になると考えたのである。また，患者になった人に対する医療サービスだけでなく，一般住民のヘルスプロモーションに使用すべきであると主張した。その結果，1978年カナダ厚労省はヘルスプロモーション専門部局を設置し国レベルでの活動を実施することとなった。

表1-1-1　健康に関する考え方の推移

年	健康に関する考え方
1970年代	医学，疫学的なアプローチによって心臓疾患やがん等の成人病の予防教育や，喫煙や栄養等のリスクファクターに関する情報提供や教育が始まる。
1978年	WHOは「プライマリ・ヘルス・ケアに関するアルマ・アタ宣言（Declaration of Alma-Ata）」を提唱。「2000年までにすべての人に健康を（Health for All by the Year 2000）」を基本理念に設定された。
1986年	カナダのオタワでWHOが「ヘルスプロモーションに関するオタワ憲章（Ottawa Charter）」を提唱。単なる個人への予防教育を超えて社会科学的アプローチを全面的に押し出した「総合的な健康政策」である[5]。
1990年代	ヘルスプロモーションの考え方がより具体的なものになった。家庭，学校，職場，地域，町の各レベルにおいて，健康を支援するプログラムが展開されるようになった。
2001年	国際生活機能分類（ICF）の成立。あらゆる人の健康を生活機能というプラス面から捉え，包括的に記述できる分類となった。
2005年	バンコク憲章（Bangkok Charter）において，ヘルスプロモーションの定義に「その決定要因」が加えられた。さらにプロセス戦略を発展させるために，オタワ憲章の3つのプロセスに追加して，投資（Invest），規制と法制定（Regulate and legislate）を追加した。

用語解説

プライマリ・ヘルス・ケア（Primary health care）
「2000年までにすべての人に健康を」という基本理念を持った，総合的な保健医療活動である。また，専門家による一方的な保健医療サービスではなく，地域住民が主体となって自らの保健サービスを主体的に運営し，社会的・経済的に生産的な生活をする。

> プライマリ・ヘルス・ケア活動の5原則
> ①ニーズ指向性のある活動　②住民の主体的参加　③地域資源の有効利用　④関連領域の協力・連携　⑤適正技術（地域の実情に適した技術）の使用

これらの5原則は，発達途上国だけでなく先進国の保健活動においても重要な理念となっている。

ソーシャルキャピタル
　ソーシャルキャピタルとは，人々の協調行動を活発にすることによって，地域における社会問題の解決能力を高めることができる「信頼」「規範」「ネットワーク」といった社会組織の特徴を指す。今日の日本の健康づくりにも応用が期待されている概念である。

人間の生活機能と障害の分類法

column

ICF（International Classification of Functioning, Disability and Health）は、人間の生活機能と障害の分類法として、2001年5月、世界保健機関（WHO）総会において採択された。この特徴は、これまでのWHO国際障害分類（ICIDH）がマイナス面を分類するという考え方が中心であったのに対し、ICFは、生活機能というプラス面からみるように視点を転換し、さらに環境因子等の観点を加えたことである[6]。

生活機能の3レベル（「心身機能・構造」：心身の働き、「活動」：生活行為、「参加」：家庭・社会への関与・役割）はそれぞれが単独に存在するのではなく、相互に影響を与え合い、また「健康状態」「環境因子」「個人因子」からも影響を受ける。これを示すためにICFのモデル図では、ほとんどすべての要素が双方向の矢印で結ばれている。これが「すべてがすべてと影響しあう」相互作用モデルである。

なお矢印の上下や左右という位置や向きには特に意味はない。影響の仕方にはマイナスの影響もあればプラスの影響もある。例えば、環境因子の例として、点字ブロックは目の不自由な人にとってはプラスの効果があっても、歩行困難のある人にはマイナスになることもある。この影響の与え合いの内容や程度は一人ひとりの例で皆違うので、どの要素がどの要素にどう影響しているのかを具体的に捉えることが重要である。

この考え方は、通常学級に在籍する多様なニーズのある子どもを理解し、支援プログラムを立てる際に活用されている[7]。

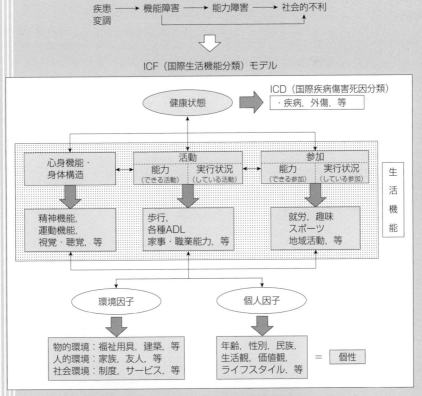

図1-1-2　ICIDHからICFへの転換と機能と分類
出典：第1回社会保障審議会統計分科会　生活機能分類専門委員会参考資料より一部筆者修正後作成

2．衛生学・公衆衛生学の発達〜海外・日本〜

　人々の健康について，一人で実行できる衛生には限りがある。そのため，一人ひとりの知識や実行できる行動を地域社会で行い，お互いの命や健康を守っていく必要がある。また，個人がどんなに努力しても限りがあるため，個人が属している社会の組織的な力が必要である。そのためにも，公衆衛生が必要となり，発展したといえる。

　主として集団を対象に，集団の健康の保持増進をはかる科学の分野が公衆衛生学であり，個人を対象に，生活全般の改善，疾病の予防対策，健康の保持増進をはかる科学の分野を衛生学と捉えることができる。

ヘルスプロモーション（Health promotion）

column

　ヘルスプロモーションとは，「人々が自らの健康をコントロールし，改善することができるようにするプロセスである」。WHO は，「達成すべき高い健康を享受することは人種差別のないことと同時にあらゆる人間にとっての基本的な権利の一つであることを認めている」ことから，ヘルスプロモーションは基本的な人権に基づいており，「生活や人生の質の決定要因」や「精神的・魂の状態を包括する積極的で包括的な健康概念」を提案しているといえる。これらを基にして考えると，児童生徒等が自らの健康とその決定要因をコントロールし，改善することができるようにするプロセスといえる。プロセスは，生活者づくりとしての健康教育と環境づくり（個人の力と社会の力）とによって健康をつくる過程である。要するに，ヘルスプロモーションは，個人に対して行うことだけではなく，社会に対しても行っていくこととしている。ヘルスプロモーションのプロセス戦略は，①唱道（Advocate），②能力の付与（Enable），③調停（Mediate）の３つである。

　ヘルスプロモーターの新たな役割としては，「政策提言を行う（Advocating）」「能力の付与を行う（Enabling）」「他の分野との調整を図る（Mediating）」の３点があげられている。

　オタワ憲章では，ヘルスプロモーションに関する活動方法として，次の５点を示している。①健康な公共政策づくり（build health public policy），②健康を支援する環境づくり（create supportive environments），③地域活動の強化（strengthen community action），④個人技術の開発（develop personal skills），⑤ヘルスサービスの方向転換（reorient health services）。

　ヘルスプロモーションの定義は，オタワ憲章とバンコク憲章で変わっており，バンコク憲章には「その決定要因」という言葉が付け加えられた。この中で，WHO は人権を前提としたうえで示している。

第1章　公衆衛生概論

1）海外における公衆衛生学の発達

　公衆衛生の定義として最もよく知られているのは，ウインスロウ（Winslow, C-E. A, 1877～1957）[注1]によるものである（1920年）。

> 「公衆衛生とは，環境の衛生，伝染病の予防，個人衛生に関する衛生教育，疾病の早期診断と治療のための医療および看護サービスの組織ならびに健康保持に必要な生活水準を各人に保障する社会機構の整備を目的とした共同社会の組織的努力を通じて，疾病を予防し生命を延長し身体的・精神的健康と能率の増進を図り，すべての住民に生来の権利である健康と長寿を得させるため，組織的に上記の成果を取りまとめようとする科学および技術である。」

　公衆衛生の起源は，古代ギリシャ時代のヒポクラテス（Hippocrates）にはじまるとされている。人と環境とのバランスという考え方から，特に「空気，水，場所」の環境因子と疾病との因果関係を体系的に表している[8]。それまでは，急激に発生して蔓延し死亡する流行病を，神仏の審判と考えていたが，地方的流行の要因として，気候，土，水，生活様式，栄養を指摘したと言われる。

　中世都市の環境衛生としては，住民に良質の水を十分に供給すること，また，飲用と料理用の水を汚染から守ること，街路掃除とごみ処理が行われた[8]。

　また，繰り返す伝染病の流行に対しては，衛生教育が行われるようになり，疾病の根絶方法を組織化したと言われている。「サレルノの養生訓」[8]のような個人衛生に関する規則も持っていたとされる。

サレルノの養生訓

英国王の健康のため
サレルノ学派の教訓を捧げまつる
心労で頭を悩ませ給うな
憤怒で心を痛め給うな
深酒に耽り給うな
晩餐は早く立上がり給え
食後の長座は害をもたらし午睡を防ぐ
動けば自然の要求（排泄）現れる
我慢し給うなそれは危険を育むならん
重用し給え三人の名医を
一は安静
二は陽気
三は食養生

（George Rosen 著，小栗史朗訳（1974）『公衆衛生の歴史』第一出版株式会社，44-45頁より）

　このように，中世における公衆衛生は，検疫，病院の開発，医療の供給や社会的援護等の行政的諸政策の創設や環境衛生問題を処理する努力等がされ，公衆衛生の合理的な組織づくりが試みられていたと言える。同時に，「政治算術」と言われる統計方法も発達した。J. グラントは『死亡表に関する自然的および政治的諸観察』（1662年）により社会現象や人口動態減少の法則を示した。J. グラントと政治算術の父といわれる W. ペティにより，数字で論ずる技術は，生命表や各年齢の平均余命の計算に理論的貢献がなされた。

　公衆衛生学は，産業革命時代の英国で誕生し，英米を中心に発展してきた学問とされている。

　産業革命時代，多くの人が密集して生活するようになった。それは，産業生産方式の中で技術革新が進み，工場が各地に建設されるようになり，その結果，人々が密集したからであり，そのような状態は「人の上に人が住み，人の下に人が住む状態」[9]と言われていた[注2]。

注　1．アメリカイェール大学教授，公衆衛生学者。
　　2．マンチェスターの人口を例にみると，1685年には6,000人であったのが，1760年には3万人と増加している[9]。

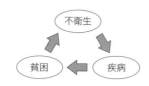

図1-1-3 不衛生に生じる悪循環

　1700年，ラマツィーニは『働く人の病』で，特定の職業で特定の疾病が発生していることを報告している。また，ペーター・フランクは，人々が図1-1-3のような悪循環に「巻きこまれている」と初めて報告している。労働者は不衛生から疾病が生じると，労働力だけを商品としているために行く場所がなかった。そのため貧困になり，それゆえ不衛生な環境に住まざるを得ないという悪循環に人々は巻きこまれるのだと明らかにした。さらに人々の疾病には社会側の責任もあるとも述べている[9]。

　このような行き場のない労働者のために，ウエストミンスター病院（1749年）等が建設されている。

　1842年，貧しい人々が住む地域のデータをもとに「大英国労働人口の衛生状態に関する報告」がチャドウィックによりされ，1847年工場法，1848年公衆衛生法が成立した。このことから，チャドウィックは近代公衆衛生の父とされている[注]。

　1854年，英国の医師ジョン・スノウは，コレラ流行が糞尿に汚染された井戸水に原因することを疫学的に立証し，疫学の父と呼ばれている（コレラの流行様式について）[10]。

　その他，19世紀後半のL.パスツールの細菌学，R.コッホの結核菌，コレラ菌の発見は免疫学の確立に貢献し，伝染病に対する考え方や治療方法を変えることにつながった。ペッテンコーフェルは，流行には細菌のほかに社会環境（社会経済，政治体制，風俗，習慣等）も関係することを研究し，初めて衛生学講座をミュンヘン大学に創設した。ウインスロウは公衆衛生学の基礎をつくった[9]。

　このように，産業が発展し多くの人々が集まり町を形成した後の伝染病（感染症）の経験から，公衆衛生学が成り立っていったと言える。

2）日本における公衆衛生学の発達

　日本の公衆衛生学の発達では，公衆衛生学の発達する以前から環境衛生が整えられていた記録がある[11][12]。例えば，環境衛生としての水道は，徳川家康が江戸の町をつくる中でつくられた小石川上水（1590年）が最初であり，その後江戸時代初期に，玉川上水，神田上水等がつくられ，これらは，公衆衛生学的にも高く評価されている。

　日本における公衆衛生学の発達では，健康の保持増進を図ったり傷病の回復に努めることを

[注] 都市や人口密集地の衛生状態を改善するために，都市や場所への給水，そこでの下水，排水，清掃が必要なとも述べられている。イギリスではその当時，外からの原因を除去する力（入港禁止，商品の消毒）が地方行政庁には欠けていた。

「養生」と呼び，その具体的な方法を儒学者貝原益軒が「養生訓」（1713〈正徳3〉年）にまとめたものがある。この内容は，個人の健康の保持増進のための‘個人の心構え’であり，社会的な対策は含まれていなかった。

　公衆衛生は，健康の保持増進のための個人の心構えはもちろんであるが，上下水道の整備やよりよい生活環境を実現するための社会的対策が重要な部分を占めている。

　その後，公衆衛生学は，明治時代，戦後に大きな発展をみせてきた。その発展には，医制を起草した長与専斎の存在がある。長与専斎が欧米視察（1871〈明治4〉年）により，公衆衛生の理解や必要性に気付いたことが大きく影響していると考えられる。また，長与はわが国で初めて公文書に「衛生」という言葉を使用した（1874〈明治7〉年）[1]。

　日本の公衆衛生の発達を表1-1-2に示す。

　日本においては第二次世界大戦後の1946（昭和21）年に公布された日本国憲法第25条において，〔生存権及び国民生活の社会的進歩向上に努める国の義務〕が示され，公衆衛生は国民の権利としての健康を守る国家の機能であるというように位置づけられた。

日本国憲法
〔生存権及び国民生活の社会的進歩向上に努める国の義務〕
第二十五条　すべて国民は，健康で文化的な最低限度の生活を営む権利を有する。
2　国は，すべての生活部面について，社会福祉，社会保障及び公衆衛生の向上及び増進に努めなければならない。

ヘボンがみた日本[1]

column

1859（安政6）年に亜米利加国医師ヘボン博士は宣教師として来日し，アメリカに帰国した後，日本人の衛生状態を思い出しながらニューヨークで日本の新聞社に述べたものがある。

「乞食の多いのに加えて，いとうべき，いまわしい疾病が，公然と路端にさらされている。日本にはそのころ，なおすべき手だてが，なかったからである。三人いれば，必ず一人は痘痕（天然痘の痘痕のことです）を持っていた。盲人の多いのは普通であった。天然痘は常に絶えないで，時々大流行をきたした。腫物（しゅもつ）だらけのいまわしい頭を持っている人はいたるところで見かけた。肺病はまた猛烈な破壊をなしていた。ふしぎにも奇形児をみなかったのは，生存することが許されなかったといううわさである。夏の暑い日には，常に腰に白布をまとうているのみだ。衣服を腕の下に抱え込んで裸体で日中を歩いて，先頭から自分たちの家々に帰ってくるのは，勇はだの人々の常習であった。また，村落では，女子が路傍で，行水をつかっているのを見た。」（大阪毎日新聞明治41年10月20日）

この新聞記事からも，1859（安政6）年代の衛生状態は，かなり悪かったことがわかる。

表1-1-2　日本の公衆衛生学の発達[1) 9) 13) 14)]

年月	公衆衛生の発達
1713（正徳3）年	「養生訓」を儒学者である貝原益軒がまとめる。
1857（安政4）年	伊東玄朴，戸塚静海らが，神田お玉が池に「種痘館」を開設する[1)]。 松本良順（徳川政府の内命を受けた医者）が，長崎に「養生所」を開設する[注1]。
1861（文久元）年	「種痘館」が「西洋医学所」（頭取：緒方洪庵）に改称，1877（明治10）年に東京大学医学部に発展[9)]。
1865（元知2）年	「養生所」が「精得館」（せいとくかん）に改称。
1871（明治4）年	岩倉具視を特命全権公使として，総勢48名が欧米視察に向かう。この中には長与専斎も加わっており，その視察の中で「畢生（一生涯）の事業としておのれ自らこれに任ずべしと，ここに私（ひそ）かに志を起こし」[13)]ていた。
1873（明治6）年 3月	文部省中に医務局を置く。 長与専斎は医務局長になり「医制取り調べを命ぜられぬ，これぞ本邦衛生事業の発端なる」と，衛生の始まりを示している。さらに日本の医制76条を完成させ，1874（明治7）年に初めて公文書に「衛生」が使われた（hygiene の訳として衛生を使用）。医制は第1条から第11条までは全国衛生事務の要領，地方衛生及びその吏員（公務員）の配置について書かれていた。
1875（明治8）年	文部省に医学教育のみ残して医務，薬務，公衆衛生に関することは内務省衛生局の所管となり，初代局長に長与専斎が就任した。
1877（明治10）年	虎列剌病（コレラ）予防心得が出され，海港検閲や隔離病院等の制度が定められた[13)][注2]。
1879（明治12）年	各府県に衛生課と衛生委員を置き，伝染病7病（虎列剌病〈コレラ〉，腸窒扶斯〈チフス〉，発疹窒扶斯〈チフス〉，痘瘡，麻疹，実扶的里亜〈ジフテリア〉，赤痢）と地方病（癩病〈らい〉，脚気，瘧疾〈おこり〉）を指定した。
1880（明治13）年	衛生事務年報と，衛生統計を作成するようになった。
1883（明治16）年	大日本私立衛生会（現在の日本公衆衛生協会の前身）が，国民に衛生知識を啓発し，衛生増進衛生政策を実現する目的のため設立された。
1903（明治36）年	小畑亀寿が「燐毒性骨疽ノ小実験」を発表し，重症の顎骨骨疽の症例を4例報告した[15)]。
1905（明治38）年	鉱業法制定
1906（明治39）年	燐寸製造に於ける黄燐使用の禁止に関する1906年のベルヌ国際条約の適用に関する勧告成立。「マッチ製造に関する黄燐の使用禁止」と「婦人の夜業の禁止」があったが，日本は加わらなかった。
1911（明治44）年	女子年少者の労働時間を規制した工場法発布（1916（大正5）施行，1923（大正12）改正）
1913（大正2）年	石原修が国会医学例会で「女工と結核」の問題を述べ，世間に知られるようになった[16)]。
1919（大正8）年	（旧）結核予防法が制定
1921（大正10）年	黄燐燐寸製造禁止法 労働衛生学の研究機関として倉敷労働科学研究所が創立された。
1938（昭和13）年	厚生省（現：厚生労働省）が設置
第2次世界大戦が起こる	
1946（昭和21）年	日本国憲法第25条において，〔生存権及び国民生活の社会的進歩向上に努める国の義務〕が示された。
1947（昭和22）年	労働基準法制定

注　1．1868（明治元）年に長崎医学校（現長崎大学）の校長となる長与専斎も学んだ。
　　2．開国（1854年）に伴って，他国からの来航の増加により，天然痘，コレラ，ペストが日本国内に侵入し，東京，大阪等で大流行したためである。「安政以来始めてコレラの流行に遭遇せりこととて，官民ともに予防消毒のことに熟せず経過せり」[13)]と当時の様子が記述されている。

公衆衛生の専門領域は，従来は疫学・医学統計学・産業保健・環境保健・予防医学・地域保健等があげられていた。しかし，最近の日本では，少子高齢化・疾病構造の変化・医学医療技術の進歩・高度情報化・国際化等の時代変化によって，国際保健・社会福祉・行動医学等の新しい領域が注目されている。また，1997（平成9）年に地域保健法が施行されたことにより，公衆衛生とほぼ同義語として「地域保健」が用いられることも多くなっている。

学校現場でも健康に関する指導が保健教育（保健学習・保健指導）で行なわれている。高等学校学習指導要領では，保健教育における健康について，「(1)現代社会と健康　ア　健康の考え方」において次のように健康の考え方を示している。保健教育にかかわる養護教諭として，ぜひ確認しておきたい内容である。また，この内容を踏まえて，中学校，小学校においても系統的に保健教育を進めていく必要がある。

> 高等学校学習指導要領解説　保健体育編　体育編
> 　健康の考え方は，国民の健康水準の向上や疾病構造の変化に伴って変わってきていること。また，健康は，様々な要因の影響を受けながら，主体と環境の相互作用の下に成り立っていること。
> 　健康の保持増進には，健康に関する個人の適切な意志決定や行動選択及び環境づくりがかかわること。

第2節　公衆衛生行政

この節では，日本の公衆衛生行政の仕組みを概説する。衛生行政とは，「憲法25条を受けた様々な法令の規定に基づき，すべての国民の健康の保持増進を図るために，国や地方公共団体によって行われる公の活動である」と示されている。衛生行政を，一般衛生行政（狭義の衛生行政），学校保健行政，労働保健行政，国際保健行政から概説する。

養護教諭は主に学校保健にかかわるが，対象としている児童生徒等は，地域の中で生活しているため，学校保健のみならず，その他の衛生行政の内容も理解しておきたい。

1．日本における公衆衛生行政の仕組み

健康問題は日常生活のあらゆる場面で密接な関連がある。そのため，公衆衛生行政の諸活動は，家庭や地域社会の生活を対象とする一般衛生行政（主に厚生労働省所管，狭義の衛生行政または厚生行政とも呼ばれる），学校生活を対象とする学校保健行政（主に文部科学省所管），職場の生活を対象とする労働衛生行政（主に厚生労働省所管），環境要因と健康の関連を対象とした環境保健行政（主に環境省所管）等に大別される（学校における環境衛生は第5章参照）。

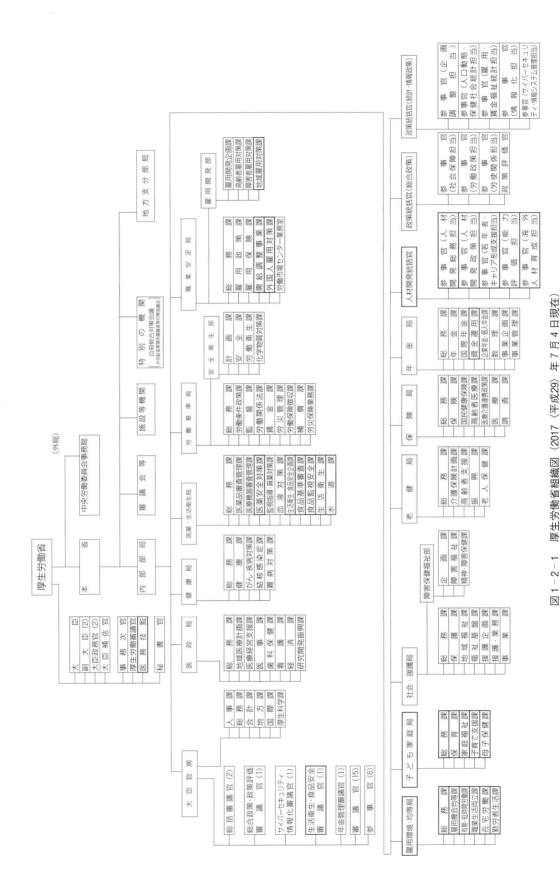

図1-2-1　厚生労働省組織図（2017〈平成29〉年7月4日現在）

2．一般衛生行政

　一般衛生行政は，国（厚生労働省）―都道府県（衛生主管部局）―保健所―市町村（衛生主管課係）の基本的な体系が確立されている。

1）厚生労働省

　厚生労働省は内部部局として大臣官房含む14局（図1‐2‐1），外局として中央労働委員会，附属機関として，検疫所，国立保健医療科学院，国立感染症研究所，地方厚生局等がある。

2）保健所

　保健所は，都道府県，政令指定都市，中核市，その他政令で定める市又は特別区が設置している。

　保健所法（1937〈昭和12〉年～1994〈平成6〉年）当初は，結核，急性伝染病，寄生虫，母子衛生等が主な業務であったが，戦後は健康相談，保健指導，医事，薬事，食品衛生等も担当し，「地域保健法」制定後（1994〈平成6〉年）は，地域保健の広域的，専門的，技術的拠点として公衆衛生活動の中心的役割を担う機関となっている。

3）市町村保健センター

　地域保健法（法18～20条）に，市町村保健センターの設置が位置付けられており，地域住民に対して健康相談，健康診査，保健指導等の身近な対人保健サービスを総合的に行っている。

用語解説　地域保健法（1994〈平成6〉年～）

　1937（昭和12）年「旧保健所法」の制定後，1947（昭和22）年に「新保健所法」が制定された。その後，地域住民の立場を重視した地域保健を実現させるために，1994（平成6）年に「地域保健法」と改められた（1997〈平成9〉年から施行）。

　都道府県や市町村の役割が見直され，サービスの受け手である生活者の立場を重視し，地域保健の広域的，専門的，技術的拠点としての機能強化が図られ，生涯をつうじた健康づくりの体制整備がされた。

3．学校保健行政

　学校保健行政は，学校生活を対象に健康の保持増進を図ることが目的で行われ，学校保健，学校安全，学校体育，学校給食の4つに大別される。

　この学校とは，学校教育法第1条に示されている教育機関を示し，そこに学ぶ児童生徒等及び教職員を対象としている（通知27文科初第595号 2015〈平成27〉年7月30日〈2016［平成28］年4月1日施行〉）。

学校教育法

第一条

　この法律で，学校とは，幼稚園，小学校，中学校，義務教育学校，高等学校，中等教育学校，特別支援学校，大学及び高等専門学校とする。（平成28年4月1日施行）

対象者である児童生徒等が発育・発達期であることとともに，教育的側面を持つことが特徴である。児童生徒等が健康に発達する権利を持っていることは，わが国の「児童憲章」（1951〈昭和26〉年）や国連の「児童権利宣言」（1959〈昭和34〉年）等に明確に書かれている。また，学校保健は，保健教育，保健管理，組織活動を通して教育基本法第1条の目的の達成を目指して行っているため，「教育固有の活動」としての意義を持っているといえる（p. 67参照）。

学校保健行政に関わる法的根拠は，文部科学省から公布されるものが多く，学校教育法，学校保健安全法，学校給食法，いじめ防止対策推進法（2013〈平成25〉年法律第71号）等によって行われている。さらに，学校保健安全法施行規則では，学校において予防すべき感染症の種類，出席停止期間の基準が定められ，感染防止の措置が取られ，学校環境衛生基準により日常の環境衛生の維持改善をはかり，常に良好な環境を維持するように努められている。

学校保健の対象は，学校という教育の場に通う児童生徒等という集団であるが，児童生徒等の生活の場（地域）を考えると，地域保健と切り離すことはむずかしい。対象集団の特性，保健活動の場の独自な面があるが，いずれも健康の保持増進を目指しているからである。

学校保健は，公衆衛生，地域保健と密接な関連があるものの，「学校保健のすべてを公衆衛生の中に含めてしまうことはできない。厳密には公衆衛生に含めてよい側面を持っているというべきであろう。時に，学校保健を地域医療計画の中に位置付ける構想もみられるが，これは極めて行き過ぎた捉え方である」と小倉学は述べている[17]。

近年の健康課題は，複雑化多様化していることから，学校内の連携はもちろん，学校外との連携も不可欠である。

例えば，2005（平成17）年に制定された食育基本法では，食育の推進として，家庭，学校，保育所における施策の実施を内容としている。学校では，学校給食を摂るが，帰宅後は家庭での食生活が重要となる。また，児童虐待の防止等に関する法律（2000〈平成12〉年法律第82号）では，児童虐待の予防，早期発見を目的の一つにしており，児童虐待の通告義務を内容の一つにしている。学校での健康診断や保健室来室時の養護教諭の気づき等もあり，学校のみでの対応ではなく関係機関と連携を持ったチームでの対応も必要になってくる。

このようなことから，学校保健は，公衆衛生，地域保健と切り離すことができないが，それぞれの特徴を生かし，学校保健の教育的独自性を理解した上での連携が必要といえる。

4．労働衛生行政

労働衛生行政は，「業務内容の変化に即応した健康障害防止対策の展開，労働者の健康の保持増進と快適な職場環境の形成への寄与を目的」として行われている。その主な内容は，表1-2-1のように大別される。

時代と共に労働衛生対策も推移している。労働衛生の課題の推移と労働関連法令の推移を図

表1-2-1 主な労働衛生行政内容

- 基本的対策
- 職業性疾病予防対策
- 化学物質対策
- 作業関連疾患予防対策
- 快適職場形成促進
- 産業保健活動活性化
- 中小企業対策
- 研究体制の整備

1-2-2に示した。図中にもあるように，労働者の健康管理は，**労働安全衛生法**，じん肺法等に則って行われている。

　労働基準法は，労働者保護のために労働条件の最低基準（労働契約，賃金，労働時間，休憩・休日・年次有給休暇，災害補償，男女同一賃金等）を規定している。妊産婦や産前産後の就業と育児時間は，母子保健法と男女雇用機会均等法とも関連している。

　産業構造の変化とともに，その職場で働く人々の健康課題も変化しており，それに対応した対策が取られている。正しい作業環境を測定するために「作業環境測定法」，長時間労働による過労死をなくすために「過労死等防止対策推進法」や職場におけるストレスを確認するストレスチェック制度も取り入れられている。

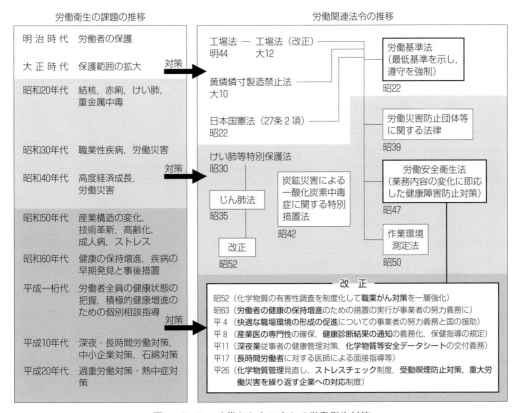

図1-2-2　時代とともに変わる労働衛生対策
出典：（財）厚生労働統計協会編（2017）『図説　国民衛生の動向2017/2018』（財）厚生労働統計協会，110頁[18]．

厚生労働省の労働基準局を中心に，実務は国の直轄機関として各都道府県の労働局と労働基準監督署が担当している。

労働衛生行政はその業務を直接行っているのは労働基準局の安全衛生部である。その労働衛生行政をどのように行うかを決めているのが，主に次の5つの法律である。

①労働者の労働条件に関する「労働基準法」
②労働者の健康を守るための「労働安全衛生法」
③過労死をなくすための「過労死等防止対策推進法」
④正しい作業環境を測定する「作業環境測定法」
⑤じん肺について健康管理や予防をする「じん肺法」

労働安全衛生法は，事業規模に応じた労働安全衛生管理体制の整備を事業者に義務付けている。学校も対象の事業場であり，50人未満の事業場には，衛生推進者の選任義務がある（第10章参照）。

5．国際保健行政

1）国際交流[19)-21)]

国際協力には，広義と狭義のものがある（図1-2-3）。

広義の国際協力は，行政上の調整，技術・情報の交換，人的交流等により自国の向上を図ることを主眼とする国際交流であり，狭義の国際交流は開発途上国に対してわが国の有する人的・物的・技術的資源を提供し，該当国の向上を図ることを主眼とする国際交流である。

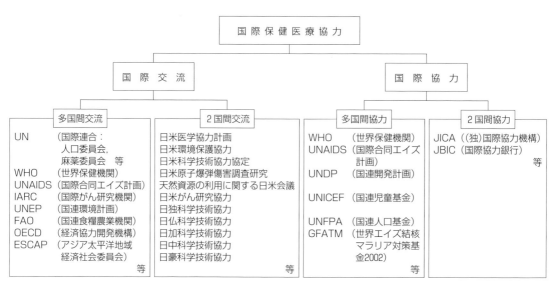

図1-2-3　国際協力における交流と協力の状況
出典：（財）厚生労働統計協会編（2017）『図説　国民衛生の動向2017/2018』（財）厚生労働統計協会，23頁[18)].

2）世界保健機関（WHO: World Health Organization）

　交通機関の発達により地球規模での感染症拡大が懸念される時代になった。そのため，健康問題も一国だけでは解決できないことも多くなってきた。AIDS，結核，マラリア，エボラ出血熱，SARS（Severe acute Respiratory Syndrome：重症急性呼吸器症候群），高病原性鳥インフルエンザ等の新興・再興感染症の流行は，きわめて速い速度で世界中に広がっていき，自国だけで対処できない時代になった。そのため，世界に共通した健康問題に対してより積極的な予防対策と共同して立ち向かう国際協力が必要となっている。そのためにも，国際衛生上の危機が生じた場合には，WHOに報告を行い，WHOはその情報を基に適切な措置を各国に勧告することとなる。WHO本部の組織図を図1-2-4に示した。

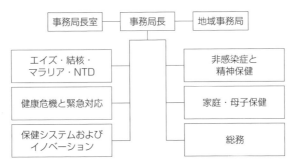

図1-2-4　WHO本部の事務局組織図（2017年3月）
出典：（財）厚生労働統計協会編（2017）『国民衛生の動向2017/2018』（財）厚生労働統計協会，46頁．

表1-2-2　国際機関における流れ

年	国際機関における流れ
1851年	第1回国際衛生会議開催（パリ，地中海沿岸部12か国）
1907年	公衆衛生国際事務局設置（パリ）
1945年	国連会議を組織するための保健衛生に関する専門機関構想の提案（サンフランシスコ会議）
1946年	国際保健会議（ニューヨーク）で世界保健機関憲章採択〈1948年4月7日発効〉
1948年	世界保健機関設置の決定（ロンドン，第1回国際連合経済社会理事会）
1951年	日本がWHOの第75番目の加盟国として加盟
1970年代	国連はBasic Human Needsの充足を目指し，社会開発支援活動を展開
2000年	国連ミレニアムサミット開催（ニューヨーク）ミレニアム開発目標を提示 乳児死亡率の削減，妊産婦の健康の改善，HIV/エイズ，マラリア，その他の疾病の蔓延防止
2002年	世界エイズ・結核・マラリア対策基金
2003年	たばこ規制枠組条約の採択
2005年	国際保健規則の改正（国際的な公衆衛生へ影響を与える事象の国際的伝播を最大限防止する目的）
2010年	国際保健政策2011-2015策定 母子保健，3大感染症（HIV/エイズ，結核，マラリア）対策，公衆衛生上の緊急事態への対応
2015年	ミレニアム開発目標に代わる「持続可能な開発目標」が発表 保健の目標（ゴール3）には，「あらゆる年齢のすべての人々の健康的な生活を確保し，福祉を促進する」と明記

資料　世界保健機関憲章前文（日本 WHO 協会仮訳）

THE STATES Parties to this Constitution declare, in conformity with the Charter of the United Nations, that the following principles are basic to the happiness, harmonious relations and security of all peoples:

この憲章の当事国は，国際連合憲章に従い，次の諸原則が全ての人々の幸福と平和な関係と安全保障の基礎であることを宣言します。

Health is a state of complete physical, mental and social well-being and not merely the absence of disease or infirmity.

健康とは，病気ではないとか，弱っていないということではなく，肉体的にも，精神的にも，そして社会的にも，すべてが満たされた状態にあることをいいます。

The enjoyment of the highest attainable standard of health is one of the fundamental rights of every human being without distinction of race, religion, political belief, economic or social condition.

人種，宗教，政治信条や経済的・社会的条件によって差別されることなく，最高水準の健康に恵まれることは，あらゆる人々にとっての基本的人権のひとつです。

The health of all peoples is fundamental to the attainment of peace and security and is dependent upon the fullest co-operation of individuals and States.

世界中すべての人々が健康であることは，平和と安全を達成するための基礎であり，その成否は，個人と国家の全面的な協力が得られるかどうかにかかっています。

The achievement of any States in the promotion and protection of health is of value to all.

ひとつの国で健康の増進と保護を達成することができれば，その国のみならず世界全体にとっても有意義なことです。

Unequal development in different countries in the promotion of health and control of disease, especially communicable disease, is a common danger.

健康増進や感染症対策の進み具合が国によって異なると，すべての国に共通して危険が及ぶことになります。

Healthy development of the child is of basic importance; the ability to live harmoniously in a changing total environment is essential to such development.

子供の健やかな成長は，基本的に大切なことです。
そして，変化の激しい種々の環境に順応しながら生きていける力を身につけることが，この成長のために不可欠です。

The extension to all peoples of the benefits of medical, psychological and related knowledge is essential to the fullest attainment of health.

健康を完全に達成するためには，医学，心理学や関連する学問の恩恵をすべての人々に広げることが不可欠です。

Informed opinion and active co-operation on the part of the public are of the utmost importance in the improvement of the health of the people.

一般の市民が確かな見解をもって積極的に協力することは，人々の健康を向上させていくうえで最も重要なことです。

Governments have a responsibility for the health of their peoples which can be fulfilled only by the provision of adequate health and social measures.

各国政府には自国民の健康に対する責任があり，その責任を果たすためには，十分な健康対策と社会的施策を行わなければなりません。

ACCEPTING THESE PRINCIPLES, and for the purpose of co-operation among themselves and with others to promote and protect the health of all peoples, the Contracting Parties agree to the present Constitution and hereby establish the World Health Organization as a specialized agency within the terms of Article 57 of the Charter of the United Nations.

これらの原則を受け入れ，すべての人々の健康を増進し保護するため互いに他の国々と協力する目的で，締約国はこの憲章に同意し，国際連合憲章第57条の条項の範囲内の専門機関として，ここに世界保健機関を設立します。

http://www.japan-who.or.jp/commodity/index.html [2] より

演習問題

1．公衆衛生はどのように定義するとよいか。

2．プライマリ・ヘルス・ケアの概念を説明しなさい。

解答
1．15頁参照。　2．12頁参照。

引用・参考文献

1）　丸山博『いま改めて衛生を問う　丸山博著作集2』農山漁村文化協会，9頁，1989.
2）　公益社団法人日本WHO協会
　　http://www.japan-who.or.jp/commodity/index.html
3）　公益社団法人日本WHO協会
　　http://www.japan-who.or.jp/commodity/kenko.html
4）　(財)厚生労働統計協会編『図説　国民衛生の動向2017/2018』(財)厚生労働統計協会，47頁，2017.
5）　島内憲夫「ヘルシー・シティーズの展開—新の健康な街づくりを目指して」『公衆衛生』61(9)，医学書院，628-635頁，1997.
6）　ICF（国際生活機能分類）—「生きることの全体像」についての「共通言語」—
　　http://www.mhlw.go.jp/stf/shingi/2r9852000002ksqi-att/2r9852000002kswh.pdf（2017.10.28.閲覧）.
7）　ICFについて　H18年5月29日独立行政法人国立特殊教育総合研究所
　　http://www.mext.go.jp/b_menu/shingi/chukyo/chukyo3/032/siryo/06091306/002.htm（2017.10.28.閲覧）.
8）　George Rosen著，小栗史朗訳『公衆衛生の歴史』第一出版株式会社，1974.
9）　多田羅浩三『公衆衛生の思想—歴史からの教訓—』医学書院，1999.
10）　サンドラ・ヘンペル著，杉森裕樹・大神英一・山口勝正訳『医学探偵ジョン・スノウ：コレラとブロードストリートの井戸の謎』日本評論社（東京），2009.
11）　清水忠彦・佐藤択代『わかりやすい公衆衛生学　第3版』ヌーヴェルヒロカワ（東京），2009.
12）　ヘルスプロモーション研究センター編『災害が問いかける「公衆衛生とは？」（健康な国2011）』医療文化社，2011.
13）　小川鼎三・酒井シヅ校注『松本順自伝・長与専斎自伝（東洋文庫386）』平凡社，1980.
14）　齊藤雍郎編『日本公衆衛生史年表：明治・大正・昭和』メディカル・プランニング，1999.
15）　三浦豊彦『日本産業の古典的黄燐中毒の歴史料』労働科学61巻5号，221-233頁，1985.
　　http://darch.isl.or.jp/dspace/bitstream/11039/3924/1/850012_1.pdf（2017.10.28.閲覧）.
16）　石原修「衛生學上ヨリ見タル女工ノ現狀」『生活古典叢書5　女工と結核』光生館，1981（再版）.
17）　小倉学『学校保健』光生館，14頁，1983.
18）　(財)厚生労働統計協会編『図説　国民衛生の動向2017/2018』(財)厚生労働統計協会，2017.
19）　日本国際保健医療学会編『国際保健医療学』杏林書院，2001.
20）　新村拓『健康の社会史—養生，衛生から健康増進へ』法政大学出版局，2006.
21）　島内憲夫・助友裕子『21世紀の健康戦略　ヘルスプロモーションのすすめ—地球サイズの愛は，自分らしく生きるために！』垣内出版，2002.

第2章

保健衛生統計

　学校保健においては，健康に関する統計学的な情報を理解し，解釈する力が求められる。とりわけ，保健教育・保健管理に関して，重要な役割を担う養護教諭にあっては，保健衛生統計の理解が必要不可欠といえる。養護教諭は，小児期や思春期等の健康問題に着目するだけでなく，生涯にわたる健康と疾病及び子どもを取り巻く環境要因の実態を捉えながら，健康課題に対応することが求められる。本章では，健康と疾病の実態及びそれらに関連・影響する要因を測定するための指標とその算出方法，人間集団の罹患，死亡といった事象に関する人口統計等，保健衛生統計の基礎について概説する。

第 1 節　健康水準と健康指標

　人間の健康の度合を，有病率，罹患率，死亡率，平均余命等の指標によって示すことがある。これらの指標を健康指標[注1]と呼び，健康指標によって測定される集団等の健康の度合を健康水準と言う。各健康指標を用いた健康水準の把握は，その集団等の健康に関する課題を検討する上で重要である。健康指標は，健康水準を高めるための国や地域別での保健医療及び公衆衛生上の課題の把握と，疾病制御・健康増進に関わる改善策への応用が可能である。

　健康水準の測定には，疾病・異常の頻度や健康状態，死亡等に関する様々な健康指標が用いられるが，ここでは主要なものを取り上げる。

1．疾病頻度や死亡に関連した主な健康指標

1）有病率（prevalence）

　一時点における有病者（検討対象の疾病・異常を有する者）の単位人口に対する割合を指す。一時点において，すでに疾病にかかっている者の人数を観察対象集団の人数（疾病にかかっている者とかかっていない者の合計）で除した値で，横断調査等の結果から算出する。有病率は，百分率，あるいは，単位人口（例えば，1,000人，10万人等）に対する割合で示す。

$$有病率＝\frac{一時点における有病者数}{観察対象集団の人数}$$

2）罹患率（incidence rate）

　観察期間内に新たに発生した検討対象疾病の患者数に基づく罹患の危険度を指す。観察集団の中から観察期間に新たに発生した患者の数を将来その疾病にかかる可能性のある観察対象者[注2]全員の延べ観察期間（観察人年）で除した値で，縦断調査等の結果から算出する。汎用的にその年のある時点における観察集団の人口を分母に代用し，1年の罹患率を算出することがある[注3]（単位人口当たり〈例えば，1,000人，10万人等〉の新発生数で示す）。また，「観察開始時と観察終了時の2時点における対象者人口の平均値と平均観察期間の積を分母の推定値とする」[3]こともある。

注　1．健康指標は，（直接的または間接的に）測定の対象となる個人，集団，あるいは環境の特性を示すものであり，個人または集団の健康の一側面または複数の側面（質，量，時間の経過）を記述するために活用することができる（WHO，1998）[1]。
　　　2．検討対象疾病にかかりうる状態にある対象者を危険人口（population at risk）と言う。
　　　3．観察期間である1年以内では人口の極端な変化がない（人口の流入と流出が年央で平衡している）ことと，疾病罹患者や有病者の数が分母人口に比して無視できる位に小さい場合[2]。

$$罹患率＝\frac{観察期間に新たに発生した患者数}{将来疾病にかかる可能性のある観察対象者全員の延べ観察期間（観察人年）[注2]}$$

用語解説 人年法（person-year method）

　観察対象者一人ひとりの観察期間を考慮して，罹患率，死亡率を算出する場合に用いる。1人を1年観察した場合，1人年という。500人を1年観察した場合は500人年になる。例えば，500人年観察して，20人の新発生（罹患や死亡）がみられた場合，100人年対4の発生率と表現する。例えば，調査開始から半年で検討対象となる疾患に罹患（または死亡），あるいは，転出した場合等，1人の観察期間が半年で終了した場合は，0.5人年とみなす。途中で転入等により観察集団に入った場合も，観察期間を調整する。

3）累積罹患率（cumulative incidence）

　一定期間内に検討対象の疾病にかかる確率を指す。一定の観察期間に新たに発生した患者数を観察開始時点の対象集団の人数（検討対象とする疾病にかかっていない者）で除した値。**累積罹患率**では，観察期間を示す必要がある。次の数式を用いて算出する。

$$累積罹患率＝\frac{一定の観察期間に新たに発生した患者数}{観察開始時点の対象集団の人数}$$

4）年齢調整罹患率（age-adjusted incidence rate）

　人口の年齢構成を考慮し，基準人口を用いて補正した罹患率を指す。年齢層によって検討対象疾病の罹患率が異なれば，粗罹患率（年齢調整をしていない罹患率）は年齢構成の違いに左右される。例えば，がんを例に挙げると，若年層から高齢層にかけてがんの罹患率は高まるため，高齢層の人口の割合が高い集団は，高齢層の人口の割合が低い集団に比べて粗罹患率は高くなることが予測される。そこで，基準となる集団の年齢構成（基準人口）を用いて調整した**年齢調整罹患率**を算出し，地域別，あるいは，同地域における罹患率の年次推移を観察することがある。年齢構成の調整に用いる基準人口によって，年齢調整罹患率の値は異なるが，わが国では，1985（昭和60）年の日本人人口に基づく昭和60年モデル人口等を用い算出している（2017〈平成29〉年現在）。

5）死亡率（mortality rate）

　観察集団から一定の観察期間に検討対象の疾病等が原因で死亡した者の数を観察対象者全員

死亡率と致命率（致死率）について

column

　死亡率は致命率とは異なる指標である。**致命率**（fatality）は，ある疾病にかかった者の中で，その疾病が原因で死亡した者の割合を指す。罹患が原因で死に至ることがある急性疾患の流行時等に，その疾病の重症度を示す指標として用いられる。百分率で示されることが多い。

$$致命率＝\frac{ある疾患にかかって死亡した者の数}{ある疾患にかかった者の数}$$

の延べ観察期間（観察人年）で除した値。わが国の人口動態統計においては，死因別死亡率を「年間の死因別死亡数÷人口（厚生労働省の人口動態統計では，10月1日の日本人人口）×100,000」で算出している。このように，人年法は用いず，その年のある時点の人口を1年観察したとみなして計算することがある（単位人口〈例えば，1,000人，10万人等〉当たりの発生数で示す）。

6）年齢調整死亡率（age-adjusted mortality rate）

前述の年齢調整罹患率の場合と同様に，基準人口を用いて死亡率の調整を行う。平成28年人口動態統計月報年計（概数）の概況（厚生労働省，2017）においては，人口構成の異なる集団間での死亡率を比較するために，年齢階級別死亡率を一定の基準人口（昭和60年モデル人口）にあてはめて算出した指標として用いている。数式は，付表2-2-1（p. 42）を参照。

7）乳児死亡率（infant mortality rate）

生後1年未満の死亡を乳児死亡と言う。人口動態統計（厚生労働省）においては，1年間に観察された乳児死亡数の年間出生数1,000人に対する割合で示している。乳児死亡率は，乳児の健康を支える生活環境や医療及び保健の水準を反映した指標でもあり，国や地域の健康水準の比較等に用いられることがある。表2-1-1は，乳児死亡率の国際比較を示したものである。わが国の乳児死亡率は，出生千対1.9（2015〈平成27〉年）であり，世界屈指の健康水準を維持している。

表2-1-1　乳児死亡率　最新年の数値

（出生千対）

日本 Japan	アメリカ合衆国 U.S.A.	シンガポール Singapore	フランス France	ドイツ Germany	イタリア Italy	オランダ Netherlands	スウェーデン Sweden	イギリス United Kingdom
2015	2014	2015	2014	2014	2014	2014	2014	2014
1.9	5.8	2.0	3.3	3.2	3.0	3.6	2.2	3.9

出典：厚生労働省（2017）「平成29年我が国の人口動態（平成27年までの動向）」[4]

8）新生児死亡率（neonatal mortality rate）

新生児死亡とは，生後4週未満の死亡を指す。人口動態統計（厚生労働省）においては，新生児死亡率を1年間に観察された新生児死亡数の年間出生数1,000人に対する割合で示している。早期新生児死亡は，生後1週未満の死亡を指す。

9）周産期死亡率（perinatal mortality rate）

周産期死亡とは，妊娠満22週以後の死産に早期新生児死亡を加えたものである。人口動態統計（厚生労働省）においては，周産期死亡率を1年間に観察された周産期死亡数の年間出産数（出生数と妊娠満22週以後の死産数の合計）1,000人に対する割合で示している。

10）平均余命（life expectancy）と平均寿命（life expectancy at birth）

x歳における生存数について，これらの者がx歳以降に生存する年数の平均をx歳における平均余命と言う[5]。生存数とは，生命表（次頁の用語解説）上で一定の出生数（簡易生命表では100,000人）が，死亡確率（ちょうどx歳に達した者が$x+1$歳に達しないで死亡する確率）に従って

表2-1-2 主な年齢の平均余命 (単位：年)

年齢	男 平成28年	男 平成27年	前年との差	女 平成28年	女 平成27年	前年との差
0歳	80.98	80.75	0.23	87.14	86.99	0.15
5	76.20	75.98	0.22	82.37	82.20	0.17
10	71.23	71.02	0.21	77.39	77.23	0.16
15	66.26	66.05	0.21	72.42	72.26	0.16
20	61.34	61.13	0.21	67.46	67.31	0.15
25	56.49	56.28	0.21	62.53	62.37	0.16
30	51.63	51.43	0.20	57.61	57.45	0.16
35	46.78	46.58	0.20	52.69	52.55	0.14
40	41.96	41.77	0.19	47.82	47.67	0.15
45	37.20	37.01	0.19	42.98	42.83	0.15
50	32.54	32.36	0.18	38.21	38.07	0.14
55	28.02	27.85	0.17	33.53	33.38	0.15
60	23.67	23.51	0.16	28.91	28.77	0.14
65	19.55	19.41	0.14	24.38	24.24	0.14
70	15.72	15.59	0.13	19.98	19.85	0.13
75	12.14	12.03	0.11	15.76	15.64	0.12
80	8.92	8.83	0.09	11.82	11.71	0.11
85	6.27	6.22	0.05	8.39	8.30	0.09
90	4.28	4.27	0.01	5.62	5.56	0.06

注：平成27年は完全生命表による。
出典：厚生労働省（2017）「平成28年簡易生命表の概況」[5]

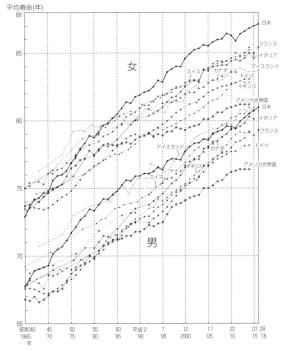

図2-1-1 主な国の平均寿命の年次推移

資料：国連「Demographic Yearbook」等
注：1）1971年以前の日本は，沖縄県を除く数値である。
　　2）1990年以前のドイツは，旧西ドイツの数値である。
出典：厚生労働省（2017）「平成28年簡易生命表の概況」[5]

死亡減少していくと考えた場合，ある年齢に達するまで生きると期待される者の数を指す。すなわち，平均余命は，ある年齢の人がその後何年生きられるかを示す期待値である（表2-1-2）。0歳における平均余命を平均寿命と言う。

平成28年簡易生命表によると，男性の平均寿命は80.98年，女性の平均寿命は87.14年である。図2-1-1は，主な国の平均寿命の年次推移を示したものである。平均寿命の諸外国との比較は，国により作成基礎期間や作成方法が異なるため，厳密な比較は困難であるが，わが国の平均寿命は，諸国と比べて男女ともに極めて高い水準にあることが分かる。

表2-1-3は，2015（平成27）年における各国の平均寿命について，上位10ヵ国，下位5ヵ国を男女別に示したものである。先進国を中心に，平均寿命が80歳を超える国がある一方で，

用語解説　生命表

厚生労働省では，「簡易生命表」と「完全生命表」を作成・公表している。簡易生命表は，日本にいる日本人について，「1年間の死亡状況が今後変化しないと仮定したときに，各年齢の人が1年以内に死亡する確率や，平均してあと何年生きられるかという期待値など，死亡率や平均余命などの指標によって表したもの」[5]である。5年ごとに示される「完全生命表」は，国勢調査による人口（確定数）や人口動態統計（確定数）による死亡数，出生数を基に作成される。これらの生命表は，統計法に基づきわが国の基幹統計に指定されている。また，生命表は，将来推計人口の計算や保健福祉水準を示すための基礎資料，健康政策の改善を図るための参考資料として有効活用されている。

表 2-1-3　2015年に平均寿命が高値及び低値を示した国（性別）

Male		Female	
Country	Years	Country	Years
Highest		Highest	
Switzerland	81.3	Japan	86.8
Iceland	81.2	Singapore	86.1
Australia	80.9	Spain	85.5
Sweden	80.7	Republic of Korea	85.5
Israel	80.6	France	85.4
Japan	80.5	Switzerland	85.3
Italy	80.5	Australia	84.8
Canada	80.2	Italy	84.8
Spain	80.1	Israel	84.3
Singapore	80.0	Iceland	84.1
Lowest		Lowest	
Lesotho	51.7	Chad	54.5
Chad	51.7	Côte d'Ivoire	54.4
Central African Republic	50.9	Central African Republic	54.1
Angola	50.9	Angola	54.0
Sierra Leone	49.3	Sierra Leone	50.8

出典：WHO, 2016, World health statistics 2016: monitoring health for the SDGs, sustainable development goals. Geneva. WHO.[6]

表 2-1-4　特定死因を除去した場合の平均余命の延び（主要死因）の推移

（単位：年）

除去する主要死因	年齢	男					女				
		平成24年	25年	26年	27年	28年	平成24年	25年	26年	27年	28年
悪性新生物	0歳	3.77	3.79	3.80	3.75	3.71	2.89	2.91	2.94	2.90	2.91
	65	2.95	2.98	3.02	2.99	2.96	1.95	1.96	2.00	1.98	1.99
	75	1.97	2.00	2.03	2.00	1.99	1.35	1.36	1.38	1.36	1.38
	90	0.56	0.57	0.58	0.58	0.57	0.41	0.41	0.42	0.42	0.42
心疾患（高血圧性を除く）	0歳	1.48	1.45	1.46	1.41	1.42	1.47	1.43	1.42	1.35	1.33
	65	1.14	1.11	1.13	1.09	1.09	1.39	1.35	1.34	1.28	1.26
	75	0.95	0.93	0.95	0.92	0.91	1.31	1.27	1.27	1.20	1.19
	90	0.61	0.61	0.62	0.58	0.58	0.89	0.87	0.87	0.83	0.82
脳血管疾患	0歳	0.87	0.84	0.82	0.78	0.76	0.87	0.84	0.80	0.76	0.73
	65	0.70	0.68	0.65	0.62	0.60	0.78	0.75	0.72	0.68	0.64
	75	0.60	0.58	0.56	0.52	0.50	0.72	0.69	0.66	0.62	0.59
	90	0.32	0.31	0.29	0.27	0.25	0.45	0.43	0.41	0.39	0.37
肺炎	0歳	0.85	0.85	0.83	0.81	0.79	0.70	0.68	0.66	0.63	0.60
	65	0.87	0.87	0.84	0.82	0.79	0.70	0.67	0.65	0.63	0.60
	75	0.87	0.86	0.84	0.81	0.78	0.69	0.66	0.64	0.62	0.59
	90	0.68	0.68	0.65	0.62	0.58	0.53	0.51	0.48	0.47	0.43
悪性新生物，心疾患及び脳血管疾患	0歳	7.37	7.29	7.28	7.06	6.95	6.17	6.06	6.02	5.82	5.74
	65	5.91	5.85	5.88	5.70	5.61	4.98	4.87	4.83	4.67	4.60
	75	4.45	4.41	4.41	4.26	4.18	4.13	4.04	3.99	3.83	3.78
	90	1.90	1.89	1.89	1.80	1.76	2.17	2.09	2.07	1.99	1.95

注：1）平成27年は完全生命表による。
　　2）悪性新生物，心疾患及び脳血管疾患のそれぞれの死因を単独に除去した場合には，その他の2死因は除去されていないことから，悪性新生物，心疾患及び脳血管疾患のそれぞれの死因を除去した場合の平均余命の延びを合計したものは，悪性新生物，心疾患及び脳血管疾患の死因を同時に除去した場合の平均余命の延びよりも小さいものとなる。

出典：厚生労働省（2017）「平成28年簡易生命表の概況」[5]

シエラレオネ共和国，アンゴラ共和国，中央アフリカ共和国等，アフリカを中心に50歳代前半と低迷している国が存在する。

表2-1-4は，2012（平成24）年から2016（平成28）年の日本人の主要死因について，仮にそれらを除去した場合における平均余命の延伸年を示したものである。男女ともに悪性新生物を除去した場合の平均寿命の延びが最も高い値を示している。2016（平成28）年においては，「悪性新生物」を除去した場合，男性3.71年，女性2.91年の平均寿命の延伸が期待される。「悪性新生物，心疾患及び脳血管疾患」を除去した場合の延びは，0歳では男6.95年，女5.74年，65歳では男5.61年，女4.60年，75歳では男4.18年，女3.78年，90歳では男1.76年，女1.95年となっている[5]。

11）健康寿命（healthy life expectancy）

健康寿命とは，一般に，ある健康状態で生活することが期待される平均期間またはその指標の総称を指し，平均寿命から不健康な期間（病気や事故，寝たきりや認知症等の介護状態等で健康を損ねていた年月）を差し引いた数値で表される。単に平均寿命を延伸するだけでなく，健康的に自立して生活できる期間を考慮しており，人生における生活の質を重視した健康指標と言える。厚生労働科学研究の一環として進められている健康寿命の将来予測と生活習慣病対策の費用対効果に関する研究では，健康寿命の指標として，「日常生活に制限のない期間の平均」，「自分が健康であると自覚している期間の平均」，「日常生活動作が自立している期間の平均」を取り上げている[7]。健康寿命は，2013（平成25）年の算定結果によると，男性の健康寿命は71.19歳，女性74.21歳[8]である（図2-1-2）。

橋本（2016）は，都道府県の2010（平成22）年と2013（平成25）年の推定値から，「日常生活に制限のない期間の平均」は多くの都道府県で延伸傾向，「日常生活に制限のある期間の平均」

健康寿命に関わる健康負担の評価

column

健康日本21（健康日本21企画検討会，健康日本21計画策定検討会，2000）においては，健康寿命を確保するために，以下に示す指標を用いた集団における健康負担の評価の考え方が示された[11]。

①早世指標：健康寿命を一つの基準として，疾病傷害によって引き起こされる死亡により健康寿命がどのくらい損失しているかを示す指標。

②障害指標：死亡にまで至らないが，日常生活に種々の制限が加わり健康寿命が障害されていることを定量化するものである。障害の指標としては，寝たきり率，知的・精神・身体・咀嚼・視覚・聴覚の障害が該当する。障害指標は，これらの障害に関する既存の資料や**日常生活動作**（activity of daily living, ADL），**手段的日常生活動作**（instrumental activity of daily living）を基に算出される。

③早世障害総合指標：早世指標及び障害指標を統合したものであり，早世による健康負担と障害による健康負担を合計した指標。

④QOL指標：日常生活に障害等が現れない状態であっても，生き甲斐を持って自己実現を果たせるような日常生活を過ごしているか否かを評価するもの。

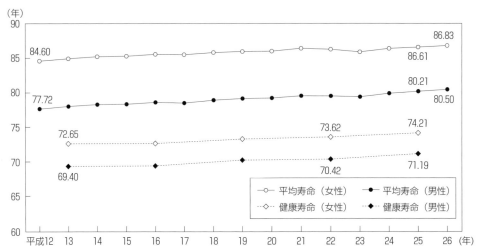

図2-1-2　平均寿命と健康寿命の推移（男女別）
出典：内閣府（2017）「平成28年版男女共同参画白書」[8]

はやや短縮傾向であり，健康日本21（第二次）の健康寿命の目標である「平均寿命の増加分を上回る健康寿命の増加」に向かう方向にあることを報告している[9]。

World Health Organization（以下，WHO）元事務局長のNakajimaは，The World Health Report 1997（WHO，1997）の中で，「20世紀の最後の10年間で，平均余命は世界中で著しく延伸したが，寿命が延びたことを称賛する時，私たちはQuality of Life（QOL）が欠如している長寿を称賛に値するものではないこと，すなわち健康余命が平均余命よりも重要であることを認識しなくてはならない」[10]と指摘している。健康寿命の延伸は，わが国のみならず，21世紀における世界規模での健康課題と言える。なお，世界各国の健康寿命は，WHOにより，2000（平成12）年以降のデータが公表されている。

第2節　人口統計

　人口静態統計の一つである国勢調査の結果は，国民生活の基盤となる政治・行政，民間企業経営，研究等で活用される最も基本となるデータと言える。一方，人口動態統計は，国や地域における人口の変動（出生，死亡，婚姻，死産等による）を把握し，人口に関わる諸問題や健康施策等を検討するための基礎資料である。これらの人口統計は，子どもを取り巻く社会環境を把握する上で極めて重要であり，児童生徒の健康の保持増進を図るための諸活動に関わる情報

の基盤である。本節においては，人口静態統計と人口動態統計について概説する。

1．人口静態と人口動態

　人口静態とは，ある一定の時点における人口の規模，分布，構造の状態を指す。わが国の人口静態統計の代表的なものとして，国勢調査を挙げることができる。**国勢調査**は，日本国内の人口及び世帯の実態を把握し，各種行政施策等に活用するための基礎資料を得ることを目的に行われている。10年毎に大規模調査（西暦の末尾が0の年に20項目を調査）を，その中間年に簡易調査（末尾が5の年に17項目を調査）を実施している。表2-2-1に2010（平成22）年に行われた大規模調査及び2015（平成27）年に行われた簡易調査の項目を示す**注**。

　近年におけるわが国の人口の傾向としては，総人口に減少がみられ，日本人人口は減少幅が拡大している。2016（平成28）年の高齢化の状況をみると，高齢化率（総人口に占める65歳以上人口の割合）は27.3％である[14]。また，**前期高齢者**（65〜74歳）と**後期高齢者**（75歳以上）の人口の内訳は，前期高齢者が1,768万人，総人口に占める割合は13.9％，後期高齢者が1,691万人，総人口に占める割合は13.3％となっている[14]。

表2-2-1　大規模調査及び簡易調査の調査項目

	平成22年国勢調査（大規模調査）20項目	平成27年国勢調査（簡易調査）17項目
世帯員に関する事項	ア　氏名 イ　男女の別 ウ　出生の年月 エ　世帯主の続き柄 オ　配偶の関係 カ　国籍 キ　現在の住居における居住期間 ク　5年前の住居の所在地 ケ　在学，卒業等教育の状況 コ　就業状態 サ　所属の事業所の名称及び事業の内容 シ　仕事の種類 ス　従業上の地位 セ　従業地又は通学地 ソ　従業地又は通学地までの利用交通手段	ア　氏名 イ　男女の別 ウ　出生の年月 エ　世帯主の続き柄 オ　配偶の関係 カ　国籍 キ　現在の住居における居住期間 ク　5年前の住居の所在地 ─ ケ　就業状態 コ　所属の事業所の名称及び事業の内容 サ　仕事の種類 シ　従業上の地位 ス　従業地又は通学地 ─
世帯に関する事項	ア　世帯の種類 イ　世帯員の数 ウ　住居の種類 エ　住宅の床面積 オ　住宅の建て方	ア　世帯の種類 イ　世帯員の数 ウ　住居の種類 ─ エ　住宅の建て方

出典：総務省統計局（2016）統計データ「平成27年国勢調査」[12]

注　昭和25（1950）年以後の各年推計人口は，総務省統計局の各年「人口推計月報」による。これは，国勢調査による人口を基礎とし，その後の人口動向を他の人口関連資料（人口動態統計及び出入国管理統計等）から得られる異動数を用いて各月の人口を順次算出したものである。このような方法で算出した5年後の推計人口は，次回国勢調査の人口とは必ずしも一致しないことから，国勢調査結果が得られる5年ごとに，国勢調査間の各月の推計人口について補間補正を行っている（文献13より抜粋）。

総務省統計局が取りまとめている「人口推計」及び「国勢調査」の結果から，生まれた時代別の人口が分かるように図示した人口ピラミッドをみることができる。人口ピラミッドからは，1947（昭和22）年〜1949（昭和24）年の第1次ベビーブーム及び1971（昭和46）年〜1974（昭和49）年の第2次ベビーブームにおいて，出生数の著しい増加が見られるが，第2次ベビーブーム以降は減少傾向を示していることが分かる（図2-2-1）。

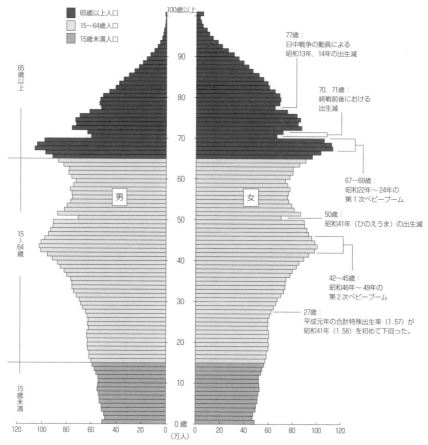

図2-2-1　我が国の人口ピラミッド（平成28年10月1日現在）
出典：総務省統計局（2017）統計データ「人口推計（平成28年10月1日現在）-全国：年齢（各歳），男女別人口・都道府県：年齢（5歳階級），男女別人口-」[15]

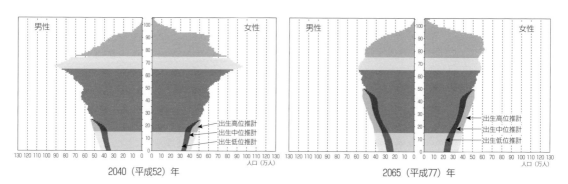

図2-2-2　人口ピラミッドの変化：出生3仮定（死亡中位）推計
出典：国立社会保障・人口問題研究所（2017）「日本の将来推計人口（平成29年推計）—平成28（2016）年〜平成77（2065）年—」[16]

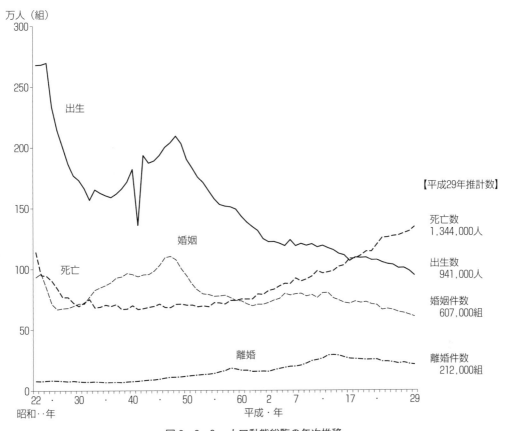

図2-2-3　人口動態総覧の年次推移
出典：厚生労働省（2017）「平成29年（2017）人口動態統計の年間推計」[17]

　日本の将来推計人口（国立社会保障・人口問題研究所，2017）における人口ピラミッドは，すその狭い壺状を呈し，今後，老年人口の増加が加速することが窺われる（図2-2-2）。2065（平成77）年には，高齢化率は38.4％に達し，国民の約2.6人に1人が65歳以上，75歳以上人口が総人口の25.5％となり，約4人に1人が75歳以上となることが予測されている[14]。

　人口動態とは，一定期間における人口の変動の状態を指す。わが国の出生，死亡，婚姻，離婚及び死産の5種類の「人口動態事象」について，人口動態統計を作成している。出生，死亡，婚姻及び離婚については「戸籍法」により，死産については，「死産の届出に関する規程」に基づき，それぞれ市区町村長に届出がなされる。市区町村長は，これらの届書及び出生証明書，死亡診断書，死産証書等の関係書類に基づいて「人口動態調査票」を作成する。調査票は，地域保健活動の基礎資料として利用されるため，保健所長を経由して都道府県知事に提出され，さらに厚生労働大臣に提出される。厚生労働省では，これらの調査票を集計して人口動態統計を作成している[4]。

　図2-2-3は，わが国の死亡，出生，婚姻，離婚の数（件数）の年次推移を示したものである。過去30年の傾向を見ると，死亡数は増加，出生数は減少を示している。2016（平成28）年における自然増減数（出生数と死亡数の差）は，△33万786人※で，前年の△28万4,767人より4

万6,019人減少し,自然増減率(人口千対)は△2.6で前年の△2.3より低下し,数・率ともに10年連続で減少かつ低下している[18]。(人口動態統計で用いられている指標の数式については,付表2-2-1(p.42)を参照)(※ △は,減少数〈率〉の場合を指す)。

2．日本人の死因の動向

　図2-2-4は,主な死因別にみた死亡率の年次推移を示したものである。結核は1950年代に入り顕著に減少し,1953(昭和28)年には第5位に低下する(1953〈昭和28〉年における第3位の「老衰」,第4位の「肺炎及び気管支炎」は図中に示されていない)[19]。一方,脳血管疾患が1950年代前半に第1位となるが,1970年代前半から後半にかけて減少傾向を示し,1985(昭和60)年には第3位に低下する。1980年代に入り,悪性新生物が第1位となり,現在に至っている。悪性新生物の死亡数は,増加し続けている。悪性新生物による死亡数の増加は,高齢化の進展によるところが大きい。その他,近年の傾向としては,肺炎による死亡数の増加が挙げられる。

　図2-2-5は,わが国の乳児死亡の主な死因の構成割合を,図2-2-6は,性・年齢階級別にみた主な死因の構成割合(2016〈平成28〉年)を示したものである。1歳未満の乳児の死因別構成割合は,男女とも「先天奇形,変形及び染色体異常」が最も高く,次いで「周産期に特異的な呼吸障害及び心血管障害」が高い値を示している。

　性・年齢階級における死因の構成割合から各世代の傾向をみると,学童期(小学校低学年)

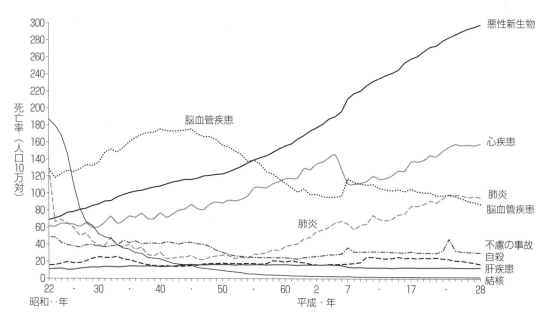

注:1) 平成6・7年の心疾患の低下は,死亡診断書(死体検案書)(平成7年1月施行)において「死亡の原因欄には,疾患の終末期の状態としての心不全,呼吸不全等は書かないでください」という注意書きの施行前からの周知の影響によるものと考えられる。
　　2) 平成7年の脳血管疾患の上昇の主な要因は,ICD-10(平成7年1月適用)による原死因選択ルールの明確化によるものと考えられる。

図2-2-4　主な死因別にみた死亡率(人口10万対)の年次推移
出典:厚生労働省(2017)「平成28年人口動態統計月報年計(概数)の概況」[18]

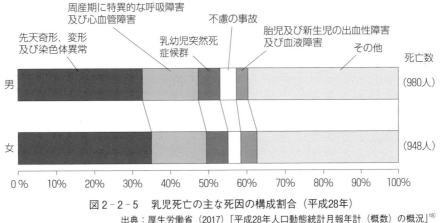

図2−2−5　乳児死亡の主な死因の構成割合（平成28年）
出典：厚生労働省（2017）「平成28年人口動態統計月報年計（概数）の概況」[18]

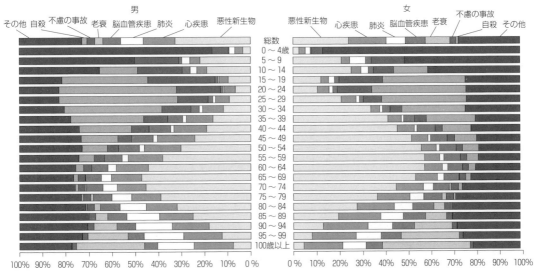

図2−2−6　性・年齢階級別にみた主な死因の構成割合（平成28年）
出典：厚生労働省（2017）「平成28年人口動態統計月報年計（概数）の概況」[18]

においては，悪性新生物及び不慮の事故が，学童期（小学校高学年）から思春期においては，悪性新生物，自殺，不慮の事故が，各々高い値を示している。10歳代後半から20歳代前半の青年期では，自殺の占める割合が多くなっている。20歳代後半から壮年期にかけて，悪性新生物の占める割合が大幅に増加している。一方，自殺は男女いずれも年齢の上昇とともに減少がみられる。総数を見ると，50歳代前半から80歳代後半では，悪性新生物と心疾患の死亡数がそれぞれ第1位，第2位であり[18]，両疾患を合わせた割合は，女性は60歳代前半，男性は60歳代後半で最高値を示している。

　これらの死亡，死因に関する統計資料は，生涯を通した健康課題の把握と保健・医療・福祉・教育に関わる各機関における健康支援策を講ずる上での基礎資料として重要である。

付表2-2-1 人口動態統計で用いられている指標の解説

$$出生率 = \frac{年間出生数}{10月1日現在日本人人口} \times 1,000$$

$$死亡率 = \frac{年間死亡数}{10月1日現在日本人人口} \times 1,000$$

$$乳児死亡率 = \frac{年間乳児死亡数}{年間出生数} \times 1,000$$

$$新生児死亡率 = \frac{年間新生児死亡数}{年間出生数} \times 1,000$$

$$自然増減率 = \frac{年間自然増減数(年間出生数 - 年間死亡数)}{10月1日現在日本人人口} \times 1,000$$

$$死産率（総数・自然・人工） = \frac{年間死産数（妊娠満12週以後の死児の出産）（総数・自然・人工）}{年間出産数（年間出生数 + 年間死産数）} \times 1,000$$

$$周産期死亡率 = \frac{年間周産期死亡数}{年間出生数 + 年間の妊娠満22週以後の死産数} \times 1,000$$

$$妊娠満22週以後の死産率 = \frac{年間の妊娠満22週以後の死産数}{年間出生数 + 年間の妊娠満22週以後の死産数} \times 1,000$$

$$早期新生児死亡率 = \frac{年間早期新生児死亡数（生後1週（7日）未満の死亡数）}{年間出生数} \times 1,000$$

$$婚姻率 = \frac{年間婚姻届出件数}{10月1日現在日本人人口} \times 1,000$$

$$離婚率 = \frac{年間離婚届出件数}{10月1日現在日本人人口} \times 1,000$$

$$合計特殊出生率 = \left\{\frac{年間の母の年齢別出生数}{10月1日現在年齢別女性人口}\right\} \text{15歳から49歳までの合計}$$

全国値は，各歳別の出生数及び女性の日本人人口で算出したものを合計している。
都道府県値は，5歳階級別の出生数及び女性の日本人人口で算出し，5倍したものを合計している。
合計特殊出生率は「15歳から49歳までの女性の年齢別出生率を合計したもの」で，1人の女性がその年齢別出生率で一生の間に生むとしたときの子ども数に相当する。
なお，算出に用いた出生数の15歳及び49歳にはそれぞれ14歳以下，50歳以上を含んでいる。

$$年齢調整死亡率 = \frac{\left[\begin{array}{c}観察集団の各年齢\\(年齢階級)の死亡率\end{array}\right] \times \left[\begin{array}{c}基準人口集団のその年齢\\(年齢階級)の人口\end{array}\right] \text{の各年齢（年齢階級）の総和}}{基準人口集団の総数}$$

年齢調整死亡率は，人口構成の異なる集団間での死亡率を比較するために，年齢階級別死亡率を一定の基準人口（昭和60年モデル人口）にあてはめて算出した指標である。
なお，計算式中の「観察集団の各年齢（年齢階級）の死亡率」は，1,000倍されたものである。

$$死因別死亡率 = \frac{年間の死因別死亡数}{10月1日現在日本人人口} \times 100,000$$

出典：厚生労働省（2017）「平成28年（2016）人口動態統計（確定数）の概況」[20]を一部筆者改変

演習問題

1．小児期または思春期における健康問題を一つ取り上げ，有病率または罹患率を示した全国的な統計資料を探し，現況と課題をまとめてみよう。

2．わが国の乳児死亡率の年次推移や諸国の実態を調べ，乳児死亡率の減少に影響を及ぼす要因を考察してみよう。

3．厚生労働省のホームページから簡易生命表を閲覧し，平均余命の延伸に関係している主な死因を

整理し，小児期または思春期における保健教育の課題をまとめてみよう。

4．本章の引用文献を参考に，健康寿命に関する指標の算出方法を調べてみよう。

5．人口動態統計に示されている性・年齢階級別にみた主な死因の構成割合等の統計資料から，小児期及び思春期の健康課題をまとめてみよう。

6．上記の健康課題を踏まえ，養護教諭の専門性を生かした健康支援策を小学校，中学校，高等学校等，学校段階別に考えてみよう。

解答

1．小児科学，小児保健学，学校保健学等に関する学術雑誌や学校保健統計調査（文部科学省）の結果から，目的とする健康問題（疾病）をキーワードに情報を収集。

2．「厚生の指標」（一般財団法人 厚生労働統計協会），衛生学，公衆衛生学に関する学術雑誌，WHO の報告書（http://www.who.int/publications/en/）等から情報を入手。

3．簡易生命表の概況（http://www.mhlw.go.jp/toukei/saikin/hw/seimei/list54-57-02.html）を参照。

4．第2章第1節第1項11）「健康寿命」の引用文献を参照。

5．第2章第2節第2項「日本人の死因の動向」及び引用文献を参照。

6．学校における保健教育・保健管理において，養護教諭に求められる役割を十分に理解する必要がある。以下の文献を参照されたい。「現代的健康課題を抱える子供たちへの支援〜養護教諭の役割を中心として〜」（文部科学省，2017），文部科学省の健康教育関連資料（http://www.mext.go.jp/a_menu/kenko/hoken/1353636.htm），小学校，中学校，高等学校等ごとに文部科学省が定めた「学習指導要領」，「学習指導要領解説（体育編〈小学校〉，保健体育編〈中学校〉，保健体育編・体育編〈高等学校〉，特別活動編等）」。

引用・参考文献 ─────────────────────────────

1） World Health Organization, 1998, Health promotion glossary. Geneva. World Health Organization.

2） 津金昌一郎「罹患率と累積罹患率」『日本循環器管理研究協議会雑誌 30』57-59頁，1995.

3） 柳川洋著，柳川洋，坂田清美編「疾病頻度の測定」『改訂7版疫学マニュアル』南山堂，7-10頁，2012.

4） 厚生労働省「平成29年我が国の人口動態（平成27年までの動向）」，2017.
http://www.mhlw.go.jp/（2017. 8. 3. 閲覧）.

5） 厚生労働省「平成28年簡易生命表の概況」，2017.
http://www.mhlw.go.jp/（2017. 8. 3. 閲覧）.

6） World Health Organization, 2016, World health statistics 2016: monitoring health for the SDGs, sustainable development goals. Geneva. World Health Organization.

7） 橋本修二，辻一郎，尾島俊之，村上義孝他，平成24年度厚生労働科学研究費補助金（循環器疾患・糖尿病等生活習慣病対策総合研究事業）による「健康寿命における将来予測と生活習慣病対策の費用対効果に関する研究班」「健康寿命の算定方法の指針」，2012.
http://toukei.umin.jp/kenkoujyumyou/（2016. 10. 17. 閲覧）.

8） 内閣府「平成28年版男女共同参画白書」，2017.
http://www.cao.go.jp/（2017. 11. 29. 閲覧）.

9） 橋本修二「厚生労働科学研究費補助金（循環器疾患・糖尿病等生活習慣病対策総合研究事業）分担研究報告書。健康寿命の指標化に関する研究—健康日本21（第二次）等の健康寿命の検討—」，2016.

http://toukei.umin.jp/kenkoujyumyou/（2016. 10. 17. 閲覧）.

10）　World Health Organization, 1997, The world health report 1997: conquering suffering, enriching humanity. Geneva. World Health Organization.

11）　健康日本21企画検討会，健康日本21計画策定検討会「健康日本21（21世紀における国民健康づくり運動について）」財団法人健康・体力づくり事業財団，2000.

12）　総務省統計局「平成27年国勢調査」，2016.
　　　http://www.stat.go.jp/data/index.htm（2016. 10. 22. 閲覧）.

13）　総務省統計局「日本の長期統計系列」，2016.
　　　http://www.stat.go.jp/data/chouki/02exp.htm（2016. 10. 22. 閲覧）.

14）　内閣府「平成29年版高齢社会白書」，2017.
　　　http://www.cao.go.jp/（2017. 8. 3. 閲覧）.

15）　総務省統計局「人口推計（平成28年10月1日現在）―全国：年齢（各歳），男女別人口・都道府県：年齢（5歳階級），男女別人口―」，2017.
　　　http://www.stat.go.jp/data/jinsui/index.htm（2017. 8. 3. 閲覧）.

16）　国立社会保障・人口問題研究所「日本の将来推計人口（平成29年推計）―平成28（2016）年～平成77（2065）年―」，2017.
　　　http://www.ipss.go.jp/index.asp（2017. 8. 3. 閲覧）.

17）　厚生労働省「平成29年（2017）人口動態統計の年間推計」，2017.
　　　http://www.mhlw.go.jp/（2018. 1. 2. 閲覧）.

18）　厚生労働省「平成28年人口動態統計月報年計（概数）の概況」，2017.
　　　http://www.mhlw.go.jp/（2017. 8. 3. 閲覧）.

19）　厚生労働省「人口動態統計年報主要統計表（最新データ，年次推移)」，2011.
　　　http://www.mhlw.go.jp/（2017. 1. 11. 閲覧）.

20）　厚生労働省「平成28年（2016）人口動態統計（確定数）の概況」，2017.
　　　http://www.mhlw.go.jp/（2017. 12. 6. 閲覧）.

第3章
疫学・疾病予防学

　人間集団における疾病，死亡等の健康に関する事象について，その分布や発生要因を解明することは，健康水準を高めるための対策を講じる上で極めて重要である。疾病と発生要因の因果関係等を分析・評価することで得られた情報は，感染症，生活習慣病，公害に起因する疾病等の制御と健康増進対策に有効活用することができる。養護教諭には，専門性を生かしながら児童生徒等の心身の状態を把握し，疾病の発生要因に応じた健康支援につなげる役割が期待される。疫学研究は，科学的な根拠に基づき健康課題を明らかにするための重要なツールの一つであり，児童生徒の健康支援に反映させることができる。本章では，健康情報の基盤となる疫学と疾病予防に関するアプローチを学習し，児童生徒等への健康支援策について考えてみよう。

第1節 疫学

疫学研究とは，「明確に特定された人間集団の中で出現する健康に関する様々な事象の頻度及び分布並びにそれらに影響を与える要因を明らかにする科学研究」[1] である。疫学は一般に，①疾病異常の頻度と分布の把握，②発生要因の発見，③因果関係の判定，④対策の樹立のステップを踏んで行われる[2]。各疫学研究によって検討された疾病の要因は，各研究結果の一致性，研究方法（対象者数，研究期間，追跡状況等），研究数，疾病と要因の因果関係に関する生物学的な説明の可能性等から科学的根拠としての信頼性が評価され，疾病制御のための対策に用いられている。

1. 全数調査と標本調査

1) 全数調査 (complete enumeration)

調査をする際，調査対象となる集団に属すすべての者を調べる調査を**全数調査**（悉皆調査）と言う。統計法の規定に基づく国勢調査は，全数調査の一つである（第2章第2節参照）。

2) 標本調査 (sampling survey)

調査対象とする集団全体（母集団）から，一部の人々（母集団から偏りのない標本〈サンプル〉）を選び母集団の性質を推測する調査方法を**標本調査**と言う。例えば，ある高等学校の生徒の朝食摂取状況を調べようとする場合，全校生徒にアンケート調査を実施すれば，生徒の朝食摂取状況に関する的確なデータを提示することができるであろう。しかし，国内のすべての高等学校に在籍する生徒の朝食摂取状況を調査するとなると，時間や労力，費用がかかるほか，全員からの合意と調査への参加を得ることは極めて困難であり，調査の実施は容易ではない。そのような場合，標本調査においては，母集団の代表となり得る偏りのないデータを収集するために，単純無作為抽出[注1]や系統抽出[注2]等を用い対象者を抽出する。適切な標本抽出法を用いても，標本から得られた値には，母集団の値との差（標本誤差）が生じるが，**標本サイズ**（抽出された対象の個数）を大きくすることで，標本誤差を小さくすることが期待できる。なお，標本抽出法の詳細については，疫学統計の専門書を参照されたい。

注 1. 母集団からの標本抽出において，ある部分に偏りが生じないよう乱数表等を用い，偶然にまかせてサンプルを抽出する方法。
2. 母集団から無作為に1番目を抽出し，2番目以降を等間隔でサンプル抽出する方法。

2．疾病分類

1）疫学研究と疾病分類

　疫学研究では，ある一定の基準に基づき疾病を分類し，データを収集することが重要である。検討対象とする疾病について，各研究が統一の基準にしたがって分類し，記録・分析することによって，異なる地域や国，時系列でのデータ比較が可能となる。国際機関や各診療領域の専門学会等によって定められた診断基準，診断方法等に基づき，調査・研究における疾病の定義づけを行うことが重要である。

2）疾病及び関連保健問題の国際統計分類（International Statistical Classification of Diseases and Related Health Problems〈以下，ICD〉）

　ICDは，異なる国や地域等で集計された疾病，傷害及び死因のデータを体系的に記録し，国際比較，分析を行うことができるよう，WHOが作成した国際疾病分類である。ICDは，疾病をアルファベットと数字を用いたコードで表すため，外国語で疾病の名称が異なっていても，データの国際比較が可能である（図3-1-1）。WHOでは，新しい疾病概念の確立や医学の進歩等に対応するため，ICDを定期的に改正している^注（第7章参照）。

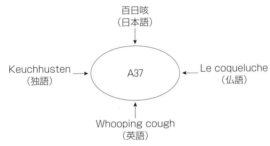

図3-1-1　ICDにおけるコードの例
出典：厚生労働省政策統括官（統計・情報政策担当）（2017）
「ICDのABC（平成29年度版）」[3)]

3．疫学研究の分類と方法

1）介入研究（intervention study）

　疫学研究のうち，研究者等が研究対象者の集団を原則として2群以上のグループに分け，それぞれに異なる治療方法，予防方法その他の健康に影響を与えると考えられる要因に関する作為または無作為の割付けを行って，結果を比較する手法によるものを介入研究と言う[1)]。このように，人為的に曝露要因を操作して，疾病の発生や予後に変化があるかどうかを観察し，その要因の意義を明らかにするものである[4)]。

注　現行（2018〈平成30〉年1月現在）のICDは，1990年に採択されたICD-10を改正［ICD-10（2013年版）準拠］したものである。

⑴　ランダム化比較試験（randomized controlled trial：RCT）

　対象となる集団をランダム（無作為）に対照群と介入群に分け，異なる介入を行うことで，罹患，死亡等の事象の発生率を群間で比較する方法を指す。介入には，投薬，サプリメントの投与，手術，検診，健康教育等がある。介入の効果は，その内容に応じ，罹患，死亡，治癒，健康行動の変容等を基に評価する。さらに，RCT においては，対象者（例えば，新薬を投与する治療群，プラセボ〈偽薬〉等を投与する対照群）と介入を行う者（担当医師等）の両者に，対象者への薬の割り付けの内容を知らせない（盲検化）で臨床試験と解析を進める方法がある（二重盲検ランダム化比較試験）。二重盲検ランダム化比較試験は，薬等の効果に関する先入観等による心理的影響を防ぎ，介入の効果を比較することができる。RCT は，非常に優れた介入研究の方法と言えるが，盲検化することで，より研究結果の信頼性は高いものとなる。

2）観察研究（observational study）

　疫学研究のうち，介入研究以外のものを言う[1]。観察研究では，対象者への意図的な介入は行わず，集団の疾病頻度を記述するとともに，罹患や死亡に影響を与える，あるいは，影響を与えることが疑われる要因への曝露状況を観察し，疾病と要因の関係を検討する。

⑴　記述疫学（descriptive epidemiology）

　集団の疾病頻度・分布を時間，場所，人の属性別に記述するものである。時間の単位には，時，日，週，月，年等があり，疾病・異常の頻度について周期変動，季節変動，年次変化等で表すことができる。時間的特性の例として，熱中症や感染性胃腸炎発生頻度の季節変動が挙げられる。また，場所の単位には，市町村，都道府県，国等があり，地域別による疾病頻度を記述する。人の属性に関しては，性，年齢，人種，職業別等で疾病頻度を記述する。

⑵　分析疫学（analytical epidemiology）

　記述疫学等を経て示された疾病と要因の関連を統計学的に分析し，疾病の発生要因を検証する。分析疫学は，要因と疾病の因果関係の解明に資することを目的としている。

①　横断研究（cross-sectional study）

　調査対象集団に属す一人ひとりについて，ある一時点における疾病の有無と要因への曝露状況を同時に調査し，疾病と要因の関連について分析する研究方法である。分析対象となる集団の有病率と要因の関連を示すことで，保健教育等ヘルスサービスの検討に活用することができる。

　なお，横断研究は，断面調査等のデータを用いるため，要因への曝露と罹患の前後関係等が不明であり，横断研究のみでは，因果関係の判定が困難である。

②　生態学的研究（ecological study）

　集団を単位に疾病異常の頻度と要因との関連を調べ，異なる地域集団で比較したり，同じ集団で異なる時間に比較したりすることで，疾病発生に関連する要因を調べる研究方法である。仮説の設定に用いられることが多い。横断研究の手法により個人から得られたデータを用いた

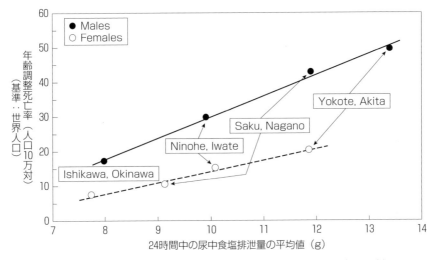

図3-1-2　24時間中の尿中食塩排泄量と胃がんによる死亡の相関関係
出典：Tugane S, et al., 1992, Cross-sectional study with multiple measurements of biological markers for assessing stomach cancer risks at the population level. Environmental Health Perspectives 98, 207-210.[5] より筆者改変

としても，比較は地域別等の集団間で行うところが特徴である。（地域）相関研究（correlational study）とも言う。図3-1-2は，日本国内の地域別に24時間中の尿中食塩排泄量と胃がんによる死亡の相関関係を示したものである。男女ともに24時間中の尿中食塩排泄量が多い地域ほど，胃がんの年齢調整死亡率が上昇傾向を示していることが分かる。塩分摂取量が地域における胃がんのリスクと関係しており，減塩によるリスクの低下が示唆される。

③　症例対照研究（case-control study）

　研究対象疾病の患者を症例（case），その疾患にかかっていない者を対照（control）として選出し，各集団に対して，要因への曝露状況を過去に遡って調べ，比較することで，要因と疾病との関連を分析する。過去に遡って調査することから，後向き研究（retrospective study）とも言う。対照の選定においては，症例と性・年齢・居住地域等の属性が同じになるよう選定する方法（マッチング）をとることで，交絡因子（p. 51参照）の影響を抑えることができる。

　症例対照研究は，コホート研究に比べて，調査に要する時間と労力が少なく，また，まれな疾患に対しても分析が可能といった利点がある一方で，過去の情報を記憶に頼って収集するため正確さに欠ける場合があること，罹患率を直接測定できないこと，対照の選定の仕方によってはバイアス（第3章第1節第4項を参照，p. 51）の影響が大きくなる等の欠点もある。

　症例対照研究では，オッズ比（odds ratio）を計算し，要因と疾病の関連の強さを示す（ある事象が起こる確率（p）と起こらない確率（1−p）の比をオッズ〈odds〉と言う）。症例群と対照群の曝露のオッズ比は，「症例群における要因の曝露オッズ」と「対照群における要因の曝露オッズ」の比で計算することができる。

　次に，オッズ比算出の例を示す。結核の患者400人を症例群，症例群と基本属性が同じ者で結核にかかっていない者400人を対照群として，喫煙歴等について調査したところ，喫煙者は，

表3-1-1　症例群・対照群における要因曝露の有無（仮想データ）

	症例群 （結核の患者400人）	対照群 （結核にかかっていない者400人）
曝露あり（喫煙者）	300人（a）	200人（c）
曝露なし（非喫煙者）	100人（b）	200人（d）

症例群300人，対照群200人であったと仮定する（表3-1-1）。症例群における要因の曝露オッズ（a/b）は300÷100＝3，対照群における要因の曝露オッズ（c/d）は200÷200＝1となり，オッズ比$\left(\dfrac{a/b}{c/d}\right)$は3÷1＝3である。この分析結果から，非喫煙者に比べて，喫煙者の結核発生リスクが3倍高く，喫煙が結核の発生に関連していることが示唆される。しかし，この結果のみをもって喫煙と結核発症の因果関係を示すことはできないことに留意する必要がある（因果関係の検討については，第3章第1節第5項〈p. 52〉を参照）。

④　コホート研究（cohort study）

コホート研究には前向きコホート研究と後向きコホート研究がある。

ア）前向きコホート研究（prospective cohort study）

仮説に基づき要因と疾病発生との関連性を縦断的に調査する。研究対象疾病に罹患する可能性のある者のみを調査対象とする。追跡調査により，要因に曝露している集団と曝露していない集団における疾病の発生や死亡を比較して，要因への曝露が罹患率（または死亡率）に関連しているかどうかを分析する。

相対危険（relative risk）は，コホート研究によって直接測定することができる指標である。要因に曝露した群の罹患率（＊または死亡率）と曝露していない群の罹患率（＊または死亡率）の比によって，疾病発生に対する要因の関連の強さを示すことができる。相対危険は，要因への曝露によって，罹患率（または死亡率）が何倍になるかを示している。

$$相対危険＝\frac{要因に曝露した群の罹患率^*}{要因に曝露していない群の罹患率^*}$$

寄与危険（attributable risk）は，要因に曝露した群の罹患率（＊または死亡率）と要因に曝露していない群の罹患率（＊または死亡率）の差で示される。寄与危険は，要因が集団の疾病に与える影響の大きさを示している。

$$寄与危険＝要因に曝露した群の罹患率^*－要因に曝露していない群の罹患率^*$$

イ）後向きコホート研究（retrospective cohort study）

曝露が生じた後に，過去に遡って集団の曝露の状況を調査し，その後の疾病発生（または死亡）状況を追跡調査する。例えば，何らかの理由で放射線や化学物質等に曝露した集団の，その後の罹患者数や死亡者数を把握し，曝露要因と疾病発生（または死亡）の関連について分析する。すでに記録されたデータを基に曝露要因を調査するため，情報の信頼性が低くなることもある。

4．交絡因子とバイアス

　疫学研究においては，交絡因子やバイアスの影響に留意し，研究方法を検討することが求められる。また，疫学研究の結果の解釈においても，交絡因子の影響に配慮した解析の有無やバイアスの影響等を考慮することが重要である。

1）交絡因子（confounding factor）

　疾病の発生に関わる要因を分析する際，疾病との関連を調べようとする特定の要因の他に，その疾病の発生に関与する第3の要因が存在することで，結果（アウトカム）が歪められてしまうことがある。このように，ある疾患と特定の要因の背景に存在する第3の要因のことを交絡因子と言う[注]。

2）バイアス（bias）

　調査や実験の測定値にみられる方向性をもった誤差をバイアス（系統誤差）と言う。疫学研究における主なバイアスとして，選択バイアスと情報バイアスを挙げることができる。研究デザインの段階で，バイアスを極力小さくするための対策を講ずることが重要である。

⑴　選択バイアス（selection bias）

　母集団の代表として適切でない観察集団を選択する際に生じる偏りを指す。

例1）

　　A市民の日常における感染症予防方法を知るためのインタビュー調査を，インフルエンザの流行期に街頭で行った場合，感染症予防や健康上の理由等で外出を控えている者から回答を得る機会は減り，母集団の値とのずれが生じるであろう。

例2）

　　B町に在住する勤労者に対する健康教育の介入の効果を調べるため，健康教室への参加者を一般住民から募る場合，健康教室には，健康行動の改善に関心のある者が多く参加する可能性がある。また，健康教室を開催する曜日・時間帯によって，参加者の基本属性に偏りが生じる可能性が考えられる。

　疫学研究方法の種類に応じて，無作為抽出，無作為割付，マッチング等を用いることで，選択バイアスを抑えることができる。

⑵　情報バイアス（information bias）

　データを測定する際（情報を得る時），その情報が不確かであるために生じる偏りを指す。虚偽の回答，測定の誤り，記憶の間違い等が偏りの原因となることがある。

例1）

　　アンケート調査を実施する場合，他者に知られたくないような事柄の記入を求めると，回答者

[注]「交絡因子は，2つの集団のアウトカムを比較する際に，1）アウトカムに影響を与える，2）要因と関連がある，3）要因とアウトカムの中間因子でない，という3つの条件を満たす」[6]とされる。

表3-1-2　疫学における因果関係の判定基準

一致性（consistency）	複数の研究で，異なる対象者・地域・条件・時間等において，要因[※]と結果[※]に関する同様の関連が繰り返し認められること
関連の強固性 （strength of association）	要因と結果が強く関連すること。それを示す統計学的な関連の強さ
特異性（specificity）	一つの要因が一つの（またはいくつかの）結果に関連していること，または一つの結果に対して考えられる要因が一つしかないこと。例として，アスベストへの曝露が中皮腫の原因となることや，特定の病原体が特定の感染症の原因となること等が挙げられる
時間性（temporality）	要因が結果の前に起こっていること
整合性，もっともらしさ，類似性 （coherence, plausibility, and analogy）	提示された因果関係が，既知の科学的な原理に反しないこと，また，実験的に立証された生物学的メカニズム等に関する妥当なデータと一致していること。生物学的な解釈が可能であれば，更に因果関係を裏付けることができる
生物学的勾配（量反応） biologic gradient（dose-response）	要因の程度が強くなり（曝露量が多くなり）効果が増大した（発生頻度が高くなった）場合，因果関係の仮説がより強く裏付けられること
実験（experiment）	観察によって確認された要因と疾病発生の関係が，実験結果と類似していることで，要因と結果の関連性を理解できること

Hill AB, 1965, The environment and disease: association or causation ? Proceeding of the Royal Society of Medicine 58(5): 295 -300.[8] Centers for Disease Control and Prevention, 2004, The health consequences of smoking: a report of the Surgeon General.[7] を参考に筆者改変。※文章中の「要因」は「要因への曝露等」を，「結果」は「疾病の発生等」を指す

は意識的に嘘を記入する可能性が高まることが考えられる。中学生，高校生への調査を例に挙げると，喫煙・飲酒の有無，性交経験等の質問である。

例2）

症例対照研究において，分析対象疾患にかかっている者と，かかっていない者に対し，過去に遡って要因への曝露を調査する場合，前者は後者に比べて要因への曝露をよく振り返ることがある。結果として，症例群の曝露が多く評価される可能性がある。

　情報バイアスを抑えるためには，調査票の形式や回収方法の工夫，面接方法の統一等，情報収集の方法を慎重に検討する必要がある。

5．因果関係を吟味するための基準

　疫学研究で示唆された疾病と要因の因果関係は，いくつかの基準を総合的に考慮して吟味する必要がある。米国疾病予防管理センター（Centers for Disease Control and Prevention）（2004）[7]は，疫学における因果関係の判定に関して，Hill（1965）[8]の提唱した基準を用いて概説している（表3-1-2）。

6．疫学研究と倫理的配慮

　疫学研究は，人間の健康の保持・増進を目的とした，疾病の予防法，治療法等に寄与するものであるが，研究の実施にあたっては，科学的な合理性や研究対象者への倫理的配慮等が必要不可欠である。倫理上の問題から疫学研究の実施が困難となる場合もある。

　1964（昭和39）年に世界医師会総会において採択されたヘルシンキ宣言は，人間由来の試料

及びデータの研究を含む，人間を対象とする医学研究の倫理的原則を示したものである。わが国では，ヘルシンキ宣言や，わが国の個人情報の保護に関する法律等を踏まえ，2002（平成14）年に疫学研究に関する倫理指針（平成19年に全部改正）を，2003（平成15）年に臨床研究に関する倫理指針（平成20年に全部改正）を定めた。その後，2014（平成26）年に，これらの指針を統合した「人を対象とする医学系研究に関する倫理指針（平成29年2月28日一部改正)」[9]を定めた。

研究者等の基本的責務

column

　以下に，人を対象とする医学系研究に関する倫理指針[9]（平成29年2月28日一部改正）が示す研究者等の基本的責務を記す（主要項目の抜粋のため，詳細については，原典を参照されたい)。養護教諭が行う児童生徒等の健康課題に関する疫学研究においても，同様の倫理的配慮が必要となる。

1　研究対象者等への配慮

(1)研究者等は，研究対象者の生命，健康及び人権を尊重して，研究を実施しなければならない。

(2)研究者等は，研究を実施するに当たっては，原則としてあらかじめインフォームド・コンセントを受けなければならない。

(3)研究者等は，研究対象者又はその代諾者等（以下「研究対象者等」という。）及びその関係者からの相談，問合せ，苦情等（以下「相談等」という。）に適切かつ迅速に対応しなければならない。

(4)研究者等は，研究の実施に携わる上で知り得た情報を正当な理由なく漏らしてはならない。研究の実施に携わらなくなった後も，同様とする。

(5)研究者等は，研究に関連する情報の漏えい等，研究対象者等の人権を尊重する観点又は研究の実施上の観点から重大な懸念が生じた場合には，速やかに研究機関の長及び研究責任者に報告しなければならない。

2　研究の倫理的妥当性及び科学的合理性の確保等

(1)研究者等は，法令，指針等を遵守し，倫理審査委員会の審査及び研究機関の長の許可を受けた研究計画書に従って，適正に研究を実施しなければならない。

(2)研究者等は，研究の倫理的妥当性若しくは科学的合理性を損なう事実若しくは情報又は損なうおそれのある情報を得た場合（(3)に該当する場合を除く。）には，速やかに研究責任者に報告しなければならない。

(3)研究者等は，研究の実施の適正性若しくは研究結果の信頼を損なう事実若しくは情報又は損なうおそれのある情報を得た場合には，速やかに研究責任者又は研究機関の長に報告しなければならない。

3　教育・研修

　研究者等は，研究の実施に先立ち，研究に関する倫理並びに当該研究の実施に必要な知識及び技術に関する教育・研修を受けなければならない。また，研究期間中も適宜継続して，教育・研修を受けなければならない。

(文部科学省，厚生労働省（2014）「人を対象とする医学系研究に関する倫理指針（平成29年2月28日一部改正)」[9] より筆者抜粋)

第2節 健康管理と疾病予防対策

疾病の予防対策においては，人が健康な状態から疾病を発現・発症し，臨床期から回復する，あるいは，後遺症を残したり，死に至ったりするまでの疾病の各段階，すなわち，"疾病の自然史" に応じた疾病予防のためのアプローチを理解することが重要である。これは学校保健における場合も同様であり，学校保健計画及び学校保健に関する組織活動に参画する養護教諭には，子どもの疾病の段階に応じた専門的な取組が求められる。

1．疾病予防

疾病の自然史に関連した予防対策の適用は，大きく3つの予防段階（一次予防，二次予防，三次予防）で説明することができる（Leavell 他，1965）。Leavell 他（1965）は，一次予防，二次予防，三次予防をさらに5段階の予防手段（健康増進，特異的予防，早期診断と早期治療，重症化防止，リハビリテーション）に分類している[10]。疾病予防対策においては，これらの予防手段を適用し，対象者や予防を行う場（学校，職域，地域等）に応じた具体策を検討することが重要である。

1）一次予防（primary prevention）

特に病的な状態のない段階において，罹患リスクを低減するための生活習慣の改善，健康教育の実施，衛生環境の確保，病因物質の除去等，抵抗力を高めるとともにリスク要因への曝露を低減するための手段等を用いることにより，健康増進や疾病予防を図ることを指す。Leavell 他（1965）は，一次予防として，健康増進と特異的予防を挙げている[10]。これらは学校現場においても取組まれている内容である。

(1) 健康増進（health promotion）

健康教育，適切な居住環境，レクリエーション，快適な職場環境，性教育，結婚相談，遺伝相談等の対策が含まれる[10]。近年，わが国のみならず，世界的に重視されている生活習慣病の予防においては，運動，栄養，休養（睡眠を含む），飲酒，喫煙等の生活習慣の改善のための健康教育，栄養摂取や身体活動等，健康のための適切な基準の設定と環境の確保が重要である。また，感染症予防，メンタルヘルスのための科学的根拠に基づく健康教育も，健康増進に向けた重要な取組である。

(2) 特異的予防（specific protection）

予防接種，個人衛生への配慮，環境衛生の改善，職業上の危険の防止，事故の防止，発がん物質からの保護，アレルゲンの回避等に関する対策が含まれる[10]。

２）二次予防（secondary prevention）

発病初期における，疾病の早期診断（発見），早期治療を目的とした予防を指す。

各種検診等によって，発病初期に疾病のリスクを発見し，悪化する前にリスク要因の低減を図る，あるいは，早期に治療し，疾病の進行を防止する。症例を見つけ出すための測定，スクリーニング・サーベイ，選択的に実施する検査（疾病の進行を防止，感染症の拡大防止，合併症予防，健康を損ねている期間の短縮を目的とする），重症化防止（発病後の病態悪化を予防し後遺症・合併症の進展を防止するための適切な治療）が含まれる[10]。スクリーニングのための各種臨床検査においては，リスクが見つかった者に対するその後の健康支援が極めて重要であり，受診と早期治療，リスク低減に向けた保健指導を受ける機会を確保すること等が求められる。

３）三次予防（tertiary prevention）

機能障害，活動制限，参加制約の防止に向けた対策とリハビリテーションによる身体的，精神的，社会的な健康の回復を図るための支援を行う段階を指す。

治癒後の再発防止のためのフォローアップ，患者を社会復帰に向けて支援するための環境確保等が含まれる。三次予防では，医療機関のみならず，社会復帰する者が関わる多様なコミュニティーにおいて，その機能に応じた支援を行うことが重要である。身体的，精神的，社会的な健康状態の理解とともに，復帰した者が，家庭，学校，職場，地域社会等において，能力を最大限発揮することができるよう支援体制を充実させることが重要である。

２．学校における疾病予防対策

表３-２-１は，Leavell 他（1965）の提唱する疾病の自然史に関連した予防対策の適用段階

表３-２-１　学校における子どもに対する疾病予防の段階と対策（例）

	一次予防		二次予防	三次予防
主な目的	健康増進	特異的予防	早期発見・早期治療 重症化防止	学校復帰支援・ リハビリテーション
対策（例）	・保健学習・保健指導 ・人格形成への教育的配慮 ・学校環境衛生管理全般 ・学校給食衛生管理 ・食育，体育 ・クラブ・部活動を行う適切な環境の確保	・定期の予防接種対象者への接種の勧奨 ・原因と結果が明らかな感染症に対する個人衛生及び環境衛生の改善 ・学校環境の安全確保 ・事故防止対策 ・アレルゲンの除去（食物アレルギーを有する子どもへの学校給食における対応等）	・健康診断結果に基づく治療の勧告と保健に関する指導・助言 ・疾病のリスクの高い子どもへの介入（保健指導） ・各種スクリーニング ・重症化防止のための学校医・主治医及び保護者との連携	・学校復帰とリハビリテーション推進に向けた主治医及び保護者との連携 ・学校復帰を支援するための学校環境（施設・設備等）の改善 ・復帰後の子どもの観察と病態に応じた心身の健康に関する個別支援 ・復帰後の子どもの心の健康を支援するための教育的配慮
	・健康増進及び特異的予防に関する健康情報の提供			
	・医療・保健・福祉関連機関及び地域とのネットワーク構築（疾病予防の段階に応じた支援体制の充実） ・健康相談			

（Leavell HR, Clark EG, 1965, Preventive medicine for the doctor in his community: an epidemiologic approach. 3rd ed[10] を参考に筆者作成）

を参考に，学校における子どもに対する疾病予防対策の例を示したものである。児童生徒の養護をつかさどる養護教諭には，疾病予防の各段階において，その専門性と保健室の機能を生かした役割が期待される。

一次予防としては，学習指導要領に基づく保健学習及び特別活動等の授業における保健指導，保健だよりやインターネットを活用した家庭への健康情報の提供，環境衛生管理，食物アレルギー事故を未然に防ぐための対策等が挙げられる。二次予防としては，健康診断結果に基づく治療の勧告，重症化防止等，三次予防としては，治療や入院後の学校復帰のための支援に関する諸活動等が挙げられる。いずれも学校保健活動において，中核的な役割を担う養護教諭の職務に関連した予防対策・手段である。養護教諭の専門性を生かしながら，校長・教頭・学級担任等の教職員，関連機関，地域，家庭と連携し，予防対策を講ずることが重要である。また，一次予防，二次予防，三次予防の各段階に応じた健康相談を行うことも有効な対策と言える。

3．高リスクアプローチと集団アプローチ

健康障害を起こす危険因子を持つ集団のうち，より高い危険度を有する者に対して，その危険を削減することによって疾病を予防する方法を**高リスクアプローチ**（high risk approach）と呼び，集団全体で危険因子を下げる方法を**集団アプローチ**（population approach）と呼ぶ[11]。

高リスクアプローチは，臨床的に治療が必要な集団を発見し，疾病の進行防止，合併症や後遺症の予防を図ることに有効であるが，有病者への治療が中心であり，疾病のリスクが低い者を含む社会全体への影響の大きさは限られている。一方，集団アプローチは，社会全体に対してリスク要因の低下のための働きかけを行うものであり，集団全体への一次予防の効果が大きいと言える（図3-2-1）。健康対策に関わる自治体，保健医療機関，学校，職域等が連携しながら，高リスクアプローチ及び集団アプローチの利点を生かした予防対策を推進する必要がある。

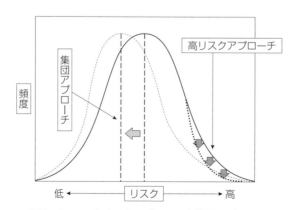

図3-2-1　高リスクアプローチと集団アプローチ
出典：健康日本21企画検討会，健康日本21計画策定検討会（2000）
『健康日本21（21世紀における国民健康づくり運動について）』
財団法人 健康・体力づくり事業財団[11]

第3章　疫学・疾病予防学

_第 3 _節　健康増進

　健康増進においては，健康を保持増進するための個人技術の向上（健康観に基づく主体的な取組と生活習慣の改善）とともに，個人の生活習慣の改善を支援するための社会的基盤を整備することが重要である。本節においては，食生活，身体活動，休養，飲酒，喫煙等のライフスタイルと健康状態や寿命との関連について触れるとともに，わが国における社会基盤整備のための国民健康づくり運動についてみていくこととする。

1．ライフスタイルと健康・寿命

　Breslow 他（1980）が，米国カリフォルニア州アラメダ郡の住民を対象に行った約9年間にわたる縦断研究の結果から，ライフスタイルと寿命の関係に関する興味深い結果が示されている。健康に関与している生活習慣として，①たばこを吸わない，②規則正しい運動，③節度のある飲酒または飲酒しない，④1日に7～8時間の規則正しい睡眠，⑤適正体重の維持，⑥朝食の摂取，⑦間食を摂取しない，の7項目を挙げ，7つの生活習慣すべてを持っていた男性，女性の死亡率は，0～3項目しか持っていなかった男性，女性に対して，各々28％，43％に過ぎなかったことを報告している[12]。

　ケンブリッジ大学の研究チームが，英国に住む男女を対象に行った平均11年に渡る大規模調査の結果からは，寿命に関わる4つの生活習慣が示されている。①たばこを吸わない，②運動不足ではない（レクリエーション・スポーツ活動及び労働における身体活動〈座業，立業等〉時間の評価に基づく），③節度のある飲酒，④果物と野菜を毎日摂取（血漿ビタミンC濃度の評価に基づく），の4つの生活習慣すべてを実践している者とまったく実践していない者の比較から，暦年齢で14年に相当する死亡リスクの相違が報告されている[13]。4つの生活習慣の数が増えるにつれて心血管疾患による死亡や総死亡の相対危険が低値を示している[13]。これらの研究は，日常生活における生活習慣（食，運動，飲酒，喫煙等）が健康状態や寿命に影響することを示唆するものである。

　わが国では，1996（平成8）年に公衆衛生審議会においてとりまとめられた「生活習慣に着目した疾病対策の基本的方向性について（意見具申）」において，生活習慣病という概念が導入された。脳卒中や心疾患等の生活習慣病やこれらの疾患の危険因子となる高血圧，脂質異常症，2型糖尿病等の発症に，食習慣，運動習慣等の「生活習慣要因」やストレッサー等の「外部環境要因」等が関与していることに着目し，小児期からの生活習慣や環境の整備等を考慮した疾病対策がより重視されるようになった。疾病のリスクを低減し，発症を未然に防ぐための対策，

57

すなわち「一次予防」対策の推進は，生活習慣病の制御による健康寿命の延伸や QOL の向上において極めて重要である。

疾病の発症及び予後には，遺伝子の異常や加齢を含めた「遺伝要因」，病原体，有害物質，事故，ストレッサー等の「外部環境要因」，食習慣，運動習慣をはじめとする「生活習慣要因」等様々な要因が複雑に関連している[14]。個人のみでの対応が困難な環境要因もあるが，ストレッサーへの対処や健康行動の変容等，個人技術の向上により改善できる部分も多い。一次予防のための健康行動等を支える環境整備の推進が望まれる。

疾病の一次予防対策は，わが国の「21世紀における国民健康づくり運動（健康日本21）」[11] においても重視され，健康支援のための環境整備とともに個人の行動変容のための健康教育の推進に大きな役割を果たしている（第4節参照）。

第4節　国民健康づくり運動

1．健康日本21

わが国においては，2000（平成12）年に，「21世紀における国民健康づくり運動（健康日本21）」[11] が示された。健康日本21は，健康寿命の延伸等を実現するために，2010（平成22）年度を目途とした具体的な目標等を提示すること等により，健康に関連するすべての関係機関・団体等を始めとして，国民が一体となった健康づくり運動を総合的かつ効果的に推進し，国民各層の自由な意思決定に基づく健康づくりに関する意識の向上及び取組を促すことをその趣旨としている。健康日本21では，生活習慣病及びその原因となる生活習慣等の課題について，9分野（栄養・食生活，身体活動・運動，休養・こころの健康づくり，たばこ，アルコール，歯の健康，糖尿病，循環器病，がん）ごとの「基本方針」，「現状と目標」，「対策」等を提示し，科学的根拠に基づく具体的な目標値の設定が行われた。栄養・食生活，身体活動・運動，たばこ，アルコールについては，循環器疾患等多くの生活習慣病との関連が指摘された。高齢化，疾病の治療，介護等に係る社会的負担の過大が憂慮される中，従来の疾病対策の中心であった健康診断による早期発見または治療にとどまることなく，健康を増進し，疾病の発病を予防する「一次予防」に一層の重点を置いた対策が推進された。

早世と障害の直接的な要因となっている生活習慣病のリスクの低減に向けた小児期からの生活習慣形成及び子どもを取り巻く環境の整備が重要である。健康日本21においては，個人の行動変容を支援するための環境整備が不可欠であることから，個人を取り巻く環境の改善を通じ

た健康水準の向上を推し進めている。健康日本21における環境整備では，マスメディア，企業，非営利団体，職場，学校，地域，家庭，保険者，保健医療専門家，行政機関をその実施主体として位置づけている。「学校は少年期の多くの時間を過ごす場であり，学校における健康教育が重要な役割を果たす」[11] ことから，学校教育においては，保健に関する知識・技術の向上と健康行動の改善を促すための保健学習や保健指導等の充実を図る必要がある。また，これらの健康教育を効果的に進めるため，各実施主体との連携による健康支援策を推進することが重要と言える。養護教諭は，科学的な根拠に基づく専門的な内容を含む健康教育を展開することができるよう，地域の実情等を考慮しながら関係諸機関との連携に積極的に取り組む必要がある。

2. 健康日本21（第二次）

2012（平成24）年には，健康増進法第7条に基づき厚生労働大臣が定める「国民の健康の増進の総合的な推進を図るための基本的な方針」の全部改正が行われた。この改正により，現在，2013（平成25）年度から2022（平成34）年度までの10年間の計画で健康日本21（第二次）が進められている。国民の健康の増進の推進に関する基本的な方向の改正内容（厚生労働省健康局長，2012）は，以下のとおりである[15]。

① 健康寿命の延伸と健康格差の縮小

生活習慣病の予防，社会生活を営むために必要な機能の維持及び向上等により，健康寿命の延伸を実現するとともに，あらゆる世代の健やかな暮らしを支える良好な社会環境を構築することにより，健康格差の縮小を実現する。

② 生活習慣病の発症予防と重症化予防の徹底（NCD〈non-communicable disease，非感染性疾患〉の予防）

がん，循環器疾患，糖尿病及びCOPD（chronic obstructive pulmonary disease，慢性閉塞性肺疾患）に対処するため，一次予防に重点を置いた対策を推進するとともに，合併症の発症や症状の進展等の重症化予防に重点を置いた対策を推進する。

③ 社会生活を営むために必要な機能の維持及び向上

乳幼児期から高齢期まで，それぞれのライフステージにおいて，心身機能の維持及び向上につながる対策に取り組むとともに，子どもの頃から健康な生活習慣づくりに取り組むほか，働く世代のメンタルヘルス対策等により，ライフステージに応じた「こころの健康づくり」に取り組む。

④ 健康を支え，守るための社会環境の整備

国民が主体的に行う健康づくりの取組を総合的に支援するほか，地域や社会の絆，職場の支援等が機能することにより，社会全体が相互に支え合いながら，国民の健康を守る環境を整備する。

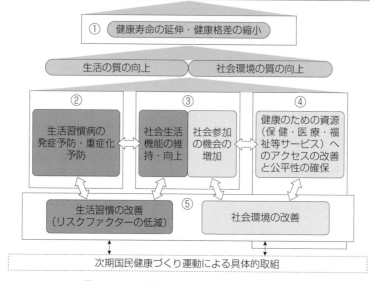

図3-4-1　健康日本21（第2次）の概念図
出典：厚生科学審議会地域保健健康増進栄養部会・次期国民健康づくり運動プラン策定専門委員会（2012）「健康日本21（第2次）の推進に関する参考資料」[16]

⑤　栄養・食生活，身体活動・運動，休養，飲酒，喫煙及び歯・口腔の健康に関する生活習慣及び社会環境の改善

　上記①から④までの基本的な方向を実現するため，栄養・食生活など，各分野に関する生活習慣の改善が重要であり，ライフステージや性差，社会経済的状況等の違いに着目し，生活習慣病を発症する危険度の高い集団などへの働きかけを重点的に行うとともに，地域や職場等を通じた国民への働きかけを進める（原典では，項目の①〜⑤を，ア〜オで表記。破線部は筆者による加筆）。

　図3-4-1は，健康日本21（第二次）における目指すべき社会及び基本的な方向の相関関係を示したものである。個人の生活習慣の改善及び個人を取り巻く社会環境の改善を通じて，生活習慣病の発症予防・重症化予防を図るとともに社会生活機能低下の低減による生活の質の向上を図り，また，健康のための資源へのアクセスの改善と公平性の確保を図るとともに，社会参加の機会の増加による社会環境の質の向上を図り，結果として健康寿命の延伸・健康格差の縮小を実現するものである[16]。また，健康日本21（第二次）においては，時代の変化へ対応した健康づくり運動の方向性及び課題として，以下に示す①〜③の内容が指摘されている。

①　社会経済の変化への対応
・家族・地域の絆の再構築，助け合いの社会の実現（東日本大震災からの学び等）
・人生の質（幸せ・生活満足度等）の向上
・健康を守るための環境への積極的な働きかけの実現

・全ての世代の健やかな心を支える社会の在り方の再構築

・健康の基盤を築くことのできる家庭の在り方の再構築

・貧困等の様々な生活条件への配慮や健康格差の縮小

② 科学技術の進歩を踏まえた効果的なアプローチ

・進歩する科学技術のエビデンスに基づいた目標設定

・個々の健康データに基づき地域・職域の集団をセグメント化し，それぞれの対象に応じて確実に効果があがるアプローチを展開できる仕組み

・長寿遺伝子の活性化，がんワクチン，テーラーメイド医療及び予防等の最新技術の発展を視野に入れた運動の展開

③ 今後の新たな課題（例）

・休養・こころの健康づくり（睡眠習慣の改善，働く世代のうつ病の対策）

・将来的な生活習慣病発症の予防のための取組の推進（低出生体重児の出生の予防，子どもの健全な食生活，運動・活発な余暇身体活動の実践への強化）

・生活習慣に起因する要介護状態を予防するための取組の推進（年代に応じた食事の質の改善，生活機能低下予防，ロコモティブシンドローム予防，認知機能低下予防）

・高齢者，女性の健康

・肺年齢の改善（COPD，たばこ）

・重症化予防及び三次予防での対応後の再発防止に向けた予防方策の在り方

・健診データに基づく国民一人ひとりの自己健康管理の積極的な推進

出典：厚生科学審議会地域保健健康増進栄養部会・次期国民健康づくり運動プラン策定専門委員会（2012）
「健康日本21（第2次）の推進に関する参考資料」[16]

　近年，社会環境及び生活環境の変化にともない，心身の健康問題は多様化・深刻化している。心の健康問題及び自殺予防対策，新興感染症・再興感染症への対応，がんの予防と治療，貧困・格差の是正，自然災害への対応等々，今後取り組むべき健康課題が山積している。一方で，保健・医療に関する科学技術はめざましい躍進を続けている。治療薬・診断薬・ワクチン等の医薬品や医療機器開発，科学的根拠に基づく日本人のがんリスクの評価に関する研究の推進，メンタルヘルス不調の未然防止に関するシステムの構築，再生医療研究の推進等，健康支援のための社会的基盤の整備が着実に進んでいる。今後，急速に進む少子高齢化やグローバル化への対応も視野に，幼年期から高年期に至る健康課題を包括的に捉え，各ライフステージにおける健康支援の在り方について検討することが重要と言えよう。健康に関わる実施主体の連携と機能強化による効果的・効率的な取組が望まれる。

　健康日本21（第二次）において示されている健康づくり対策の課題は，学校保健における児童生徒の健康問題と密接に関連している。児童生徒への健康支援に中核的な役割を担う養護教諭には，学校保健経営等の学内体制の充実を図るとともに，学校と家庭・地域・関連機関の連

携を強化するためのコーディネート力が求められる。

 演習問題

1. 学校において，集団に対する健康対策を検討するための基礎資料を得ることを目的に，児童生徒を対象とした生活実態調査を実施する場合の方法の留意点（バイアスを小さくするための調査方法，倫理的配慮等）についてまとめてみよう。
2. 児童生徒の健康課題を一つ取り上げ，分析疫学を用いた研究論文を調べ，概要をまとめ報告し合おう。
3. 学校における疾病の一次予防，二次予防，三次予防について，具体策をそれぞれ一つ取り上げ，各対策における養護教諭の職務内容について，まとめてみよう。
4. 上記で取り上げた対策を推進する上で，養護教諭は，学内外の教育・学校保健関係者（教職員，保護者，学校医，学校歯科医，学校薬剤師，その他専門機関等）とどのような連携を図ることが望ましいか考えてみよう。
5. 厚生労働省のホームページを閲覧し，健康日本21（第二次）について調べ，子どもの健康課題と今後必要となる対策をまとめてみよう。

解答
1. ・発育発達段階・学習段階を考慮しながら調査項目の量と質を検討（予備調査や先行研究等を踏まえ，把握したい内容を正確に測定できる調査票を検討）。
   ・児童生徒や（必要に応じ）その代諾者に対して事前に十分な説明を行い，同意を得る（調査対象者の自由意思による同意に基づき行う）。調査への協力を対象者が拒否しても，不利益を被らないことを事前に伝える。個人情報を保護する。倫理的配慮の詳細については，「人を対象とする医学系研究に関する倫理指針（平成29年2月28日一部改正）」（文部科学省，厚生労働省，2014）を参照。
   ・無記名の調査票を用いる。調査票は封入して回収する等の配慮を行う。等
2. 文献検索データベース（CiNii Articles, Google Scholar, PubMed，メディカルオンライン，医中誌Web等）を用いて，目的とする疾病と対象，分析疫学の名称をキーワードとして，文献を検索。
3. 第3章第2節，第3節を参照。一次予防，二次予防，三次予防の各段階における具体策については，文部科学省（http://www.mext.go.jp/a_menu/kenko/hoken/index.htm）及び公益財団法人日本学校保健会（http://www.hokenkai.or.jp/）のホームページから参考資料を入手されたい。
4. 学校医，学校歯科医，学校薬剤師の職務と児童生徒の健康問題に関する保健・医療機関等の機能，養護教諭と専門スタッフ（スクールカウンセラー，スクールソーシャルワーカー等）との連携について十分に理解することが重要である。学校保健に関する教科書や「学校保健の課題とその対応―養護教諭の職務等に関する調査結果から―」（財団法人 日本学校保健会，2012），「現代的健康課題を抱える子供たちへの支援～養護教諭の役割を中心として～」（文部科学省，2017）等を参照。

5．厚生労働省 http：//www.mhlw.go.jp/stf/seisakunitsuite/bunya/kenkou_iryou/kenkou/kenkounip
　　pon21.html を参照。

引用・参考文献

1）　文部科学省，厚生労働省「疫学研究に関する倫理指針」，2008.
　　http://www.mhlw.go.jp/（2016.10.3.閲覧）.
2）　相澤忠範，青木克憲，青木継稔他著，相川直樹，五十棲健，稲葉裕他編『南山堂医学大辞典 第19版』南山
　　堂，2006.
3）　厚生労働省政策統括官（統計・情報政策担当）「ICD の ABC 平成29年度版」，2017.
　　http://www.mhlw.go.jp/（2017.11.29.閲覧）.
4）　柳川洋著，柳川洋，中村好一編「人口・保健統計」『公衆衛生マニュアル2016』南山堂，41-52頁，2016.
5）　Tugane S, Tsuda M, Gey F, Watanabe S, 1992, Cross-sectional study with multiple measurements of
　　biological markers for assessing stomach cancer risks at the population level. Environmental Health
　　Perspectives 98, 207-210.
6）　日本疫学会広報委員会監「疫学用語の基礎知識」，2015.
　　http://glossary.jeaweb.jp/（2016.11.11.閲覧）.
7）　Centers for Disease Control and Prevention, National Center for Chronic Disease Prevention and
　　Health Promotion, Office on Smoking and Health, 2004, The health consequences of smoking: a report
　　of the Surgeon General. Atlanta, GA, U.S. Department of Health and Human Services, Centers for Dis-
　　ease Control and Prevention, National Center for Chronic Disease Prevention and Health Promotion,
　　Office on Smoking and Health.
8）　Hill AB, 1965, The environment and disease: association or causation? Proceedings of the Royal Soci-
　　ety of Medicine. 58(5)：295-300.
9）　文部科学省，厚生労働省「人を対象とする医学系研究に関する倫理指針（平成29年2月28日一部改正）」，
　　2014.
　　http://www.mhlw.go.jp/（2017.12.6.閲覧）.
10）　Leavell HR, Clark EG, 1965, Preventive medicine for the doctor in his community: an epidemiologic
　　approach. 3rd ed. New York, McGraw-Hill.
11）　健康日本21企画検討会，健康日本21計画策定検討会『健康日本21（21世紀における国民健康づくり運動に
　　ついて）』財団法人 健康・体力づくり事業財団，2000.
12）　Breslow L, Enstrom JE, 1980, Persistence of health habits and their relationship to mortality. Preven-
　　tive Medicine 9：469-483.
13）　Khaw KT, Wareham N, Bingham S, Welch A, Luben R, Day N, 2008, Combined impact of health be-
　　haviours and mortality in men and women: the EPIC-Norfolk prospective population study. Plos Medi-
　　cine 5, 39-47.
14）　公衆衛生審議会「生活習慣に着目した疾病対策の基本的方向性について（意見具申）」，1996.
　　http://www.mhlw.go.jp/（2016.10.4.閲覧）.
15）　厚生労働省健康局長「国民の健康の増進の総合的な推進を図るための基本的な方針の全部改正について」，
　　2012.
　　http://www.mhlw.go.jp/（2013.4.19.閲覧）.
16）　厚生科学審議会地域保健健康増進栄養部会・次期国民健康づくり運動プラン策定専門委員会「健康日本21
　　（第2次）の推進に関する参考資料」，2012.
　　http://www.mhlw.go.jp/（2014.1.10.閲覧）.

第4章

学校保健

第4章は，4つの節から内容を記述している。

第1節では，学校保健の概念と構造を中心に概説する。第2節では，子どもの健康と学校保健について，発育発達，ライフスタイル，メンタルヘルスに分けて現状と課題を概説する。第3節では地域保健との関わり，第4節では産業保健との関わりを概説する。

「学校は，心身の成長発達段階にある子どもが集い，人と人との触れ合いにより，人格の形成をしていく場」（中央教育審議会答申）であると定義されている。その学校という場において，子どもが生き生きと学び，運動等の活動を行うためには，「学校という場において，子どもの健康や安全の確保が保障されることが不可欠の前提となる。」とも言われている。

そのため，現状や課題を養護教諭として捉え，課題解決を考えるとともに「子どもは守られるべき対象であることにとどまらず，学校において，その生涯にわたり，自らの心身の健康をはぐくみ，安全を確保することのできる基礎的な素養を育成していくことが求められる。」ことを念頭に，どのように心身の健康を育んでいくのかも考えていく必要がある。

なお，本書で記載している内容は，学校における内容に絞って記載している。そのため，保健教育と示すが，これは学校における保健教育を意味している。

第1節 学校保健

中央教育審議会答申において,「子どもたちが抱え,直面する様々な心身の健康課題に適切に対処し,解決していくためには,単に個人の課題としてとらえるだけでなく,学校,家庭,地域の連携の下に組織的に支援することが大きな意味を持つことに留意する必要がある。」[1]と示している。そのため,学校において,子どもの健康と安全を守るためには,家庭や地域と連携しながら,学校全体で組織的な取組をしていく必要がある。第1節では,学校保健を概観するとともに,養護教諭として,学校保健にどのように関わっていくかを考える。

1．学校保健とは

学校保健は,学校における幼児,児童,生徒または学生とともに,勤務する職員の心身の健康保持増進を図るための保健管理,保健教育の総体と言うことができる(学校保健安全法第1条,第4条)。

教育基本法では「心身ともに健康な国民の育成」(第1条)を教育の目的の一つに挙げている。その心身両面への健康に向けて,学校教育の場面において生涯にわたる健康の基礎を形成するうえでも学校保健は不可欠である。それは,日本国憲法「すべて国民は,健康で文化的な最低限度の生活を営む権利を有する。」(第25条1項)とする基本的人権としての生存権にもつながるものである。「国は,すべての生活部面について,社会福祉,社会保障及び公衆衛生の向上及び増進に努めなければならない。」(第25条2項)にあるように,国民の生存権の保障としてこれらの活動を展開する必要性を示していると言える。

このような状況の中で,学校保健に対して養護教諭の関わりは不可欠である。例えば,学校保健安全法には,学校には保健室(第7条)が設けられ,保健室で「健康診断,健康相談,保健指導,救急処置その他の保健に関する措置を行う」ことも示された。これまでは,雑則に含まれた項目が,第7条に示されたのである。さらに,保健指導(第9条)には,「養護教諭その他の職員は」と示され,「児童生徒等の心身の状況を把握し,健康上の問題があると認めると

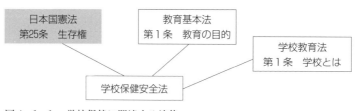

図4-1-1　学校保健に関連する法律

きは，遅滞なく，当該児童生徒等に対して必要な指導を行うとともに，必要に応じ，その保護者（略）に対して必要な助言を行うものとする。」と明示された。

これらのことからも，養護教諭が学校保健に深く関わっていく必要があることが分かる。

教育基本法
（教育の目的）
第一条　教育は，人格の完成を目指し，平和で民主的な国家及び社会の形成者として必要な資質を備えた<u>心身とも</u><u>に健康な国民</u>の育成を期して行われなければならない。（下線は筆者）（2006〈平成18〉年法律第120号）

学校教育法
第一条　この法律で，学校とは，幼稚園，小学校，中学校，義務教育学校，高等学校，中等教育学校，特別支援学校，大学及び高等専門学校とする。（2016〈平成28〉年4月1日施行）[注]1

学校保健安全法
第一章　総則
（目的）
第一条　この法律は，学校における児童生徒等及び職員の健康の保持増進を図るため，学校における保健管理に関し必要な事項を定めるとともに，学校における教育活動が安全な環境において実施され，児童生徒等の安全の確保が図られるよう，学校における安全管理に関し必要な事項を定め，もつて学校教育の円滑な実施とその成果の確保に資することを目的とする。
（定義）
第二条　この法律において「学校」とは，<u>学校教育法</u>（昭和二十二年法律第二十六号）<u>第一条に規定する学校</u>をいう。
2　この法律において「児童生徒等」とは，学校に在学する幼児，児童，生徒又は学生をいう。
（国及び地方公共団体の責務）
第三条　国及び地方公共団体は，相互に連携を図り，各学校において保健及び安全に係る取組が確実かつ効果的に実施されるようにするため，学校における保健及び安全に関する最新の知見及び事例を踏まえつつ，財政上の措置その他の必要な施策を講ずるものとする。
2　国は，各学校における安全に係る取組を総合的かつ効果的に推進するため，学校安全の推進に関する計画の策定その他所要の措置を講ずるものとする。
3　地方公共団体は，国が講ずる前項の措置に準じた措置を講ずるように努めなければならない。
第二章　学校保健
第一節　学校の管理運営等
（学校保健に関する学校の設置者の責務）
第四条　学校の設置者は，その設置する学校の児童生徒等及び職員の心身の健康の保持増進を図るため，当該学校の施設及び設備並びに管理運営体制の整備充実その他の必要な措置を講ずるよう努めるものとする。
（学校保健計画の策定等）
第五条　学校においては，児童生徒等及び職員の心身の健康の保持増進を図るため，児童生徒等及び職員の健康診断，環境衛生検査，児童生徒等に対する指導その他保健に関する事項について計画を策定し，これを実施しなければならない。（下線は筆者）（2009〈平成21〉年4月1日施行）[注]2

[注]　1．通知27文科初第595号 2015（平成27）年7月30日（2016〈平成28〉年4月1日施行）により，第一条に義務教育学校が追加された。
　　　2．「学校保健法等の一部を改正する法律の公布について（通知）」（20文科ス第522号 2008〈平成20〉年7月9日）により，学校保健法が学校保健安全法に改正された。

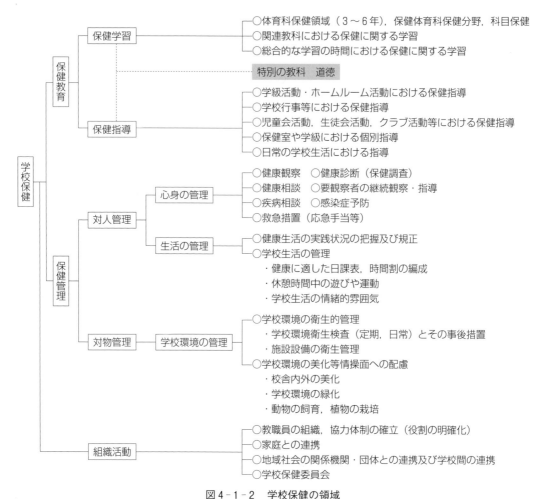

図 4-1-2　学校保健の領域
出典：(財)日本学校保健会（2005）『保健主事の手引〈三訂版〉』(財)日本学校保健会より一部筆者加筆

2．学校保健の概念と構造

　学校保健の領域を図 4-1-2 に示した。学校保健は大きく，保健教育，保健管理，組織活動の3つに分かれている。しかし，それぞれが単独で行われているものではなく，学校教育の中で関連させながら機能していることが特徴である。

　例えば，健康診断や健康相談等の保健管理に関する活動と，体育科・保健体育科等の健康に関する教科等の保健教育の活動を両輪として進められてきた。保健教育の成果を活用して保健管理が行われ，またその逆に保健管理を活用して保健教育が行われてきている。このような活動により寄生虫，トラコーマ，結核等の感染症や，う歯等の生活が関わって生じる健康課題に対して，大きな成果を上げてきたと言える。

　さらに，近年では，生活習慣の乱れ，いじめ，不登校，児童虐待等のメンタルヘルスに関する課題やアレルギー疾患，性の問題行動や薬物乱用，スポーツによる運動器疾患等の健康課題も多くある。これらの課題は，多様化，複雑化し，より専門的な視点で課題解決を図る必要が

第4章　学校保健

あるため，個人の課題とするのではなく，学校，家庭，地域社会が連携して，子どもの健康づくりに取り組んでいく必要がある。このようなことから，組織活動として児童生徒保健委員会，教職員保健委員会のみならず，学校保健委員会の活用が必要となっている。そのため，すべての教職員が共通の認識を持ち，学校保健計画に基づき，学校保健を推進することができるような組織体制の整備と取組の重要性が言われている。また，その学校だけで行う学校保健委員会ではなく，校種や地域を広げた小中合同保健委員会や，地域学校保健委員会等の組織活動も広く行われるようになっている。

これらの学校保健の推進にあたって，養護教諭は「中核的な役割を果たしており，現代的な健康課題の解決に向けて重要な責務を担っている」(中央教育審議会答申)ことから，養護教諭がその役割を果たす基本的な知識を身につけておく必要がある。

1）保健教育

保健教育は，保健学習，保健指導からなり，総合的な学習の時間，特別の教科道徳[注]においても実施される。保健学習には，教科を中心とした保健体育，理科や家庭科等の関連，総合的な学習の時間における関連内容等があり，児童生徒が健康課題に対して体系的，系統的に保健学習を行っている。一方，保健指導は，特別活動の時間を中心として教育課程に位置付けられて，直面する健康課題に対して即応的な指導を行っている。また，保健指導は，集団で行う保健指導，保健室等で行う個別指導，日常的に行う保健指導等がある。

この保健学習と保健指導の両者は相互補完的に行われており，特別の教科道徳や総合的な学習の時間と関連させることで，より発展的に深化し，より実践的な行動変容に結びつく。

2）保健管理

保健管理は，図4-1-2に示すように対人管理と対物管理に分かれている。対人管理のうち，心身の管理は，健康診断，健康観察，健康相談，救急処置等を中心に行われており，生活の管理は学校生活全般に対して成長発達を促すように管理が行われている。一方，対物管理として，子どもの健康と安全を守るために日常的な環境の管理，定期的な環境管理が行われ，子どもや教職員の心身の健康を保持増進させるために，学校における生活空間を安全に守るように配慮されている。

3）組織活動

学校保健関係職員が組織する活動，児童生徒が組織する活動が含まれる。さらに，学校保健委員会や地域学校保健委員会等が組織され，児童生徒の多様化・複雑化した健康課題に対して保護者や地域の関連機関の協力を得て取組を進めている。

注 平成27年3月に小中学校の学習指導要領等が一部改正され，「道徳の時間」が「特別の教科 道徳」として実施されることになった。平成27年7月には，「学習指導要領解説 特別の教科 道徳編」も示され，小学校では平成30年，中学校では平成31年に全面実施となる。平成27年から，小中学校ともに，移行期間となっている。

4）保健主事

学校保健を推進する重要な役割を担っている保健主事[注]が果たす役割は，ますます大きくなっている。保健主事は，学校保健と学校全体の活動に関してすべての教職員が関心を持って学校保健に関する事項に取り組めるように調整をはかる必要がある。また，教職員がそれぞれの役割を円滑に推進できるように，マネジメントの考えを活用して企画，連絡，調整，実施，評価，改善等を実施している。

保健主事は，学校保健計画の作成や学校保健委員会等の運営に関した組織活動の推進にあたり，このような保健主事の活動は学校保健の推進につながっている。

3．歯科保健（口腔も含む）

食事を摂取する際，歯を使いよく噛んで味わって食べる。このように歯は，食物をかみ砕くために使い，消化にも影響するとともに，発音にも影響している。毎日の生活で使う歯を守るための生活行動として，毎日歯みがき行動が行われている。このように，毎日使う歯のむし歯の発生や歯周疾患は，毎日の生活が関わって生じることから生活習慣病の一つと扱われている。

歯に関する生活習慣に関しては，自分で歯を磨く，鏡を見ながら歯を磨く等，子ども自身でも管理できることが多くある。そのため，生活習慣に関わって生じる病気として捉え，保健指導や保健管理を関連付けて実施していくことで，小学生から生活習慣を自ら改善することにもつながり意義がある。歯を通して，保健管理，保健指導ができる。さらに，近年では，食育（栄養，噛み応えのある食べ物）も関連させて組織的に行っている学校もある。

第 2 節　子どもの健康と学校保健

1．体格，発育発達の公衆衛生学的意味

近代の欧米や日本において，とりわけ医療の専門家は，背が高いこと，それに関連した細身の体格を，肯定的に見ている。はたして身長が高いことは健康と関連しているのか。また，子どもの体格とりわけ身長，体重の発達について考える公衆衛生学的意味はどこにあるのだろう

[注] 学校教育法施行規則（昭和22年文部省令第11号）において，「保健主事は校長の監督を受け，小学校における保健に関する事項の管理に当たる」と規定されている。＊中学校，高等学校，中等教育学校，特別支援学校等にもそれぞれ準用されている。

か。

　通常，学校保健において身体面での良好な発育発達は，子どもたちの健康な育ちの指標であり，目標となる健康な姿である。栄養や生育環境に問題があれば，発育発達に影響が表れる。食事の質と量の問題，例えば糖質や飽和脂肪の摂取過多，カルシウム，ビタミン類，鉄，食物繊維の摂取不足等が生じれば，体格の発育が障害されると同時に，肥満や痩せ，貧血や不定愁訴等健康面でも影響が出る。生育環境面では，日本学術会議の提言によると，集団での遊びや身体運動等子どもが群れる場の減少が子どもの体力や社会性の発達に及ぼす影響が懸念される[2]。

　しかし，Samarasサ マ ラ スとElrickエルリック[3]によると，低身長と比べて高身長の方が全死因と心臓疾患による死亡率が低く，高身長ほど健康に良い，というのは誤解であり，低身長が健康に不利であるとの証拠はない。カリフォルニアにおけるエスニック・グループ間で身長と死亡率を比較すると，低身長のアジア系の死亡率は高身長のアフリカ系や白人より低いことが示されており，必ずしも身長が高いほど健康なわけではない。むしろ，急速な発育とがんの間に正の関連があることが報告されている。動物実験によると，同じ種の中でより大きな個体は，急速な成長を遂げるために，再生産に大きなエネルギーを割き，老化が加速されることがわかっている。

　したがって，高身長の肯定的価値は社会的なものであり，健康科学に裏づけされたものではないとの認識を新たにし，急速な発育，特に身長の伸びは，健康リスクになりうるとの科学的知見も理解しておく必要がある。大きいか小さいかではなく，それぞれの子どもに見合った，精神的，社会的，身体的な発育発達を阻害しない条件を整備することが，学校保健や公衆衛生において重要なアプローチと言えそうである。もちろん，学校教育の観点からは，子どもたちの体格の変化に応じて，学習活動に適した学校環境や施設の整備や改善を行う必要があるので，学校保健統計調査の体格や疾病のデータをよく見ておく必要がある。

2．体格，疾病・異常，体力の現状と課題

1）体　格

　日本人の身体がどのように成長し，どこまで大きくなるのか，成長の時代的変化の要因は，発育発達研究における重要な関心事の一つである。

　体格の変化は，1998（平成10）年とやや古い論文であるが「日本人の児童・生徒の体型の変化について」[4]によると，昭和23年度から平成8年度の学校保健統計調査報告書を分析した結果，男女ともに身長の平均値は経年的に大きくなっているが，1960（昭和35）年以降その増加は緩やかになっている。また，身長の最大伸び量の時期は若年化する傾向にある。このような現象は，日本人の大型化[5]であり，発達加速現象のうち量的な成熟の早期化を意味する成長加速現象と呼ばれる。その様子を具体的に，身長，体重の変化で見ていく。

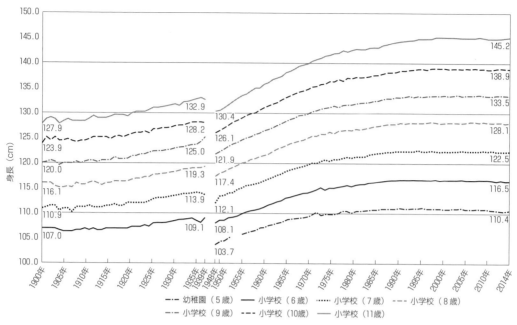

図4-2-1 学校保健統計調査による小学生男子の身長の経年変化
(データは1900年から2015年, ただし1940年から1947年はない。参考までに幼稚園（5歳）のグラフを示した。)

(1) 身　長

① 小学生

　まず日本人の身長について，1900（明治33）年から2015（平成27）年にわたる学校保健統計調査のデータを用いて統計的に観察を行う[6]。ただし，1940（昭和15）年から1947（昭和22）年（戦時色が色濃くなった1940〈昭和15〉年から，学校給食が始まり教育基本法と学校教育法が公布された1947〈昭和22〉年まで）の第2次世界大戦前後はデータを欠いている。

　小学生（6歳から11歳）男子の身長の変化を図4-2-1に示した。この図からは，例えば6歳の小学生男子の身長が1900（明治33）年からその115年後の2015（平成27）年までどのように大型化したかを視覚的に理解できる。1900（明治33）年の平均身長は107.0cmであったが，その時々の社会変化である時代効果とその世代に固有のコホート効果の両方が相まって影響し，1939（昭和14）年には平均身長は109.1cmと2.1cm平均身長を押し上げている。6歳の身長は1900（明治33）年から1939（昭和14）年の間に平均0.05cm／年のペースで大きくなっている。これを比喩的に述べれば，小学校に入った時の下駄の高さが，毎年0.05cm高くなると考えればよい。するとより高い目標（身長）に手が届きやすくなる。では，入学時の下駄を高くしたのは誰か（何か）。それは，就学前までの社会環境や生活水準，生活資源の充足であり，それによって発揮された身体的に大きくなる潜在力であろう。

　それが，第2次世界大戦の敗戦後の1948（昭和23）年には108.1cmと1cm平均身長は減少している。乳幼児期に体験した環境ストレスや生活水準の低下，それに伴う栄養状態の悪化が影響して，少なくとも時代効果を減弱させたと推測される。1939（昭和14）年の平均身長の水

第4章　学校保健

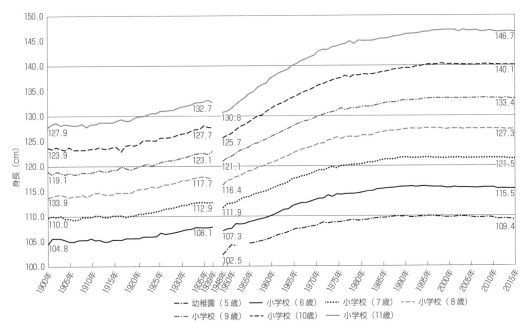

図4-2-2　学校保健統計調査による小学生女子の身長の経年変化
（データは1900年から2015年，ただし1940年から1947年はない。参考までに幼稚園（5歳）のグラフも示した。）

準に回復したのは，6歳のみでなく17歳までのすべての年齢男子において，1951（昭和26）年から1952（昭和27）年であった。戦争が子どもの成長に及ぼす影響の大きさがうかがわれ，戦争や紛争がもたらす環境や生活の悪化は公衆衛生上の重要課題であり，平和と安全の創出は公衆衛生の使命と言える。

　さらに，1948（昭和23）年から2015（平成27）年までの68年間で，116.5 cmまで6歳男子の平均身長は8.4 cm伸び，高身長化していることがわかる。世代間の成長差の平均は0.12 cm/年と戦前の倍になっている。戦後の高身長化は戦前と比べて著しく，戦後日本の大きな社会環境の変化と急速な生活水準，生活資源や保健医療の向上が，子どもの成長加速現象に大きく寄与したのであろう。

　さらに，6歳から11歳の小学生男子では，年齢が高いほど115年間の身長の伸びの差が大きい。6歳では9.5 cmだが，11歳では17.3 cmであった。2015（平成27）年の11歳の体格は，1900（明治33）年の体格と比べて大型化している。

　同様にして，小学生女子の身長の経年変化を図4-2-2から観察すると，1900（明治33）年に平均身長104.8 cmであった6歳女子は，男子より1.57倍早いスピードで世代ごとに大型化し，1939（昭和14）年には108.1 cmとなり，この間約3.3 cm伸びている（平均0.08 cm/年）。男子同様に，戦争前後で短縮を経験したが，1948（昭和23）年の107.3 cmから2015（平成27）年の115.5 cmまで68年間で8.2 cmほど高身長化している。この間，1年世代を経るごとに平均0.12 cm/年で身長は高くなり，戦前の高身長化率を上回っている。

　また，男子と同様に年齢が高いほど115年間の身長の伸びの差が大きく，小学生女子で最も

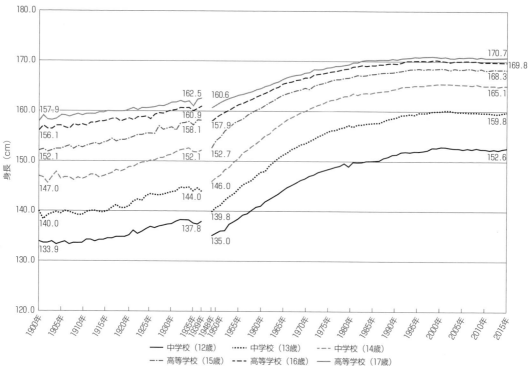

図4-2-3　学校保健統計調査による中学・高校生男子の身長の経年変化
（データは1900年から2015年，ただし1940年から1947年はない。）

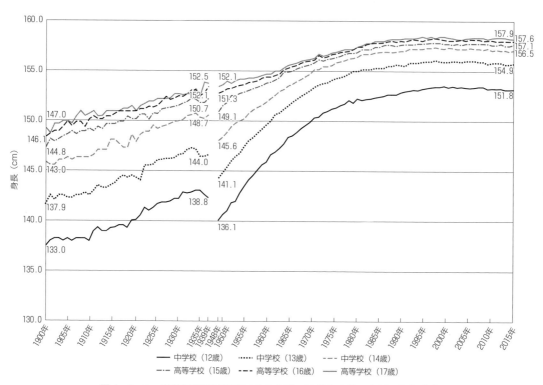

図4-2-4　学校保健統計調査による中学・高校生女子の身長の経年変化
（データは1900年から2015年，ただし1940年から1947年はない。）

身長が大型化したのは11歳であり，1900（明治33）年から2015（平成27）年の間で18.8cm平均身長が伸びていた。

6歳から11歳の小学生において，世代間で最も成長の差が大きかった11歳において，戦後は，男子が0.22cm/年，女子は0.23cm/年と男女でほぼ等しく，世代間でみられる身長の成長加速現象において環境や生活水準の向上の影響は両者に等しく働いていたのであろう。

要するに，1900（明治33）年以降，戦争により一時的な身長の短縮を経験したが，戦後になり日本の小学生は男女とも早くより大きくなった。しかも，6歳から年齢が高くなるほど，高身長化は進んでいる。このことは，小学生期において6歳と11歳の身長差が，1900（明治33）年から2015（平成27）年にかけて，より拡大したことを示している。男子では，1900（明治33）年20.9cmの差が，2015（平成27）年には28.7cmに差が開き，女子では23.1cmの差が31.2cmと開いている。したがって，成長加速現象が著しく，体格差が大きい小学生期に，同じ小学校という学習と生活の環境を共有する難しさが，学校保健の課題と考えられる。

② 中学・高校生

小学生と同様に，1900（明治33）年から2015（平成27）年にわたる中学・高校生の身長の経年変化を観察する。小学生のパターンとの違いは，中学・高校生では，年齢による平均身長の幅が中学生（12歳）から高校生（17歳）まで次第に小さくなっており，男子では16歳と17歳の間隔が詰まっている（図4-2-3）。女子では，高校生の15歳から17歳の間隔が中学生に比べて狭くなっている（図4-2-4）。この115年間において，身長に対する1歳の違いが大きいのは，男子は16歳まで，女子では15歳までである。しかも，1980年頃から16歳，17歳の折れ線グラフは重なり合ってフラットになっており，高身長化も限界に達していることがわかる。

男子では，中学生，高校生において，1900（明治33）年から2015（平成27）年にかけて最も高身長化したのは，中学生13歳の19.8cm，次いで12歳の18.7cm，14歳の18.1cmであった。それに対し，高校生の15歳，16歳，17歳は順に高身長化の程度は小さくなり，16.2cm，13.7cm，12.8cmであった。

小学生で見られたように戦後と戦前の成長加速度に差があるのか，高身長化が最も進んだ13歳と最も小さかった17歳を例に比べてみると，戦前の13歳では140.0cm（1900〈明治33〉年）から144.0cm（1939〈昭和14〉年）と伸び率は0.10cm/年であり，戦後は139.8cm（1948〈昭和23〉年）から159.8cm（2015〈平成27〉年）と伸び率は0.29cm/年で約3倍に加速されていた。それが，17歳では，157.9cm（1900〈明治33〉年）から162.5cm（1939〈昭和14〉年）で戦前は0.12cm/年であり，160.6cm（1948〈昭和23〉年）から170.7cm（2015〈平成27〉年）では0.15cm/年とほとんど変わらない。このことは，中学生期は，環境や生活水準の大きな向上が高身長化を促進するが，その影響は高校生期に入ると減弱化し，17歳の高校生の身長は，115年間の大きな時代変化に伴いゆっくり高身長化していたが，日本の戦後の劇的な変化のような影響は受けにくいと思われる。すでに述べたが，高身長化も限界に達しているようにみえ

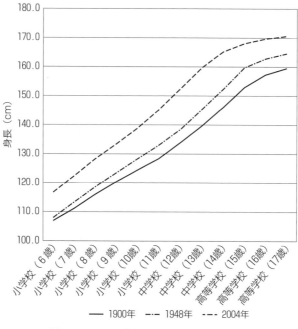

図4-2-5　6歳男子の年代別身長の変化

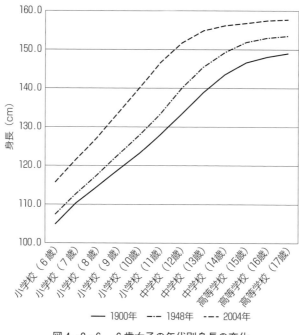

図4-2-6　6歳女子の年代別身長の変化

る。

③　コホート集団

次に，高身長化におけるコホート効果を見るため，1900（明治33）年，1948（昭和23）年，2004（平成16）年に6歳であった小学生男女が，その後どのような成長曲線を描くかを観察す

る。男女ともに，1900（明治33）年，1948（昭和23）年と比べて2004（平成16）年の６歳はより高い身長（男子は約８から９cm，女子は約８から10cm）からスタートしている（図４-２-５，図４-２-６）。その後，どのコホートの成長曲線もほぼ同じパターンを描いて身長が高くなるが，2004（平成16）年が最も高身長になる。男女とも，1900（明治33）年と1948（昭和23）年の成長曲線の間隔は比較的狭く，2004（平成16）年の成長曲線との間には開きがあるように見える。この図からすると，高身長化あるいは大型化はすでに６歳の時点で認められ，学齢期以前に始まっている現象である。大澤[5]の指摘のとおり，乳幼児期の発育から大型化は始まっている。さらに，コホート全体を高身長に押し上げた要因は多様で複雑だろうが，すでに述べたように，戦前から始まった近代化による社会や生活水準の向上であり，とりわけ戦後日本社会における環境と生活水準，保健医療の向上の総体だと推察される。

(2) 体　重

①　小学生

体重が公衆衛生面で問題になるのは，肥満と痩せである。ここでは，身長と同じく1900（明治33）年から子どもの体格の経年的変化を，学校保健統計調査のデータベースを用いて概観する。その後，同データベースを使って，肥満，痩せ，疾病等の動向や現状を説明する（表４-２-１）。

小学生６歳から11歳の体重の経年変化は，身長の経年変化とほぼ同様のパターンを描いている。1900（明治33）年の最も軽い体重から年々増加し，戦前戦後の減少を経験したのち，再び体重は増加していく。男子では，身長差の拡大と同様に，1900（明治33）年時の６歳（17.0 kg）から11歳（27.0 kg）の体重差は10.0 kgであるが，2015（平成27）年にはそれぞれ21.3 kg，38.2 kgに増加し，その差は16.9 kgと拡大している。女子でも同様に，1900（明治33）年時の６歳（17.0 kg）から11歳（27.0 kg）の体重差は10.0 kgであるが，2015（平成27）年にはそれぞれ20.8 kg，38.8 kgに増加し，その差は18.0 kgと拡大している。小学生の体格差は，男女ともに拡大している。

身長の経年変化と異なり，男子の場合，それぞれの年齢で最も重い平均体重が報告されたのは1996（平成８）年から2003（平成15）年のあたりであり，女子では，それが1995（平成７）年から2003（平成15）年の頃である。この頃をピークにして，平均体重は減少傾向に転じる。この頃から比べると2015（平成27）年は，およそ0.5 kgから１kg減少している。小学生の肥満傾向児出現率の増加が社会問題となり，この10年間に肥満対策がとられた一定の効果なのかもしれない。例えば，日本肥満学会は2000（平成12）年の「東京宣言」を皮切りに，神戸宣言（2006〈平成18〉年），淡路宣言（2011〈平成23〉年），名古屋宣言（2016〈平成28〉年）と４回の宣言を行い，「肥満」と「肥満症」を区別し，疾患としての肥満症対策の重要性を提起し，社会の関心を喚起している。

表4-2-1　学校保健統計調査による児童生徒の身長，体重，肥満傾向，痩身傾向の推移

体格指標	西暦(年)	男　子											
		6歳	7歳	8歳	9歳	10歳	11歳	12歳	13歳	14歳	15歳	16歳	17歳
平均身長(cm)	1900	107.0	110.9	116.1	120.0	123.9	127.9	133.9	140.0	147.0	152.1	156.1	157.9
	1939	109.1	113.9	119.3	125.0	128.2	132.9	137.8	144.0	152.1	158.1	160.9	162.5
	1948	108.1	112.1	117.4	121.9	126.1	130.4	135.0	139.8	146.0	152.7	157.9	160.6
	2015	116.5	122.5	128.1	133.5	138.9	145.2	152.6	159.8	165.1	168.3	169.8	170.7
平均体重(kg)	1900	17.0	20.0	21.0	23.0	25.0	27.0	29.0	33.0	38.0	43.0	47.0	50.0
	1939	18.5	20.3	22.5	24.6	26.9	29.3	32.5	36.9	43.6	48.6	51.8	53.9
	1948	18.4	20.1	22.0	24.0	26.0	28.2	31.4	34.5	38.9	44.0	48.7	51.7
	2015	21.3	23.9	26.9	30.4	34.0	38.2	43.9	48.8	53.9	59.0	60.6	62.5
肥満傾向児出現率(%)	1977	2.59	2.72	4.16	5.14	5.91	6.72	6.57	5.17	4.58			
	2006	5.70	6.21	8.63	10.81	11.70	11.82	13.26	11.23	11.20	13.76	12.45	12.90
	2015	3.74	5.24	6.7	8.93	9.77	9.87	9.87	8.37	7.94	11.34	9.21	10.22
痩身傾向児出現率(%)	1977	0.57	0.36	0.72	0.61	1.00	0.93	1.23	0.80	0.79			
	2006	0.35	0.39	0.87	1.51	2.33	2.48	1.99	1.37	1.46	1.98	1.61	1.39
	2015	0.41	0.47	0.79	1.60	2.81	3.18	2.72	1.80	1.72	2.62	2.18	2.07

体格指標	西暦(年)	女　子											
		6歳	7歳	8歳	9歳	10歳	11歳	12歳	13歳	14歳	15歳	16歳	17歳
平均身長(cm)	1900	104.8	110.0	113.9	119.1	123.9	127.9	133.0	137.9	143.0	144.8	146.1	147.0
	1939	108.1	112.9	117.7	123.1	127.7	132.7	138.8	144.0	148.7	150.7	152.1	152.5
	1948	107.3	111.9	116.4	121.1	125.7	130.8	136.1	141.1	145.6	149.1	151.3	152.1
	2015	115.5	121.5	127.3	133.4	140.1	146.7	151.8	154.9	156.5	157.1	157.6	157.9
平均体重(kg)	1900	17.0	19.0	20.0	22.0	25.0	27.0	30.0	33.0	39.0	42.0	45.0	47.0
	1939	17.7	19.4	21.7	23.7	26.5	29.5	33.7	38.2	43.3	45.0	47.5	48.8
	1948	17.9	19.5	21.3	23.4	25.6	28.2	32.2	35.9	40.1	43.9	47.2	49.1
	2015	20.8	23.4	26.4	29.7	33.9	38.8	43.6	47.3	49.9	51.5	52.6	53.0
肥満傾向児出現率(%)	1977	2.66	3.56	4.37	5.39	5.80	6.18	6.72	6.10	5.24			
	2006	4.98	5.85	7.41	8.55	8.62	9.95	10.13	9.46	9.20	10.15	9.46	9.67
	2015	3.93	5.00	6.31	6.99	7.42	7.92	8.36	7.69	7.14	7.82	7.48	7.75
痩身傾向児出現率(%)	1977	0.48	0.52	0.67	1.11	1.05	1.45	2.06	2.65	2.22			
	2006	0.53	0.58	1.08	1.82	2.72	2.49	3.53	3.39	2.76	2.22	1.50	1.23
	2015	0.48	0.53	0.98	2.02	2.71	2.97	4.33	3.49	2.93	2.40	1.96	1.57

（肥満傾向児出現率と痩身傾向児出現率は1977（昭和52）年から調査が行われている。推移を知るために，ここでは2015（平成27）年のデータ，ピークを示した2006（平成18）年に加え，最も古い1977（昭和52）年のデータを用いて検討した。）

② 中学・高校生

中学・高校生の体重の経年変化のパターンは，1900（明治33）年からある時期まで各年齢の平均体重は増加し，それ以後減少傾向に転じるという点で類似している。明確なピークの識別は難しいが，中学生男子は，1998（平成10）年から2006（平成18）年あたり，そして女子は1996（平成8）年から2006（平成18）年頃をピークとして減少に転じているように見える。高校生では，男子が2000（平成12）年から2007（平成19）年頃，女子は2001（平成13）年から2008（平成20）年頃にあたる。このタイムラグは，1995（平成7）年，1996（平成8）年から2003（平成15）年にかけて小学生の平均体重のピークを形成していた集団が，中学生，高校生になっていったことを示唆している。この集団の後に学齢期を迎えた集団から，平均体重は減少していくよう

である。

　小学生の平均体重の経年変化と異なる点は，115年間で平均体重は増加しているが，1900（明治33）年から2015（平成27）年の間で体重差は拡大していない。むしろ，中学生女子と高校生では縮小したことである。具体的には，男子は，1900（明治33）年に中学生12歳と14歳の差が9.0kgに対し，2015（平成27）年でも10.0kgであり，女子は1900（明治33）年の差が9.0kgで，2015（平成27）年は6.3kgと差は縮小している。

　高校生では，体格においてかつて存在した学年差が消えつつある。男子は1900（明治33）年の年齢差は7.0kgであったのが2015（平成27）年は3.5kg，女子はそれぞれ5.0kg，1.5kgと差は小さくなっている。15歳から17歳まで経年的に身長差も体重差も強い相関関係をもって縮小しており，1900（明治33）年から2015（平成27）年にかけて，大型化と発達の加速化をしながら，ある一定の体格に収斂している。

③　肥満傾向児出現率

　小学生から高校生まで肥満傾向児出現率の経年変化を観察すると，調査が開始された1977（昭和52）年から増加し続け，2006（平成18）年あたりが出現率のピークを示し，この間に男子では1.8倍から2.4倍，女子は1.5倍から1.9倍に肥満傾向児の出現率は高まっている。それ以後は減少傾向に転じている。ただし，6歳から10歳の間に増加する傾向は一貫している。

　ピークとなる2006（平成18）年の男子（6歳から17歳まで）の出現率は，年齢順に5.70％，6.21％，8.63％，10.81％，11.70％，11.82％，13.26％，11.23％，11.20％，13.76％，12.45％，12.90％であり，小学校から中学校，高等学校へと年齢が上がるにつれ，高くなっているように見える（表4−2−1）。2015（平成27）年では，出現率はやや低下し，3.74％，5.24％，6.70％，8.93％，9.77％，9.87％，9.87％，8.37％，7.94％，11.34％，9.21％，10.22％となっている。最小16％から最大34％の割合で肥満傾向の出現率が低下している。しかし，高校15歳から17歳の肥満傾向児出現率はほぼ1割を占めており，予防的には高校までの健康教育に力を入れる必要がある。

　女子も男子と同様に，2006（平成18）年が出現率のピークを示すと思われる。この年の肥満傾向児の出現率は6歳から17歳まで順に4.98％，5.85％，7.41％，8.55％，8.62％，9.95％，10.13％，9.46％，9.20％，10.15％，9.46％，9.67％であった。11歳から17歳までの出現率はほぼフラットで，それ以降低下し，2015（平成27）年では，3.93％，5.00％，6.31％，6.99％，7.42％，7.92％，8.36％，7.69％，7.14％，7.82％，7.48％，7.75％であった。10歳から17歳までおよそ8％弱であり，2006（平成18）年と比べ最小14％から最大23％ほど肥満傾向の出現率が低下している。

　肥満対策は，小学校低学年の時期に保護者も参加して行うことがポイントである[7]。

④　痩身傾向児出現率

　痩身傾向児出現率の経年変化の観察では，1998（平成10）年あたりから2005（平成17）年にか

表4-2-2　学校保健統計調査からみた1996年から2015年の疾病・異常，障害（%）の推移

学校	西暦	裸眼視力 −1.0 未満計	難聴	歯・口腔 [むし歯 (う歯)−計]	皮膚疾患 (アトピー 性皮膚炎)	喘息	心臓の疾 病・異常	心電図 異常	尿蛋白 検出の者	腎臓疾患	尿糖 検出の者
小学校	1996年	25.81	1.00	85.73		1.59	0.50	2.03	0.64	0.11	0.08
	2006年	28.36	1.11	67.80	3.62	3.74	0.72	2.32	0.67	0.18	0.08
	2015年	30.97	0.55	50.76	3.52	3.95	0.70	2.35	0.80	0.18	0.06
中学校	1996年	49.83	0.65	84.77		1.48	0.54	2.60	1.90	0.17	0.16
	2006年	50.13	0.87	59.66	2.76	2.95	0.76	3.34	2.27	0.24	0.16
	2015年	54.05	0.31	40.49	2.72	3.00	0.81	3.17	2.91	0.20	0.15
高等学校	1996年	62.67	0.54	90.08		0.83	0.55	2.64	1.78	0.14	0.24
	2006年	58.65	0.86	70.06	2.25	1.71	0.67	3.51	2.43	0.23	0.26
	2015年	63.79	0.32	52.49	2.05	1.93	0.77	3.33	2.95	0.19	0.22

けて出現率の高まりが認められ，それ以降減少傾向にある。また，肥満傾向に比べて痩身傾向の出現率は低い。

　男子では，1977（昭和52）年並びに2006（平成18）年と比べて，2015（平成27）年では，9歳から痩せ傾向の出現率が少し高くなっている。しかし，出現率は1.6%から3.2%であり，低い割合である。一方，女子では，9歳から16歳にかけて1977（昭和52）年並びに2006（平成18）年と比べて2015（平成27）年は1.96%から4.33%と高い出現率を示している。

2）疾病，異常被患（表4-2-2）

　学校保健統計調査の疾病・異常被患率等の推移（昭和23年度〜平成27年度）のデータベースを利用すると，小学校，中学校，高等学校における裸眼視力，難聴，う歯，アトピー性皮膚炎，心臓の疾患・異常，尿検査（蛋白，糖），寄生虫，喘息，腎臓，言語障害の動向を知ることができる。全体と男女別のデータを得ることができるが，本稿では全体の傾向を観察した。

(1)　裸眼視力1.0未満

　2015（平成27）年のデータでは，小学校30.97%，中学校54.05%，高等学校で63.79%と上級学校になるほど裸眼視力が低下している子どもの割合が高く，高等学校ではおよそ3人に2人の割合になる。裸眼視力が記録されたのは1979（昭和54）年からであるが，当時は小学校17.91%，中学校35.19%，高等学校53.02%であり，40年弱の間におよそ10%は増加している。小学校，中学校では，この20年間も微増が続いており，小学生の眼鏡の使用，中高生のコンタクトレンズの使用等に関して，目の健康教育を年齢期に合わせて行う必要がある。

(2)　難　聴

　2015（平成27）年のデータでは，小学校0.55%，中学校0.31%，高等学校0.32%となっており，中学校，高等学校で割合が若干低い。難聴は1948（昭和23）年から統計がとられており，当時は小学校0.56%，中学校0.67%，高等学校0.39%であり，中学校の難聴の割合のみが2015（平成27）年の約2倍と大きく異なっている。詳しく見ると，各学校種で2006（平成18）年から2010（平成22）年頃にかけて難聴の割合が若干高くなっており，その後低下している。仙台市

の小学生を対象にした11年間の難聴の推移の研究によると，1998（平成10）年をピークに減少しており，その要因は滲出性中耳炎による伝音難聴の減少にあると指摘されている[8]。これには3歳児健診の普及，さらに保護者の関心の高まり等で，就学前に治療を受けていることが寄与していると思われる。

　さらに，最近の注目すべき問題として，機能性難聴（その疑い）の増加を挙げている。難聴という身体的な症状を訴えているが，いじめ等の友人関係のトラブルによる精神的ストレスが背景にある子どもたちの問題である。精神的ストレスとの関連でいえば，突発性難聴も精神的なストレスを抱えていたり，体が疲れていたりする場合に発症しやすく，40代から50代に多いとされているが，高校生等若者でも注意する必要がある。精神的ストレスや疲労への対応が，耳の健康においても重要となる。

⑶　むし歯（う歯）

　むし歯は，小学校，中学校，高等学校ともに1996（平成8）年では85％から90％を占めていたが，2015（平成27）年ではそれぞれ50.76％，40.49％，52.49％と大きく減少している。しかし，日本学術会議の「現代社会における子どもの健康生活の擁護と推進に関する課題と方策」[9]（2008年9月）によると，就学時前後における齲蝕罹患率は依然として60％以上であり，重症齲蝕児の割合は決して減少傾向にはないとし，生活習慣と直結する歯周疾患等の予防を低年齢から考える必要性を提言している。具体的には，歯肉炎，歯周炎，不正咬合，歯並びや顎関節の問題である。なかでも，顎関節の問題は，小学生より高校生で多く見られる。

　これらの問題の背景には，生活習慣の乱れ，歯磨き習慣の問題，軟食化による噛む力の低下，イオン飲料水の摂取，歯科の未受診等があり，食生活から保健行動，生活習慣・ライフスタイルまで幅広い生活改善が求められている。WHOはう歯予防に対し適量の水道水へのフッ化物添加やフッ化物塗布を推奨しているが，疫学調査では発がんリスク，ダウン症の出生率への影響等負のエビデンスもあり，日本は必要性を認めていない。

⑷　アトピー性皮膚炎，喘息

　学校保健統計調査では，2006（平成18）年から統計がとられており，アトピー性皮膚炎は，小学校3.52％，中学校2.72％，高等学校2.05％であり，その割合は2015（平成27）年もほとんど変化していない。一方で，喘息は，2015（平成27）年に小学校3.95％，中学校3.00％，高等学校1.93％であり，上級学校になるにつれて軽快し割合は減少するが，1996（平成8）年と比べるといずれも倍増している。

　しかし，アレルギー疾患に関する調査研究委員会が2007（平成19）年に公表した「学校におけるアレルギー疾患に対する取組の推進に向けて」[10]では，「児童生徒の5.7％がぜん息を，5.5％がアトピー性皮膚炎を，10％以上がアレルギー性鼻炎・結膜炎を，2.6％が食物アレルギーを，0.1％がアナフィラキシーをもっていることが明らかになった」と述べており，アトピー性皮膚炎，喘息ともに学校保健統計調査の割合よりも高い値である。さらに，「学校生活に

おける健康管理に関する調査」[11] によると，食物アレルギーが4.5％，アナフィラキシーを起こしたことがある児童生徒は0.5％に増加している。

このように学校保健では，アレルギー疾患をもつ子どもたちがいる前提で対応することが求められている。ところが，児童生徒本人や保護者のなかにはアレルギー疾患であることを，教員や他の児童生徒に知られたくないとの声がある。学校で適切な対応や配慮を行うには，児童生徒のアレルギー保有状況の情報は重要である。信頼関係を構築しながら，アレルギー疾患に限らず，病気や障害による排除が起こらない児童生徒，教職員，管理職の意識改革，学校づくりが喫緊の課題である。

⑤ 心臓の疾患・異常，心電図の異常

学校心臓検診の主な目的は，昭和30年代におけるリウマチ性心臓病の発見・管理から，40年〜50年代には先天性心疾患症例の発見や術後例の検診や管理，川崎病による冠動脈後遺症の発見や管理と変化してきた[12]。1995（平成7）年より小学校1年生，中学校1年生，高等学校1年生を対象に心臓検診の一次スクリーニングが義務づけられ，体育の授業中や部活動等，学校管理下での突然死を予防する役割も期待されている。さらに近年の心臓手術の進歩により，将来，先天性心臓病術後の児童生徒の増加も予想され，このような児童生徒に対して，適切な運動，生活管理を指導していく上でも学校心臓検診の果たす役割は大きいと考えられている。

2015（平成27）年の時点で，心臓の疾患・異常がある児童生徒は，小学校0.70％，中学校0.81％，高等学校0.77％であり，心電図に異常があった児童生徒はそれぞれ2.35％，3.17％，3.33％である。中学校，高等学校では，この20年間で心臓の疾患・異常がある児童生徒の割合は微増しており，新たな心臓の病気や異常が発見される児童生徒もいる。したがって，学校心臓検診の結果に基づき，児童生徒のQOLの向上に配慮して，過剰な運動や無用な生活制限が行われないように学校医，主治医，家族，本人とよくコミュニケーションを図り，適切な治療や生活・健康管理が重要である。

⑥ 蛋白尿，腎臓病

感染症から慢性疾患，生活習慣病へという，疾病構造の変化に伴い，1978（昭和53）年から，検尿が毎学年実施されるようになった。学校検尿では，小学生で1万人に3〜5人，中学生で5人〜10人の慢性腎疾患が発見されている[13]。子どもたちが慢性腎炎・ネフローゼ症候群により，将来，慢性腎不全となり人工透析に至らないように，早期発見・治療し，適切な生活管理をすることが重要であり，尿検査の目的の一つである。

尿蛋白の陽性率は，2015（平成27）年で小学校0.80％，中学校2.91％，高等学校2.95％と年齢とともに陽性率は高まる。統計データが取られ始めた1974（昭和49）年時は，それぞれ1.42％，2.65％，2.77％であった。この約40年の動向でみると，小学校では減少傾向がみられるが，中学校，高等学校は1％程度の幅で変動しているが，ほぼ同じ水準である。

腎臓疾患の児童生徒の割合は，2015（平成27）年で小学校0.18％，中学校0.20％，高等学校

第4章　学校保健

0.19%である。1967（昭和42）年のデータでは，それぞれ0.06%，0.08%，0.07%となっており，長期的には割合が高くなっていることがわかる。

(7) **尿　糖**

　尿糖の検出者は，2015（平成27）年で小学校0.06%，中学校0.15%，高等学校0.22%であり，上級学校になるにつれて高くなっている。

　この尿糖検査は，児童生徒の糖尿病のスクリーニングのため行われている。糖尿病には，1型糖尿病と2型糖尿病があり，両者は原因が異なり，したがって対応も異なる。2型はいわゆる生活習慣病としての糖尿病であり，80%が肥満を伴うと言われている。かつては成人病と考えられ，学齢期以降の健康課題であったのが，近年は学校保健の課題にもなっている。基本は，肥満解消のための食事と運動療法である。これまで学校保健の対象と考えられていたのが若年型糖尿病の1型で，自己免疫性の疾患である。食事や運動制限は必要としないが，生活習慣の乱れには十分気をつける必要があり，インスリン注射や補食により血糖コントロールが重要である。1型糖尿病の子どもの多くは給食前に教室や保健室で注射を打っているが，約24%はトイレで打っているとの調査結果もあり，学校での配慮が必要である[14]。

3）体　力

　国は，1964（昭和39）年以来，「体力・運動能力調査」を実施して，国民の体力・運動能力の現状を明らかにしてきた[15]。そして，国民の体位の変化，スポーツ医・科学の進歩，高齢化の進展等を踏まえ，これまでのテストを全面的に見直して，「新体力テスト」を平成11年度から導入している（表4-2-3）。6歳から11歳までの小学生を対象にしたテスト項目は握力，上体起こし，長座体前屈，反復横跳び，20mシャトルラン，50m走，立ち幅跳び，ソフトボール投げの8種目である。各項目は1点から10点で評価され，それらの合計点でAからEの5段階で総合評価される。A評価が最も得点が高く体力が優れている。また，12歳から19歳のテスト項目は，先の8種目の中の20mシャトルランか持久走のどちらかを選択し，さらにハンドボール投げを加えた計9種目である。採点は，同様に10点で得点化し，その合計をAからEで判定する。

　平成27年度全国体力・運動能力，運動習慣等調査報告書（スポーツ庁，2015年12月）にある「体力合計点の経年変化」を見ると，小学校男子の合計点の平均は，平成20年度54.2点が平成27年度は53.8点とわずかに下がっており，この間の経年変化も低下傾向がうかがわれる[16]。小学生女子は，それぞれ54.8点，55.2点となっており，わずかだが上がり気味である。中学校男子では，平成20年度が41.4点，平成27年度は41.8点，女子は48.3点，49.0点でわずかに上昇している。報告書では，「小学校女子及び中学校女子においては，総合評価A・Bの割合が平成20年度の調査開始以降，最も高く，総合評価D・Eの割合が最も低かった。一方，小学校男子においては，総合評価A・Bの割合が調査開始以降，最も低く，総合評価D・Eの割合が最も高かった」とまとめている。体力面では，小学校男子に課題があると言える。

表4‑2‑3　体力テストの項目別得点表および総合評価基準表

項目別得点表

男子

得点	握　力	上体起こし	長座体前屈	反復横とび	持久走	20m シャトルラン	50m走	立ち幅とび	ハンドボール投げ
10	56kg 以上	35回以上	64cm 以上	63点以上	4′59″以下	125回以上	6.6秒以下	265cm 以上	37m 以上
9	51～55	33～34	58～63	60～62	5′00″～5′16″	113～124	6.7～6.8	254～264	34～36
8	47～50	30～32	53～57	56～59	5′17″～5′33″	102～112	6.9～7.0	242～253	31～33
7	43～46	27～29	49～52	53～55	5′34″～5′55″	90～101	7.1～7.2	230～241	28～30
6	38～42	25～26	44～48	49～52	5′56″～6′22″	76～89	7.3～7.5	218～229	25～27
5	33～37	22～24	39～43	45～48	6′23″～6′50″	63～75	7.6～7.9	203～217	22～24
4	28～32	19～21	33～38	41～44	6′51″～7′30″	51～62	8.0～8.4	188～202	19～21
3	23～27	16～18	28～32	37～40	7′31″～8′19″	37～50	8.5～9.0	170～187	16～18
2	18～22	13～15	21～27	30～36	8′20″～9′20″	26～36	9.1～9.7	150～169	13～15
1	17kg 以下	12回以下	20cm 以下	29点以下	9′21″以上	25回以下	9.8秒以上	149cm 以下	12m 以下

女子

得点	握　力	上体起こし	長座体前屈	反復横とび	持久走	20m シャトルラン	50m走	立ち幅とび	ハンドボール投げ
10	36kg 以上	29回以上	63cm 以上	53点以上	3′49″以下	88回以上	7.7秒以下	210cm 以上	23m 以上
9	33～35	26～28	58～62	50～52	3′50″～4′02″	76～87	7.8～8.0	200～209	20～22
8	30～32	23～25	54～57	48～49	4′03″～4′19″	64～75	8.1～8.3	190～199	18～19
7	28～29	20～22	50～53	45～47	4′20″～4′37″	54～63	8.4～8.6	179～189	16～17
6	25～27	18～19	45～49	42～44	4′38″～4′56″	44～53	8.7～8.9	168～178	14～15
5	23～24	15～17	40～44	39～41	4′57″～5′18″	35～43	9.0～9.3	157～167	12～13
4	20～22	13～14	35～39	36～38	5′19″～5′42″	27～34	9.4～9.8	145～156	11
3	17～19	11～12	30～34	32～35	5′43″～6′14″	21～26	9.9～10.3	132～144	10
2	14～16	8～10	23～29	27～31	6′15″～6′57″	15～20	10.4～11.2	118～131	8～9
1	13kg 以下	7回以下	22cm 以下	26点以下	6′58″以上	14回以下	11.3秒以上	117cm 以下	7m 以下

総合評価基準表

段階	12歳	13歳	14歳	15歳	16歳	17歳	18歳	19歳
A	51以上	57以上	60以上	61以上	63以上	65以上	65以上	65以上
B	41～50	47～56	51～59	52～60	53～62	54～64	54～64	54～64
C	32～40	37～46	41～50	41～51	42～52	43～53	43～53	43～53
D	22～31	27～36	31～40	31～40	31～41	31～42	31～42	31～42
E	21以下	26以下	30以下	30以下	30以下	30以下	30以下	30以下

出典：文部科学省，新体力テスト実施要項（12歳～19歳対象）[18]

また，報告書の分析では，1週間の総運動時間が長い児童生徒ほど，総合評価A・Bの割合が高く，肥満・痩身の児童生徒は，D・Eの割合が高かった。よって，運動習慣と体格が，体力に影響していると考えられる。

その他，文部科学省の「生活習慣を改善するために」[17] によると，小学生では，朝食摂取は1週間の総運動時間，肥満の割合と関連しており，毎日食べる群は，相対的に1週間の総運動時間が長く，肥満の割合も低い。そして体力合計点も高くなっている。さらに，テレビ等の視聴時間が3時間を越えると体力が低下傾向にあると指摘されている。朝食を毎日食べ，テレビ等の視聴時間を押さえた生活習慣への改善が，体力の維持・向上にとり重要である。

3．生活習慣の現状と課題

文部科学省「平成18年版 文部科学白書」の子どもの基本的生活習慣の育成に向けた取組は，子どもの生活習慣の現状と課題について，運動，睡眠，食事といった成長期の子どもにとって当たり前で必要不可欠な基本的生活習慣が大きく乱れており，このことが「学習意欲や体力，気力の低下の要因の一つ」だと述べている[19]。

一方で，平成26年版「子ども・若者白書」は，「低年齢層の起床時間はこの5年で早寝早起きになっている」と指摘している[20]。平日の平均起床時間は，小学生（10歳以上）で2006（平成18）年の6時44分から2011（平成23）年は6時38分へ6分早起きになっている。中学生，高校生も平均起床時間は小学生とほぼ同様で，4分～7分早起きになっている。平日の平均就寝時間は，小学生（10歳以上）は2006（平成18）年に22時02分であったのが，2011（平成23）年には21時57分と5分早寝になっている。中学生，高校生は，2011（平成23）年の就寝時間はそれぞれ22時55分，23時42分と小学生と比べて就寝時間は遅くなっているが，それでも2006（平成18）年に比べると8分～9分早寝になっている。

また，先の「子ども・若者白書」は，2000（平成12）年に入って10代では睡眠や食事の時間は増加傾向，学業の時間も増加傾向にあること，一方で，自由な時間が減少傾向にあることを示している。

さらに，運動時間については，「平成28年度全国体力・運動能力，運動習慣等調査結果」によると，一週間の総運動時間が420分以上の小学校男子は55.7%，女子は32.7%であり，中学生は男子で84.2%，女子60.5%であった[21]。小学生男子は，27年度より高いが，過去と比べると時間は減少傾向にある。それ以外はいずれも増加し，過去最高値となっていた。

このように生活時間構造からみると，著しい問題は見つけにくい。おそらく，文部科学省の指摘の背景にあるのは，朝食欠食と学力や健康との関連からくる懸念であろう。文部科学省「家庭で・地域で・学校でみんなで早寝早起き朝ごはん～子どもの生活リズム向上ハンドブック～」[22] によると，朝夕食を家族と食べている小中学生では，およそ92～93%が毎日朝食を食べており，一人で食べる者は61～70%と低い割合である。また，何もやる気が起こらないこと

が「しばしば」ある割合は，朝夕食を家族と一緒に食べている小学生では9.1％に対し，一人で食べる小学生は23.1％と約2.5倍であり，中学生はそれぞれ14.2％，33.0％と約2.3倍となっている。テストによる学力の評価でも，小学6年生，中学3年生ともに，朝食を食べている者ほど国語，算数・数学の得点が高い。

　一方で，子どもの朝食欠食は保護者の食行動の影響を受けていることが示されている。確かに，夜更かしや日中の運動等，生活の仕方が朝食欠食に影響しているだろうが，子どもや保護者に責任を負わせる生活習慣の乱れのみが原因とは考え難く，保護者や家庭環境の背後にある現代の社会状況の影響も見逃せない。つまり，この問題は，単なる個人レベルの意識や生活習慣の問題としてではなく，保護者の就労条件や経済的困難等の社会的原因に踏み込んだ問題の解明と公衆衛生学的アプローチが必要である。

4．メンタルヘルスの現状と課題

　中央教育審議会は「子どもの心身の健康を守り，安全・安心を確保するために学校全体としての取組を進めるための方策について」（答申）[1]で，社会変動に伴い複雑化する子どもの問題に関して，「社会状況等の変化に伴い学校保健，食育・学校給食，学校安全に様々な課題が生じている。学校保健については，ストレスによる心身の不調等メンタルヘルスに関する課題や，アレルギー疾患を抱える子どもへの対応に当たって，学校において子どもの状況を日々把握し，的確な対応を図ることが求められている」との見解を示した。子どものメンタルヘルス不全は，多様化，複雑化する社会環境において対応が求められる重要な健康課題の一つなのである。また，平成27年版「子ども・若者白書」[23]をみると，今「とても幸せだと思う」「まあ幸せだと思う」割合が，小学生（5，6年生），中学生，高校生等において2004（平成16）年から2009（平成21）年の間で高まっている（71％〜77％が72％〜83％に上昇）反面で，勉強や進路，性格面等で不安や悩みを抱えている者の割合も同様に高まっており（55％〜73％が72％〜85％に上昇），いっそうアンビバレントな精神状態が強まっている。

　そこで，近年の社会変化とともに変わりゆく子どものメンタルヘルスの問題の動向を，文部科学省の調査を基に具体的に概観する[24) 25)]。

1）不登校，いじめ，発達障害

　まず，不登校児童生徒の割合（％）は，平成3年度から平成27年度の間に小学校で3倍（0.14から0.42），中学校で2.7倍（1.04から2.83）増加している。学校管理下での暴力行為の発生件数/1,000人は，平成9年度から平成27年度の間に小学校で12倍（0.2から2.4），中学校で約1.8倍（5.1から9.0）増加している。いじめの認知件数/1,000人は，平成18年度から平成27年度の間に，小学校で約2.7倍（8.5から23.1），中学校で約1.2倍（14.2から17.1）増加している。学習障害（LD）や注意欠陥多動性障害（ADHD），自閉症等の発達障害等により，公立学校で通級による指導を受けている児童生徒数は，平成5年度から28年度の間に小学校で7.3倍（11,963

人から87,928人），中学校で35.1倍（296人から10,383人）に増加している。

2）自殺，自傷行為

　さらに，学校から連絡があった自殺件数をみると，平成18年度から平成22年度の5年間の平均と平成23年度から平成27年度の5年間の平均を比較すると，小学生の自殺者数は1.2人から5.0人に増え，中学生の自殺者数は39.6人から52.6人に増加，高校生の自殺者数は116.6人から159.0人に増加している。一方，自殺意図のない自傷行為について保健室利用状況に関する調査報告（日本学校保健会，平成18年度と平成23年度の調査結果）から養護教諭が過去1年間に把握した自傷行為に関する問題をみると，自傷行為をした児童生徒がいると報告した学校の割合は，小学校の学校数全体が順に9.4％と5.2％，中学校は72.6％と65.2％，高校が81.9％と80.2％と，いずれも学齢が上がるにつれて増加してはいるが，ここ5年間のうちに減少している[26) 27)]。児童生徒数1,000人当たりの罹患率にすると，平成18年度は小学校0.2，中学校3.7，高等学校3.3に対し，平成23年度は順に0.2，4.5，3.7と中高で若干高まっている。しかし，Matsumotoら[28)]は，中学生・高校生の男子で7.5％，女子は12.1％とより高い罹患率を報告し，「周囲の大人は意外なほどその現実に気づいていない」と指摘している。自傷行為は，将来の自殺や薬物依存症等のハイリスク因子であり，切った後の傷の処置の問題や援助を求めにくい特性等，養護教諭にとっても対応に苦慮する困難な問題であり，学校メンタルヘルスの課題である。

3）虐　待

　また，児童相談所が把握している児童虐待の件数は，平成2年度からうなぎのぼりに上昇し，1,101件であったのが平成27年度の速報値では103,260件と93.8倍に増加している[29)]。増加の原因は，心理的虐待という虐待行為そのものの増加と，警察からの通報（通報の33％を占める）や社会的意識の高まりによる市民からの通報の増加という2側面が指摘されている。虐待を受けている子どもの年齢構成は，最も多いのが小学生（34％）で，次いで3歳から学齢期前（24％），3歳未満（20％）と低年齢の者が被害を受けている。中学生は14％，高校生・その他は8％であった。虐待は，死をもたらす可能性があり重大な健康を破壊する行為である。身体的・知的発達や社会性・社会関係の発達への影響，心的外傷後ストレス障害（PTSD）等，長期にわたり健康に重大な影響をもたらす。暴力で子どもをはじめ人間を支配しない平和で民主的な社会の構築は，健康な社会づくりを目指す公衆衛生の使命でもある。

4）抑うつ・うつ病

　一般の中学1年生から3年生を半構造化面接法によりうつ病の有病率を調査した研究[30)]では，時点有病率4.9％（男子2.2％　女子8.0％），生涯有病率は8.8％（男子6.2％　女子12.0％）と推定しており，抑うつは小学生から高校生まで広がるメンタルヘルスの課題である。

　教育職員のメンタルヘルスを「学校基本調査」に基づいた教育職員の病気休職者の推移（平成10年度〜平成23年度）からみると，病気休職者全体の割合は0.46％から0.93％に倍増していたが，そのうち精神疾患による休職者の割合は0.18％から0.57％へと約3.2倍にも上る。教員は

一般企業の労働者よりも仕事の質と量からくるストレスの影響を強く受けており[31]，精神疾患のうちうつ病が多くを占めていると考えられる（第10章第3節参照）。

　この他にもスマートフォン依存やSNSでのトラブル，孤独感や居場所のなさ感，生きづらさ，自己肯定感や自己効力感の低さ，メンタルヘルスに問題のある親の子ども等，現代的なメンタルヘルスの問題が子どもたちの間で噴出している。メンタルヘルスの問題は，もはや一握りの子どもや教員，学校の問題ではなく，学校・教員・家庭で解決できる次元ではない深刻な問題と言える。地域社会や都道府県・国を挙げて取り組むべき政策課題である。

5．子どもの貧困と健康

　現在，日本には急いで対処すべき重大な貧困の問題が存在している。ただし，貧困は，多次元にわたる複合的な現象であり，定義し測定するのは困難である。日本で問題となっているのは，後発開発途上国の多いアフリカ・南アジア等でみられる絶対的貧困ではなく，憲法第25条で保障している日本国民が享受すべき「健康で文化的な最低限度の生活」を送ることができない相対的貧困である。その水準にある世帯で生活する子どもは，国民生活基礎調査を基に推計すると，1985（昭和60）年の10.5％から右肩上がりでゆるやかに増加し，2012（平成24）年は16.3％，実に6人に1人の割合に達している[32]。

　まず貧困は，低所得による経済困難が中核となり，同時に社会的ネットワークの欠如，情報の不足，文化的貧しさ等，複数の問題の複合体として捉える必要がある。Seccombeのモデルを修正した阿部の図[33]によると，これらの複合的問題群が原因となって，栄養不良，医療へのアクセスの乏しさ，家庭環境の貧しさ，家族内のストレス，学習資源の不足，住環境の貧しさ，近隣地域の問題，意識・意欲の低さ，就労条件の問題が生じる。そして，これらの生活環境の貧しさや心理社会的資源の不足を介して，貧困問題の複合体は子どもたちの学力，健康，幸福，将来の就労に影響を及ぼすのである。したがって，このモデルは，学力や健康課題の解決，就労支援等の直接的援助も必要だが，その背後にある子どもを取り巻く生活環境の改善や心理社会的資源の補充に取り組む必要があることを示している。さらに，低所得の家族が社会的に孤立し，様々な社会資源から遠ざけられている状況に介入する公衆衛生学的アプローチが必要である。

第4章　学校保健

第3節　地域社会・地域保健との関わり

　学校が，保健領域において地域や産業と連携・協働する必要性を切実に感じるとすれば，それは学校や子どもとその保護者が抱える健康や生活福祉の問題を解決したいと考える場合であろう。したがって，学校保健の担当者が，地域保健とどのように関わるか，産業保健とどのように関わるかは，それぞれとの関わりを要する課題から考えてみるのが良い。その課題は，探せば広範囲にわたるのではないか。もちろん，受精，胎児期，誕生から死ぬまでの生涯にわたる健康の連続性を考えれば，当然つながるべきである。しかし，現状では，行政の縦割りもあり，学校保健と地域保健・福祉，産業保健との連携・協働が盛んに，あるいは十分に行われているとは言い難い。

　学校保健の課題であり，地域保健・医療・福祉との連携が必要と考えられる課題として，発達障害，不登校，いじめ，自殺，児童虐待，精神疾患，性の問題・十代の妊娠，非行・犯罪・暴力，薬物，貧困，肥満・メタボリックシンドローム，生活習慣病，感染症・予防接種，外国につながる子どもへの支援，交通安全，災害・心的外傷後ストレス障害等，容易に多数の課題を挙げることができる。これらの課題を地域の専門機関や資源と共有して取り組む必要性の認識の低さ，つながるためのスキルや情報の不足，教員をはじめとした専門職の時間的余裕のなさが，人の生涯にわたる保健を分断し，学校保健を孤立させている。校内支援体制のみならず，問題の重大性や広がりによっては外部機関・地域社会との連携体制の整備も重要である。

　そのためには，保健医療や福祉等，子どものケアと教育に関わる専門職の養成教育の段階で，他職種の卵たちに出会い，考え方や専門的言語の違い等，多様な専門職文化に触れ，対等な立場でチームビルディングを経験する体験機会が大切だと考える。

第4節　産業界・産業保健との関わり

　人の生涯にわたる保健を考えれば，労働者として過ごす時間は長く，労働と労働環境は健康リスクでもあるため，学校保健の中で健康に働くための準備を行っていく必要がある。そのためには，もっと健康・安全に働き続けるために必要なことを産業保健の担当者は，児童生徒・学生に伝える必要がある。また，子どもの貧困や家庭の問題の背後には，保護者の働かせられ

89

方と待遇の問題がある。この産業保健の問題が，家庭で子どもの健康と生活に影響し，学校での問題としても顕在化する。産業保健が労働者の健康を護ることで，子どもの健康・生活は護られ，学校保健の課題解決につながるとも考えられる。

では，営利を目的とした企業が，営利を追求すべきではない異なった公共性や社会的公正の原理で運営される学校と，どのように連携し，新しい社会システムを実現できるのか[34]。経団連が行った2016年度社会貢献活動実績調査結果によると，社会貢献活動支出額の分野別割合は，「教育・社会教育」分野が最も大きく全体の19.4％を占めている[35]。ちなみに，「文化・芸術」が17.2％，「健康・医学，スポーツ」が14.4％，「学術・研究」が8.9％，「地域社会の活動，史跡・伝統文化保全」が7.8％，「環境」が6.3％の順である。「教育・社会教育」分野の内容は，①講師派遣等，授業への協力，教材づくり，②社会体験活動，インターンシップの受け入れ，③学校と連携した課外活動への協力，④教員対象の講座・インターンシップ等，が上がっている。これらが学校と企業のニーズが一致する課題であろう。

また，経団連が作成している「企業等の支援プログラム ポータルサイト」によると，教育支援のジャンルは，環境教育（ESD〈Education for Sustainable Developmet，持続可能な開発のための教育〉を含む），キャリア・職業教育，理科教育（理科実験・科学技術体験），食育，金融・保険・経済教育，英語教育，地域理解，国際理解，礼儀・道徳，福祉・医療・介護，生活指導・家庭，その他，に分かれており，直接学校保健や健康に関わるジャンルは見当たらない。

よく探せば，生理用品を製造販売する企業による初経教育の教材の提供のような事例は，少なからず存在する。しかし，現在のところ，企業の社会貢献や社会的責任が現代の日本社会に広まる中で，実際には支援したい企業や団体と学校や教育関係機関をどのように結びつけるか，その仕組み，情報提供や動機づけ，共通目標の設定等が不足している。

◎ 演習問題

1．学校保健の領域について，記載しなさい。

2．学校保健は，保健教育，保健管理，組織活動を関連させて進めていく必要性を述べなさい。

3．小学1年生から6年生における児童の体格差の広がりによって，学校保健の課題や取り組みにどのような対応や配慮が求められるか，考えてみよう。

4．肥満傾向児の出現，体力の項目を読み，小学生から高校生までの肥満対策のターゲットと対策について考えてみよう。

5．子どもの貧困と健康課題との関係を整理してみよう。

　解答

1．図4-1-2参照。

第4章　学校保健

２．第１節第２項を参照。

３．学年により，机やいすの高さ・大きさ等の学習環境への配慮。視野の低さ・狭さを考慮した校内の安全対策や掲示。学年間の発達差を考慮した学校行事の取組，身体的成熟のスピードと精神的成熟のアンバランスを踏まえた保健学習・保健指導，異学年集団を構成する際の配慮等。

４．肥満傾向児の出現傾向からは，小学校低学年の児童がターゲットの一つであり，保護者が参加する肥満対策がポイントとなる。体力の項目からも，文部科学省の「生活習慣を改善するために」等を参考に肥満対策を考えることができる。生育環境や保護者の就労条件等，社会的条件も考慮した対策を考える。

　さらに，高校生も１割程度が肥満であるため，その後の社会生活を考えると，肥満改善や予防のための健康教育を行っておく必要がある。

５．文献33等を参照。

引用・参考文献

1 ）　中央教育審議会「子どもの心身の健康を守り，安全・安心を確保するために学校全体としての取組を進めるための方策について」（答申）平成20年１月17日
　　　http://www.mext.go.jp/b_menu/shingi/chukyo/chukyo0/gijiroku/08011804/001.pdf

2 ）　日本学術会議「我が国の子どもの成育環境の改善にむけて―成育空間の課題と提言―」，2008.
　　　http://www.scj.go.jp/ja/info/kohyo/pdf/kohyo-20-t62-15.pdf

3 ）　Samaras, T. T and Elrick, H. Height, body size, and longevity: Is smaller better for the human body ?, West J Med, 2002; 176 : 206-208.
　　　https://www.ncbi.nlm.nih.gov/pmc/articles/PMC1071721/

4 ）　金藤浩司「日本人の児童・生徒の体型の変化について―文部省学校保健統計調査報告書より―」『統計数理』46(1), 179-192頁，1998.

5 ）　大澤清二「日本人の大型化は乳幼児期の発育によってもたらされた」『発育発達研究』63, 1-5頁，2014.
　　　https://www.jstage.jst.go.jp/article/hatsuhatsu/2014/63/2014_1/_article/-char/ja/

6 ）　e-Stat，学校保健統計
　　　http://www.e-stat.go.jp/SG1/estat/List.do?bid=000001014499

7 ）　吉永正夫「小児の肥満・メタボリックシンドロームの現状と対策」『日本小児循環器学会雑誌』28, 103-109頁，2012.

8 ）　高橋薫・沖津卓二・石岡泉他「児童難聴の推移―仙台市における11年間の聴力検診の結果―」Audiology Japan 56, 291-297頁，2013.
　　　https://www.jstage.jst.go.jp/article/audiology/56/4/56_291/_pdf

9 ）　日本学術会議「現代社会における子どもの健康生活の擁護と推進に関する課題と方策―地域・学校におけるヘルスプロモーションの推進―」，2008.
　　　http://www.scj.go.jp/ja/member/iinkai/kiroku/2-0916.pdf

10）　アレルギー疾患に関する調査研究委員会「学校におけるアレルギー疾患に対する取組の推進に向けて」「アレルギー疾患に関する調査研究報告書」67頁，2007.
　　　https://www.gakkohoken.jp/uploads/books/photos/v00057v4d80367f62adc.pdf

11）　文部科学省「学校生活における健康管理に関する調査」中間報告，2013.
　　　http://www.mext.go.jp/b_menu/houdou/25/12/__icsFiles/afieldfile/2013/12/19/1342460_1_1.pdf

12）　日本学校保健会『学校心臓検診の実際　スクリーニングから管理まで―平成24年度改訂―』公益財団法人日本学校保健会，2013.
　　　http://www.gakkohoken.jp/book/ebook/ebook_H240020/data/4/src/4.pdf?d=1389066949825

13）　日本学校保健会ホームページ「学校検尿について」
　　　http://www.gakkohoken.jp/special/archives/194

14) 竹鼻ゆかり・朝倉隆司・田中祐司「改訂版　教えて，リンリン！」東京学芸大学6大学連携教育支援人材育成事業，2010.
http://www.u-gakugei.ac.jp/~codomo/archives/cn4/cn15/pg81.html
15) 文部科学省ホームページ「新体力テスト実施要項（6歳〜11歳対象)」
http://www.mext.go.jp/a_menu/sports/stamina/05030101/001.pdf
16) スポーツ庁「平成27年度全国体力・運動能力，運動習慣等調査報告書」，2015.
http://www.recreation.or.jp/topics/H27_web用_頭から全部_1209.pdf
17) 文部科学省「生活習慣を改善するために」「子どもの体力向上のための取組ハンドブック」，2012.
http://www.mext.go.jp/prev_sports/comp/b_menu/other/__icsFiles/…/1321174_08.pdf
18) 文部科学省ホームページ「新体力テスト実施要項（12歳〜19歳対象)」
http://www.mext.go.jp/a-menu/sports/stamina/05030101/002.pdf
19) 文部科学省『平成18年版 文部科学白書』，2006.
http://www.mext.go.jp/b_menu/hakusho/html/hpab200601/002/001/007.htm
20) 内閣府「第6章生活行動・意識」『平成26年版子ども・若者白書』
http://www8.cao.go.jp/youth/whitepaper/h26honpen/b1_06_01.html
21) 文部科学省ホームページ
http://www.mext.go.jp/sports/b_menu/hakusho/nc/__icsFiles/afieldfile/2017/01/23/1381312_1.pdf
22) 文部科学省「家庭で・地域で・学校でみんなで早寝早起き朝ごはん―子どもの生活リズム向上ハンドブック」
http://www.mext.go.jp/a_menu/shougai/katei/08060902.htm
23) 内閣府『平成27年版子ども・若者白書』
http://www8.cao.go.jp/youth/whitepaper/h27honpen/pdf/b1_06_02_01.pdf
24) 文部科学省初等中等教育局児童生徒課「平成27年度〈児童生徒の問題行動等生徒指導上の諸問題に関する調査〉について」
http://www.mext.go.jp/b_menu/houdou/29/02/1382696.htm
25) 文部科学省「平成28年度通級による指導実施状況調査結果について」「特別支援教育について」
http://www.mext.go.jp/a_menu/shotou/tokubetu/material/__icsFiles/afieldfile/2017/04/07/1383567_03.pdf
26) 日本学校保健会「保健室利用状況調査報告書　平成18年度調査結果」
http://www.gakkohoken.jp/book/ebook/ebook_H190015/#104
27) 日本学校保健会「保健室利用状況調査　平成23年度調査結果」
http://www.gakkohoken.jp/book/ebook/ebook_H240070/#66
28) Matsumoto T, Imamura F. Self-injury in Japanese junior and senior high-school students: Prevalence and association with substance use. Psychiatry Clin Neurosci. 2008 Feb; 62（1）:123-5. doi: 10. 1111/j. 1440-1819. 2007. 01783. x.
29) 厚生労働省「平成27年度 児童相談所での児童虐待相談対応件数〈速報値〉」
http://www.mhlw.go.jp/file/04-Houdouhappyou-11901000-Koyoukintoujidoukateikyoku-Soumuka/0000132366.pdf
30) 佐藤寛・下津咲絵・石川信一「一般中学生におけるうつ病の有病率―半構造化面接を用いた実態調査」『精神医学』50，439-448頁，2008.
31) 文部科学省初等中等教育局初等中等教育企画課「教員のメンタルヘルスの現状」
http://www.mext.go.jp/b_menu/shingi/chousa/shotou/088/shiryo/__icsFiles/afieldfile/2012/02/24/1316629_001.pdf
32) 内閣府『平成27年版子ども・若者白書』
http://www8.cao.go.jp/youth/whitepaper/h27honpen/b1_03_03.html
33) 阿部彩『子供の貧困　日本の不公平を考える』岩波新書，2008.
34) 朝倉隆司「学校保健に係わる学校・教育と企業の連携：現状と課題」武藤孝司・磯博文・村島幸代編『公衆衛生領域における連携と協働〜理念から実現に向けて〜』日本公衆衛生協会（東京)，113-120頁，2015.
35) 一般社団法人日本経済団体連合会1％（ワンパーセント）クラブ「2016年度社会貢献活動実績調査結果」（2017年11月14日).

第5章

環境衛生

　本章は，環境衛生について，身の回りに存在する様々な有害因子と人体側の健康障害との関連性を考えること，そして，健康障害の発生を未然に防ぐことができるような生活環境を実現することに注目する。

　環境は，物理的環境要因，化学的環境要因，生物的環境要因の3つに大別される。その具体的内容として，「放射線，電磁波，光」，「空気」，「水」，「廃棄物」，「衣食住」を取り上げ，それぞれが「公害」等の健康問題を引き起こす可能性について解説した。

　また，学校における環境衛生として，学校保健安全法及び同施行規則に定められた学校環境衛生基準の内容について学習環境下のあり方を説明した。

第1節 環境衛生の定義

1. 環境

　環境とは，生物（人間）の個体を取り巻くすべてのものを指す。そして，環境衛生とは，身の回りの環境中にある様々な有害因子と人体側の健康障害との関連性を考え，健康障害の発生を未然に防ぐことができるような生活環境を実現する方法を現実社会で実行することと定義される[1]。

　環境は大きく，物理的環境要因，化学的環境要因，生物的環境要因の3つの要因に分けられる。物理的環境要因は，温熱（気温，湿度，気流，輻射熱），気圧，騒音，電磁波（光），放射線である。化学的環境要因は，例えば，農薬，医薬品，食品添加物，塗料，燃料，プラスチック類といった，特に人工的に作り出された化学物質が問題となる。生物的環境要因は，特に有毒動植物，病原性微生物とそれを媒介する動物が問題となる。

　環境衛生とは，これらの要因による人体への悪影響を防ぐこと，と言うことになる。

2. 生態系

　同種の生物の集まりを個体群，個体群の集まりを生物群集と言う。この生物群集（植物群集，動物群集）とそれらを取り巻く自然界の非生物的な環境が総合された物質系が「生態系」である。

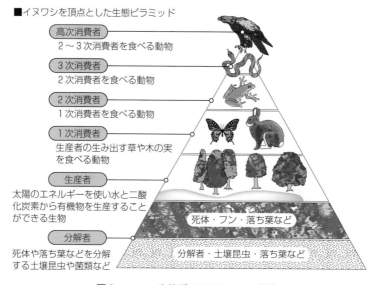

図5-1-1　生態系のピラミッド（例）

第5章　環境衛生

非生物的な環境とは，光，温度，水，酸素，二酸化炭素，無機塩類等を指す。これらの非生物的環境の生物群集への働きかけ（影響）を作用と言い，生物群集の生命活動の結果が非生物環境に影響することを，環境形成作用と言う。

生物群集をその栄養の取り方で分けた段階を栄養段階と言い，生産者，消費者，分解者（還元者）に分けられる。生産者とは，無機物から有機物を自ら作り出すことができる独立栄養生物で，主な生産者は植物である。生産者が作り出した有機物に直接あるいは間接に依存している動物が消費者である。生産者を食べる動物が一次消費者（草食動物），一次消費者を捕食するのが二次消費者（肉食動物），二次消費者を捕食するのが三次消費者となる。さらに，消費者の中で，動植物の遺体や排出物を無機物に分解する生物を分解者（還元者）と言い，菌，細菌類等が該当する。この捕食・被食関係を食物連鎖と言う。

このように，生態系は，生産者，消費者，分解者（還元者）から構成され，食物連鎖を通して無機物と有機物との間に物質代謝系が成立している，とも言える。

生態系の一部が人為的に変更または破壊されると，生態系全体の物質代謝回路が影響を受ける。現代は産業の進展に伴い自然の生態系が破壊され，異なった生態系ができつつある。さらに，近年の世界規模での人口の爆発的増加も生態系の変化の一つとして注目しなければならない[2]。

第2節　環境衛生の主な項目

環境衛生項目は多岐にわたっており，数も多いが，特に健康への影響を意識しながら考えてみよう。

1．放射線，電磁波，光

1）放射線

(1)　電離放射線

放射線は，大きく電離放射線と非電離放射線に分けられる。電離とは放射線が当たった物質をイオン化することを意味し，電離作用によって遺伝子が損傷を受けることが，放射線によるがん化の仕組みと言われている。チェルノブイリ原子力発電所や福島第一原子力発電所の事故や広島，長崎の原爆で問題となったのは電離作用を持つ電離放射線であり，単に放射線と言った場合にはこの電離放射線を指す。

電離放射線は，電磁波と粒子線に分類され，電磁波にはX線やγ線が，粒子線だとα線，β線，中性子線等が属する。

α線はヘリウム原子核でプラスの電気を帯びている。電離作用は強いが透過力は弱く，紙一枚で遮蔽できる。β線は原子核より放出される電子でマイナスの電気を持っている。α線に比べると電離作用は弱いが透過力は強く，薄いアルミ板で遮蔽できる。γ線，X線は電磁波で電気は持っていない。β線よりもさらに電離作用は弱いが透過力が高いため，遮蔽には鉛や鉄，コンクリートが必要になる。

放射線の強さはベクレル（Bq）で表す[注1]。また，人体への影響の度合いはシーベルト（Sv）で表す。

放射線被曝には，レントゲン検査等で体外から放射線を受ける外部被曝と，放射性物質を含む空気や食物等を体内に取り込むことで体内から放射線を受ける内部被曝がある。原子力発電所事故等で放出される放射性物質であるヨウ素131は，甲状腺に蓄積し内部被曝により甲状腺がんの原因となる。早期に安定ヨウ素剤を摂取することで，ヨウ素131が甲状腺へ取り込まれるのを防ぐことができるため，原子力発電所事故の際には，特に子どもに安定ヨウ素剤を内服させ，甲状腺ブロックを行うべきであると言われており，発電所立地自治体等では備蓄しているところもある[3]。

(2) 非電離放射線（電磁波，光）

非電離放射線は，波長の短いものから紫外線，可視光線，赤外線，マイクロ波（電波）に分類される。一般に光と言われるものは，電磁波の中でも可視光線（400〜800 nm）と言われるものである。

一般的に外部情報の9割は視覚情報であり，可視光線は視覚器（眼）により視覚情報として受容される。視覚機能に対して重要なのは照度で，ルクスで表す[注2]。視力は照度の影響を受ける。一般に1,000ルクスまでは照度の上昇に伴い高くなるが，1,000ルクスを超えると輝度（まぶしさ）が強まり疲労しやすくなる[4]。適切な照度が快適な環境には必須であり，児童生徒が学ぶ教育現場での照度は学校保健安全法（学校環境衛生基準），労働者の作業環境として必要な照度は労働安全衛生法（労働安全衛生規則）により定められている。

紫外線は地表に届く電磁波の中で一番波長が短く（〜400 nm），波長によってUV-C（100〜280 nm），UV-B（280〜315 nm），UV-A（315〜400 nm）に分けられる。紫外線は皮膚の透過性が0.2 mm以下と極めて小さく，照射されると俗に言う「日焼け」を起こす。UV-Cは大気により吸収されるため地表には到達しないが強い殺菌作用があるため，人工的な殺菌灯等で使用されている。UV-Bは，オゾン層の変化により左右される。UV-Bは長時間強く繰り返して照射されると皮膚がんが発生することが知られており，フロンガスによるオゾン層破壊が問題となっている原因の一つである[5]。

[注] 1．これは，一秒間に何個の原子が崩壊して放射線を放出するかを示したものである。食品中の放射性物質の量等に用いられる。

2．照度は太陽光では10万ルクスであるのに対し，屋内では，採光，照明を工夫しても700から2,000ルクスである。

赤外線（800 nm～）は熱線とも呼ばれ，輻射熱の要素である。赤外線は皮膚の透過性が大きいため，皮膚深部に到達し皮下組織を温める。

2．空　気

空気は，物理的環境要因の中でも，温熱（気温，湿度，気流，輻射熱），気圧に関係している。また，化学的環境要因として，酸素や二酸化炭素の濃度等も関係する。さらに，硫黄酸化物や窒素酸化物，微小粒子状物質（PM2.5）等による大気汚染も問題である。

1）温　熱

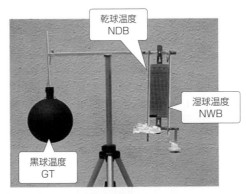

図5-2-1　暑さ指数（WBGT）測定装置
出典：環境省「熱中症予防情報サイト」[6]より

温熱感覚に影響するものは，気温のほか，湿度，気流（風），輻射熱であり，これらは温熱の4要素と言われる。近年，高齢者を中心に熱中症が問題になっているが，学校現場でもスポーツの大会等で子どもが熱中症で倒れる等の事件が起こっている。熱中症予防の観点からは，気温だけでなく，湿度や気流の影響も考慮に入れた温熱指標が必要であり，湿球黒球温度（WBGT：Wet-Bulb Globe Temperature）が重要である。WBGTは，環境省がわかりやすく「暑さ指数（WBGT）」として表記するようになり，同省の熱中症情報等では夏場を中心に情報提供されている。暑さ指数（WBGT）の単位は通常の気温と同じく℃であるが，以下のように算出する[6]。なお，WBGTが21～25℃未満は注意，25～28℃未満は警戒，28～31℃未満は厳重警戒，31℃以上では原則として運動禁止である（「運動に関する指針」）。

暑さ指数（WBGT）の算出式

屋外での算出式

WBGT（℃）＝0.7×湿球温度＋0.2×黒球温度＋0.1×乾球温度

屋内での算出式

WBGT（℃）＝0.7×湿球温度＋0.3×黒球温度

2）気　圧

気圧は大気が地球の引力に引き寄せられた結果生じる圧力で，1気圧は760 mmHg（ミリメ

ートル水銀）あるいは1,013hPa（ヘクトパスカル）である。海抜0mが1気圧で，高度の上昇により気圧は低下し，海抜5,800mでは半分になり，エベレストの山頂（8,848m）では約1／3になる。これに対して，水中の圧力（水圧）は，10m深くなるごとに約1気圧ずつ増加する。つまり，10m潜水すると2気圧である。

　高所や潜水では，気圧そのものによる障害や，大気の成分である窒素，酸素による障害も起こる。低気圧による障害には，頭痛，めまい等があり，航空機への搭乗や標高の高い山への登山等で起こる。また，高気圧による障害は，潜水作業等で起こるが，スキューバダイビング等でも注意が必要で，加圧（潜水）時，減圧（浮上）時に障害が起こる危険性が高い。加圧時には直接作用として，耳，鼻等への締め付けが生じる。また，酸素分圧，窒素分圧の上昇により，酸素中毒，窒素酔い[注1]等が起こる。減圧時には，息を止めて急浮上すると肺破裂や空気塞栓が起こる。減圧症は高圧下で脂肪組織に溶けていた窒素が減圧することで血液中で気泡となり，微小血管を詰まらせることで起こる。呼吸困難や皮膚掻痒感，関節痛等が起こる。

3）組成変化と異常成分（大気汚染）

　空気の組成変化や異常成分による影響は，特に大気汚染で見られる。

(1)　酸　素

　酸素は大気中に約20％存在している。通常問題になるのは低酸素で，12％～16％で頭痛，吐き気，めまい，集中困難，脈と呼吸の増加等がみられ，10％以下では意識障害を生じる。さらにこの状態が続くと死亡する。地下の工事現場や下水道，穀物の貯蔵所，船倉等での作業では特に注意が必要である。

(2)　二酸化炭素

　二酸化炭素は大気中に0.04％程度含まれ，呼気中の濃度は4％である。最低毒性濃度は2％と言われている[注2]。

(3)　異常成分

　異常成分には一酸化炭素，硫黄酸化物，窒素酸化物，浮遊粒子状物質，揮発性有機化合物，光化学オキシダント等がある。これらの環境基準は環境基本法によって定められ，基準達成のために大気汚染防止法が施行されている。また，学校現場においても，学校保健安全法（学校環境衛生基準）により，特に浮遊粉じん，一酸化炭素，揮発性有機化合物の基準濃度の達成が義務付けられている（第3節参照）。

①　一酸化炭素

　不完全燃焼によって生じる。無色，無臭，無味，無刺激性であり，人間の五感では感知が難しい。一酸化炭素は酸素よりも赤血球のヘモグロビンと結合しやすく，解離しにくいため，ヘ

[注] 1．窒素には麻酔作用があり，4気圧以上で行動異常，記憶障害，意識消失等を引き起こすことがある。
　　　2．建築物衛生管理基準では0.1％以下とされているが，これは屋内空気汚染の意味として用いられる。

モグロビンの酸素運搬を阻害し，特に脳での低酸素を引き起こす。10ppm を超えると精神活動低下，100ppm で頭痛やめまい，5,000ppm では 1 時間以内に死亡する。一酸化炭素中毒は，換気が不十分な場所での石油ストーブの使用等により起こる。

② 硫黄酸化物

二酸化硫黄（亜硫酸ガス），三酸化硫黄等の総称で，SOx（ソックス）とも言われる。石炭，石油，木材等，硫黄を含む物質の燃焼により生じる。無色で刺激臭がある。吸入すると，鼻粘膜，喉頭，気管支等を刺激し，長期にわたると，慢性気管支炎や喘息を引き起こす。また，水溶性が高く，酸性雨の原因になる。

③ 窒素酸化物

一酸化窒素，二酸化窒素等の総称で，NOx（ノックス）とも言われる。空気中でものが燃焼する際に発生し，高温で燃焼するほど多く発生する。自動車等が主な発生源である。無色で刺激臭があり，吸入すると肺まで到達し，慢性気管支炎や肺気腫を引き起こす。また，二酸化窒素は光化学オキシダントや酸性雨の原因になる。

④ 浮遊粒子状物質（SPM：Suspended Particulate Matter）

大気中に浮遊する粒子状物質のうち，10 μm 以下のものを言う。微小なため，大気中に長時間滞留し，肺や器官に沈着して呼吸器に悪い影響を与えると言われる。発生源は多様であり，工場等のばい煙中のばいじん，ディーゼルエンジンからの黒煙，硫黄酸化物や窒素酸化物から変化したもの等である。

⑤ 揮発性有機化合物（VOC：Volatile Organic Compounds）

有機溶剤やシンナーで，常温で揮発し大気中に拡散する。ベンゼン，トリクロロエチレン，テトラクロロエチレン，ジクロロメタン等，100種類以上ある。塗装，接着，洗浄等，広く使用されているが，発がん性や毒性の高いものも相当数あるため，その管理を徹底するよう使用事業所等に義務付けている。

⑥ 光化学オキシダント

窒素酸化物と揮発性有機化合物が太陽光によって反応し生成するオゾン等の物質である。光化学スモッグの原因となり，粘膜刺激作用があり，呼吸器への悪影響のほか，農作物等への影響も指摘されている。

PM2.5

column

浮遊粒子状物質（SPM）の中でも大きさが2.5μm 程度以下のものを PM2.5と言う。近年中国において，PM2.5による深刻な大気汚染が発生している。日本においても PM2.5の濃度が上昇したことから関心が高まり，2013（平成25）年に暫定指針が制定されている。

3．水

　ヒトの約6割は水からできている。体内の様々な反応に水は必須であり，成人では1日2,500 ml程度の水を生理的に必要とする。現代生活では，洗顔，入浴，洗濯，調理等にも水が必要（生活用水）であり，日本人一人あたりの生活用水の平均使用量は300l弱である[7]。

　地球上の水は循環しており，汚染された水は微生物等により分解されていたが，近代化と都市化に伴い水の汚染は深刻となった。そのため，現在では浄水操作をした安全な水を上水道で供給し，排水は下水道を設けて処理したのちに河川や海洋へ流す方式をとっている。

1）水の種類

⑴　上　水

　ヒトが飲用するために供給される水を上水と言う。上水道に関しては，水道法によって水質基準が定められている。水道では塩素を注入し，それによって生じた次亜塩素酸によって殺菌消毒している。これは遊離残留塩素といい，給水栓末端（水道が出てくるところ）で0.1mg/l以上でないといけないと水道法で定められている。しかし，遊離残留塩素と水中の有機物が反応してできるトリハロメタンに発がん性等があるとして，最近問題となっている。そこで，最近はオゾンと粒状活性炭を使用し，トリハロメタンを大幅に減らした高度浄水処理水が供給されているところもある[8]。

⑵　下　水

　下水は，ヒトが生活によって使用した汚れた水（生活排水）と産業排水，雨水からなる。生活排水や産業排水をそのまま河川等に流すと自然界の分解の能力を超えてしまうため，浄化してから環境中に流す必要があり，排水をあつめて処理する一連のシステムとして下水道が整備されている。しかし，その整備率は80％未満であり，他の先進諸国に比べると低い[9]。

　また，下水道は都市部での降雨の排水システムでもあるが，近年のゲリラ豪雨等で，その排水能を超えてしまい，都市型の水害となることもある。そのため，地下に遊水池を設けて一時的に貯水する等の対策がとられている。

　下水管で集められた汚水は終末処理場で主に細菌によって浄化される。中でも，好気性菌を用いた活性汚泥法は処理能力が高く大規模処理場で用いられる。

2）水の汚染

　水はヒトの生存に欠かせないものであり，食物となる動植物にとっても必須である。

　水の汚染はヒトの健康や生存にとって非常に危険である[注]。現在は，環境基本法によって水質汚濁に係る環境基準が設けられており，人の健康の保護に関する環境基準（健康項目）は河

注 一部の感染症は水を媒介にして広がったこと，また4大公害病のうち新潟水俣病，水俣病，イタイイタイ病は水の汚染であった。

川，湖沼，海域ではカドミウム等27項目（地下水に対しては有機リンを加えた28項目）が全国一律に適用されている。また，生活環境の保全に関する環境基準（生活環境基準）ではpH，化学的酸素要求量（COD：Chemical Oxygen Demand），生物化学的酸素要求量（BOD：Biochemical Oxygen Demand）等が適用されている。

河川や湖沼，海域への排水は水質汚濁防止法により規制されている。人の健康にかかる被害を生じさせるおそれのある項目と，生活環境にかかる被害を生じさせるおそれのある項目について基準が設定されており，事業者はこれを遵守しなければならない。

4．廃棄物

廃棄物はいわゆる「ゴミ」で，1970（昭和45）年成立の「廃棄物の処理及び清掃に関する法律」（廃棄物処理法）によって，一般廃棄物と産業廃棄物に区分されている。産業廃棄物は事業活動によって生じた廃棄物のうち，汚泥や動物の糞尿等20種類が指定されている。一般廃棄物は産業廃棄物以外のもので，主に家庭からでる生活系ゴミである。

廃棄物は，経済活動の拡大と国民生活の向上に伴い膨大な量にのぼっており，発生の抑制（reduce），再利用（reuse），再生（recycle）の3Rは廃棄物の処理に重要である。そこで，2000（平成12）年に「循環型社会形成推進基本法」が制定され，リサイクル（再生）に関しては，容器包装リサイクル法（1995〈平成7〉年）**注**，家電リサイクル法（1998〈平成10〉年），建設リサイクル法（2000〈平成12〉年），食品リサイクル法（2000〈平成12〉年），自動車リサイクル法（2002〈平成14〉年）が順次制定されている。

5．衣食住

1）衣　料

衣料とは，衣服や下着類のことで，衛生的な面から文化・社会的な面までその役割は多方面に及ぶ。衛生面では，衣服内の環境を快適なものにすることが大きな目的である。また，文化・社会的な面から見ると，個人のライフスタイルの表現であり，冠婚葬祭等では暗黙の了解（ドレスコード）があり，その場に応じた服装は最低限のマナーとして重要視される。さらに，病原微生物や放射線を扱う場所では防護服を使用し，体への有害物質の付着を防ぎ，有害作用を軽減している。

衣服内の環境を良好に保つためには，まず外界からの有害な刺激を緩和する必要がある。つまり紫外線や摩擦から皮膚や粘膜を保護し，あるいは害虫等に刺されるのを防ぐ，ということである。また，外気温の低下時等には体温を維持することも重要である。下着類は皮脂や汗を

注 容器包装リサイクル法では，ガラス瓶，ペットボトル，プラスチック，紙製容器の分別収集，再商品化が義務付けられており，各自治体のゴミ収集もこれに合わせて分別収集されている。

吸収し，清潔に保つ働きがある。

衣料の大部分は繊維で作られ，防カビ，防虫，防炎等の加工が施されることがあり，その際使用される化学物質による皮膚や粘膜への刺激等が問題になっている。そこで，1973（昭和48）年に「有害物質を含有する家庭用品の規制に関する法律」が制定され，現在20種類の化学物質に規制基準が設定され，そのうち，衣料用の繊維製品に関してはホルムアルデヒド等7種類に規制基準が設定されている。

2）食 品

食品はすべての人が生命を維持するために毎日常用するものである。かつては，自給自足的に食料を得ていたが，産業化，都市化が進んだ現代では，食品として様々なものが生産，加工，保存，販売等されている。

食の安全のためには，各段階における衛生管理が重要であり，食品衛生法によってすべての飲食物の安全性の確保のために必要な規制や処置が講じられている。中でも重要なのは，食中毒対策である。食中毒は，食品摂取後比較的短期間のうちに，腹痛，下痢，嘔吐等，消化器症状や，精神神経症状等を呈するもので，病原微生物によるもの，自然毒によるもの，化学物質によるものがある（第9章参照）。

3）住 居

住居は，多くの人が最も長く過ごす場所の一つである。温熱環境，空気環境を整えて，快適で安全な空間を提供することによって精神的な安定を得られるようにする必要がある。日本は地震や台風といった自然災害も多く，住居はそれに耐える構造を持つ必要がある。そのため，建築基準法によって耐震基準が定められている。構造的な安全に加えて，高齢化が進んだことによる転倒等の事故予防のため，バリアフリー対策も重要になっている。バリアフリーは障害者，高齢者等の社会的弱者が利用する際の障害を取り除く観点が強いため，今後は設計時点で障害が起こらないようにしておくユニバーサルデザインが重視されると思われる。

また，室内環境を維持するために換気や採光も必要であり，建築基準法で基準が定まっている。特に換気はシックハウス症候群対策の一つとして重要性が増している。シックハウス症候群は，住宅用建材から発生する化学物質による健康被害の総称であり，揮発性有機化合物（VOC）により起こる。特にホルムアルデヒドは接着剤に含まれ，頭痛や目，鼻の粘膜の刺激，聴覚鈍化の原因となる。

6．公 害

戦後日本は急速な経済成長を遂げたが，その代償として，工場から排出されるばい煙，汚水等による環境汚染が深刻化し，公害による健康被害が社会問題化した。そこで，国は1967（昭和42）年に公害対策基本法を制定し，**大気汚染，水質汚濁，土壌汚染，騒音，振動，悪臭，地盤沈下**の7つを典型7公害として，環境基準を定めた。1969（昭和44）年には公害にかかる健

康被害の救済に関する特別措置法（旧救済法）を制定し，当面緊急を要する医療費の自己負担分を給付することとなった。さらに，1972（昭和47）年には大気汚染防止法及び水質汚濁防止法を改正し，公害について事業者の無過失損害賠償責任が定められた。また，1973（昭和48）年には旧救済法に代わって，公害健康被害補償法が制定された（翌1974年より施行）。

公害健康被害補償法による補償給付の対象は，気管支喘息，慢性気管支炎，肺気腫，喘息性気管支炎等，原因物質と疾病の間に特異的な関係がない疾病（著しい大気汚染と呼吸器系疾患）と，水俣病，イタイイタイ病等のような原因物質と疾病の間に特異的な関係がある疾病の2種類がある。この制度では汚染原因者負担の原則を基本としている。なお，1988（昭和63）年には公害健康被害の補償等に関する法律と改正されている。

1993（平成5）年，公害対策基本法と自然環境保全法の一部を統合する形で環境基本法が制定された。この法律において「公害」は，「環境の保全上の支障のうち，事業活動その他の人の活動に伴って生ずる相当範囲にわたる大気の汚染，水質の汚濁（水質以外の水の状態又は水底の底質が悪化することを含む），土壌の汚染，騒音，振動，地盤の沈下（鉱物の掘採のための土地の掘削によるものを除く）及び悪臭によって，人の健康又は生活環境（人の生活に密接な関係のある財産並びに人の生活に密接な関係のある動植物及びその生育環境を含む）に係る被害が生ずること」と定義され，当初は公害対策基本法での典型7公害を指していた。しかし，福島第一原子力発電所での事故を機に，2012（平成24）年に環境基本法が改正施行され，これまで適用除外とされていた放射性物質を公害物質と位置づけることとなった。

空気と水についてはすでに述べたので，以下では振動等について簡単に触れておく。

4大公害病

column

公害による健康被害による紛争事件のうち，新潟水俣病事件，イタイイタイ病事件，四日市公害（喘息）事件，熊本水俣病事件は4大公害裁判として特に問題化した（これらは公害健康被害の補償等に関する法律において指定されている）。

水俣病は，工場排水に含まれる大量のメチル水銀が魚介類に蓄積（濃縮）され，これを経口摂取することで起こった神経系の疾患である。四肢末端の感覚障害に始まり，運動失調，平衡機能障害，求心性視野狭窄，歩行障害，構音障害，筋力低下，振戦，眼球運動異常，聴力障害等もきたした。また，胎児期に母体が汚染魚介類を経口摂取することで生後発症する胎児性水俣病では，知的障害と運動機能障害がみられた。水俣病は，熊本県，鹿児島県の水俣湾周辺地域（原因企業はチッソ）と，新潟県の阿賀野川流域（原因企業は昭和電工）で発生した[10) 11)]。

イタイイタイ病は，富山県神通川流域での原因不明の激痛を伴う奇病として報告され，原因はカドミウムの慢性中毒による腎障害，骨軟化とされる（原因企業は三井金属鉱業）[12)]。

四日市喘息は他の3つに比べて原因企業の特定が難しかったが，コンビナートにあった石原産業，中部電力，昭和四日市石油，三菱油化，三菱化成工業，三菱モンサント化成等が原因企業とされた[13)]。

①振動：工場や建設現場，道路，鉄道等によって生じる。振動によりイライラ等，精神的な苦痛がある場合と，物的な損傷がある場合がある。振動規制法により対策が講じられている。

②騒音：工場，交通，工事現場，飲食店営業等から生じる。発生源は建設作業が最多で3分の1を占めるが，営業も1割弱を占めている。騒音規制法によって対策がとられている。

③悪臭：悪臭防止法により規制がおこなわれている。

7．有害動物

有害動物とは，人間の経済活動や健康に悪影響を与えるようになった，自然界に存在する動物の総称である。

動物自体が毒を持っているものには，喫食すると危ないものとして毒キノコやフグ[注1]，刺されたりすると危ないものとしてハチやクラゲ，噛まれて危ないものとしてヘビやダニ等がある。

また，蚊やネズミ等，生物自体に毒はないが，病気の原因となる微生物を運んでくるものも有害動物と言える。アカイエカは日本脳炎，ヒトスジシマカはデング熱を媒介する。また，熱帯地方のマラリアも蚊（ハマダラカ）によって媒介される。犬，コウモリ等は狂犬病を媒介する[注2]。なお，マイクロソフト創業者で，ビル＆メリンダ・ゲイツ財団を運営しているビル・ゲイツ氏は世界保健機関（WHO）等の資料をまとめ，人間を一番殺している動物は，蚊である（ちなみに二番目は人間）と述べている[14]。

第3節 学校の環境衛生

1．学校環境衛生活動

学校においては，児童生徒等及び職員の心身の健康の保持増進を図るため，環境衛生検査について計画を策定し，これを実施しなければならないとされている（学校保健安全法第5条）。

注 1．フグは毒のある部位が決まっており，そこを取り除けば喫食できる。フグの販売や調理して提供するには免許が必要で，これは都道府県免許であり，全国統一の資格ではない。
2．狂犬病は発症すると致死率が非常に高いが，日本では狂犬病予防法により予防接種が徹底されており，現在，リスクはそれほど高くはない。

第5章　環境衛生

　環境衛生検査は，**学校環境衛生基準**に基づき，毎学年定期に実施し，必要があるときには，臨時に環境衛生検査を実施する（学校保健安全法施行規則第1条）。その上で，校長は，「学校の環境衛生に関し適正を欠く事項があると認めた場合には，遅滞なく，その改善のために必要な措置を講じ，又は当該措置を講ずることができないときは，当該学校の設置者に対し，その旨を申し出るもの」とされている（学校保健安全法第6条）。さらに，学校においては環境衛生検査のほか，日常点検を行い，環境維持又は改善を図らなければならない（学校保健安全法施行規則第2条）。これら一連の活動は，学校環境衛生活動と呼ばれている。

2．環境衛生検査

　学校における**環境衛生検査**は，定期検査，臨時検査，日常点検に分類される。定期検査と臨時検査は，学校保健安全法施行規則第1条（環境衛生検査等）にその実施が定められている。

　定期検査は，学校保健安全法施行規則において，「学校保健安全法第5条の環境衛生検査は，他の法令^注に基づくもののほか，毎学期定期に，法第6条に規定する学校環境衛生基準に基づき行わなければならない」とされ，臨時検査は，「2　学校においては，必要があるときは，臨時に，環境衛生検査を行うものとする」とされている。

　日常点検（日常における環境衛生）は，同法施行規則第2条に「学校においては，前条の環境衛生検査のほか，日常的な点検を行い，環境衛生の維持又は改善を図らなければならない」と定められている。

1）定期検査

　定期検査の検査項目は，①教室等の環境（換気及び保温等，採光及び照明，騒音），②飲料水等の水質及び施設・設備，③学校の清潔，ネズミ，衛生害虫等及び教室等の備品の管理，④水泳プール（水質，施設・設備の衛生状態）が挙げられる。

　検査内容は，学校環境衛生基準に準拠する。

　検査の実施にあたっては，①学校薬剤師が行う場合，②学校薬剤師の助言の下に教職員が行う場合，または，③学校薬剤師と相談の上で，外部の検査機関に依頼する場合があるが，実施にあたっては，責任の所在を明確にし，確実に，適切に実施するよう留意しなければならない。

2）臨時検査

　臨時検査については，①感染症又は食中毒の発生のおそれがあり，又は，発生したとき，②風水害等により環境が不潔になり又は汚染され，感染症の発生のおそれがあるとき，③新築，改築，改修等及び机，いす，コンピュータ等新たな学校用備品の搬入等により揮発性有機化合物の発生のおそれがあるとき，④その他必要なときに実施される。検査の方法は，定期検査に

注　「他の法令」とは，「学校給食法」，「建築物における衛生的環境の確保に関する法律」（建築物衛生法），「水道法」，「浄化槽法」等がある。

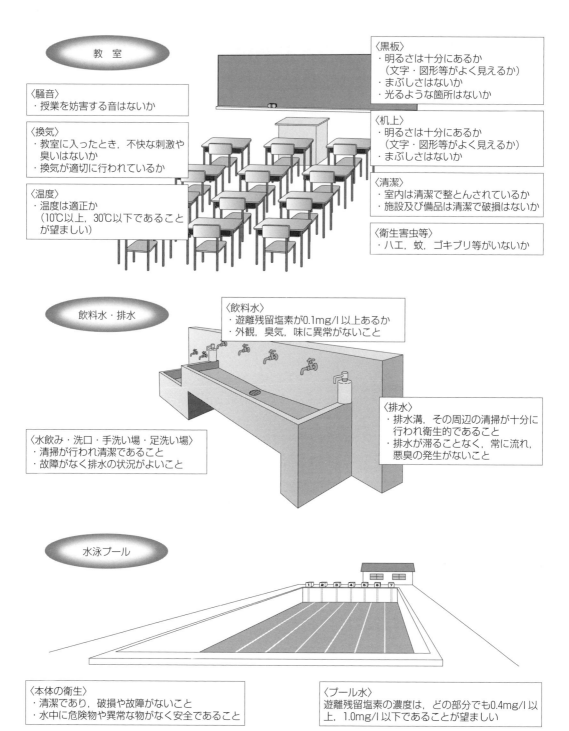

図5-3-1　日常点検のポイント

第5章　環境衛生

準じて行われる。

3）日常点検

日常点検の内容は，授業時における換気や温度，採光や騒音等について，学校環境衛生基準に定められた図5-3-1の内容を点検し，必要に応じて事後措置を講じる。

日々の日常点検は，定期検査や臨時検査を実施する際の参考とすること，さらに，身の回りの環境がどのように維持されているのかについて，保健教育と接続させながらその活動が行われる。

3．学校環境衛生基準

学校環境衛生基準は，「文部科学大臣は，学校における換気，採光，照明，保温，清潔保持その他環境衛生に係る事項について，児童生徒等及び職員の健康を保護する上で維持されることが望ましい基準を定めるものとする」（学校保健安全法第6条）とされている。

学校環境衛生基準の具体的内容は，2009（平成21）年の「学校環境衛生基準」（平成21年文部科学省告示60号）により示されている。主な内容は以下の通りである（表5-3-1）。

1）教室等の環境に係る学校環境衛生基準

(1)　換気及び保温

①　換　気

換気の基準は，表5-3-1に示したとおり二酸化炭素が1,500ppm以下であることが望ましい。教室内の空気は，外気との入れ換えがなければ，児童生徒の呼吸等によって二酸化炭素量が増加する。このことは同時に，他の汚染物質も増加しているとみられるために，二酸化炭素濃度が換気の基準とされている。

②　温　度

学習環境における室温の基準は，10℃以上30℃以下であることが望ましいとされている。同基準の根拠となるのは，室温が10℃以下の場合，約60％の人が手足の冷えを感じ，約35％の人が足の冷えを感じることからこうした基準が導き出されている。また，児童生徒に対して，生理的，心理的負担を与えない室温は，夏期で25〜28℃，冬期で18〜20℃程度とされている。

③　相対湿度

相対湿度とは，可検空気に含むことのできる最大の水蒸気量と比較した空気の水蒸気量を百分率（％）であらわしたものである。夏期は高湿，冬期は低湿といった特徴から30％以上80％以下であることが望ましいとされている。人体の快適性から，50〜60％程度が望ましい条件とされている。

④　浮遊粉じん

浮遊粉じんとは，呼吸により肺胞まで達するとされる粒径10μm以下の空気中に浮遊している微細な物質である。大気汚染に係る環境基準において，健康上望ましい基準として，1時間

表5-3-1 学校環境衛生の検査項目，基準値，検査方法

検査項目	基準	方法
(1)換気	換気の基準として，二酸化炭素は，1500ppm 以下であることが望ましい。	二酸化炭素は，検知管法により測定する。
(2)温度	10℃ 以上，30℃ 以下であることが望ましい。	アスマン通風乾湿計を用いて測定する。
(3)相対湿度	30% 以上，80% 以下であることが望ましい。	アスマン通風乾湿計を用いて測定する。
(4)浮遊粉じん	$0.10\,mg/m^3$ 以下であること。	相対沈降径10μm 以下の浮遊粉じんをろ紙に捕集し，その質量による方法（Low-Volume Air Sampler 法）又は質量濃度変換係数（K）を求めて質量濃度を算出する相対濃度計を用いて測定する。
(5)気流	0.5m/ 秒以下であることが望ましい。	カタ温度計又は微風速計を用いて測定する。
(6)一酸化炭素	10ppm 以下であること。	検知管法により測定する。
(7)二酸化窒素	0.06ppm 以下であることが望ましい。	ザルツマン法により測定する。
(8)揮発性有機化合物		揮発性有機化合物の採取は，教室等内の温度が高い時期に行い，吸引方式では30分間で 2 回以上，拡散方式では 8 時間以上行う。
ア．ホルムアルデヒド	$100\,\mu g/m^3$ 以下であること。	ジニトロフェニルヒドラジン誘導体固相吸着／溶媒抽出法により採取し，高速液体クロマトグラフ法により測定する。
イ．トルエン	$260\,\mu g/m^3$ 以下であること。	固相吸着／溶媒抽出法，固相吸着／加熱脱着法，容器採取法のいずれかの方法により採取し，ガスクロマトグラフ―質量分析法により測定する。
ウ．キシレン	$870\,\mu g/m^3$ 以下であること。	
エ．パラジクロロベンゼン	$240\,\mu g/m^3$ 以下であること。	
オ．エチルベンゼン	$3800\,\mu g/m^3$ 以下であること。	
カ．スチレン	$220\,\mu g/m^3$ 以下であること。	
(9)ダニ又はダニアレルゲン	$100\,匹/m^2$ 以下又はこれと同等のアレルゲン量以下であること。	温度及び湿度が高い時期に，ダニの発生しやすい場所において 1 m² を電気掃除機で 1 分間吸引し，ダニを捕集する。捕集したダニは，顕微鏡で計数するか，アレルゲンを抽出し，酵素免疫測定法によりアレルゲンを測定する。

備考

一　検査項目(1)～(7)については，学校の授業中等に，各階 1 以上の教室等を選び，適当な場所 1 か所以上の机上の高さにおいて検査を行う。

　　検査項目(4)及び(5)については，空気の温度，湿度又は流量を調節する設備を使用している教室等以外の教室等においては，必要と認める場合に検査を行う。

　　検査項目(6)及び(7)については，教室等において燃焼器具を使用していない場合に限り，検査を省略することができる。

二　検査項目(8)については，普通教室，音楽室，図工室，コンピュータ教室，体育館等必要と認める教室において検査を行う。

　　検査項目(8)ウ～カについては，必要と認める場合に検査を行う。

　　検査項目(8)については，児童生徒等がいない教室等において，30分以上換気の後 5 時間以上密閉してから採取し，ホルムアルデヒドにあっては高速液体クロマトグラフ法により，トルエン，キシレン，パラジクロロベンゼン，エチルベンゼン，スチレンにあってはガスクロマトグラフ―質量分析法により測定した場合に限り，その結果が著しく基準値を下回る場合には，以後教室等の環境に変化が認められない限り，次回からの検査を省略することができる。

三　検査項目(9)については，保健室の寝具，カーペット敷の教室等において検査を行う。

値の１日平均値が0.10mg/m³以下と示されている。

⑤　気　流

人体に対する強い気流は不快感を伴うため，学習への影響を考慮して0.5m/秒以下が望ましい。自然換気による気流，そして，冷暖房機器の使用による気流についても同様の基準が適用される。

⑥　一酸化炭素

一酸化炭素は，無色，無臭の有毒ガスで，不完全燃焼に伴って発生する。血液中のヘモグロビンと結合して呼吸ガスの交換を妨げ，体内への酸素供給機能を弱めてしまうことから，頭痛やめまい，吐き気を伴い，高濃度の場合には窒息を引き起こす。健康が維持できる環境基準は，１時間値の１日平均値が10ppm以下とされており，学習環境下における基準もこれを適応している。

⑦　二酸化窒素

自動車等の排ガスや，燃焼ガスが室内に放出される石油ストーブ，石油ファンヒーター等の燃焼器具が二酸化窒素の発生源となる。生活環境下では日内変動が大きいとされるが，0.06ppm以下が望ましいとされている。

⑧　揮発性有機化合物

住宅の建材や内装材から放散される揮発性有機化合物により，不快な刺激や臭気を感じ，体調不良を引き起こす場合がある。状況によって，シックハウス症候群の発生要因ともされている。文部科学省は，実態調査を行い，検査を実施した11物質中高い値を示した６物質（ホルムアルデヒド，トルエン，キシレン，パラジクロロベンゼン，エチルベンゼン，スチレン）を検査項目としている。

⑨　ダニ又はダニアレルゲン

ダニの基準値は，100匹/m²とされている。同基準は，100匹/m²以下で喘息発作が緩和されたとの報告から定められた。保健室の寝具やカーペット等，ダニの発生しやすい場所にて検査を行う。

(2)　採光及び照明

①　照度と輝度

照度とは，物体にあたる光の強さのことであり，一方，輝度とは，物体面から目の方向へ反射する光の強さのことを言う（図5-3-2）。実際，目に見える明るさで，直接関係するのは，物体面から反射する輝度であるため，教室内の照明効率は，壁等の周囲の反射率も考慮する必要がある。

照度検査は，日本工業規格C1609に規定された照度計規格に適合する照度計を使用し，年間２回を定期に実施する。その際，晴天の日や雨天の日といった天候や夏と冬の日照時間の差を考慮して学校保健計画に位置づける。

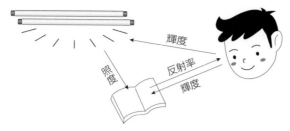

図5-3-2　照度と輝度

　検査場所は，授業中に各階1カ所以上の教室を選び検査を行う。測定位置は，原則として，図5-3-3に示した9カ所に最も近い児童生徒等の机上（教室以外は床上75cm）の水平面について最大照度と最小照度を計測する。教室及びそれに準ずる場所の照度の下限値を300lx（ルクス）としている。また，照度比の差が大きくなると目が疲労しやすくなるため，教室及び黒板の照度比を20：1を超えないこととし，10：1を超えないことが望ましいとされている。

　黒板の照度は，図5-3-3に示した9カ所の垂直面について，最大照度と最小照度を計測する。

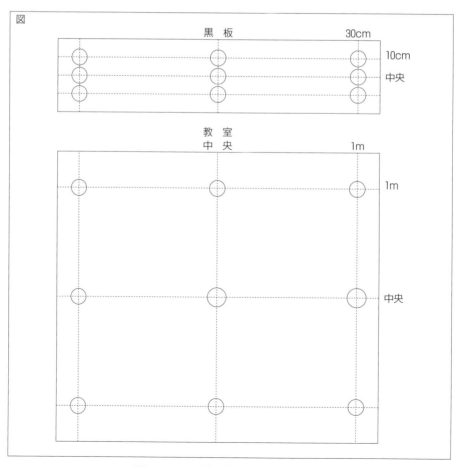

図5-3-3　黒板と教室の照度計測位置

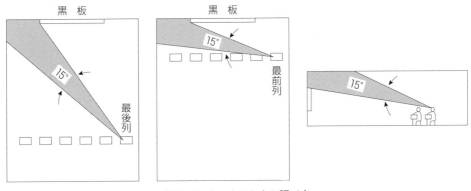

図5-3-4　まぶしさの調べ方

計測者は，白色系の衣類を身につけると光を反射し，照度計測が正確になされないため，黒っぽい衣類を身につけて計測する。

② まぶしさ

グレアは，「不快なまぶしさ」や物の見えづらさを生じさせる「まぶしさ」の総称であり，その原因は，黒板に近い窓，窓の外の反射光，直射日光，人工光源，テレビやコンピュータの画面に映り込む窓や光源等である。視野の中にまぶしさの光源があると，生理的，心理的な疲労となるため，その発見と早急な対応が必要となる。

特に，黒板の外側15°以内の範囲に光源が存在する場合等，光源をカーテンで覆う等，適切な方法により，まぶしさの光源に対しての措置を講ずる必要がある（図5-3-4）。

(3) 騒 音

学習環境における騒音は，教室内で教師の声が聞き取れないこと，学習参加や思考活動に集中できない等，学習活動の妨げとなる。以上のことから，教室内の等価騒音レベルは，窓を閉じている時はLAeq50dB（デシベル）以下，窓を開けている時はLAeq55dB以下であることが望ましいとされている。

授業内における教師の声の大きさが平均で64dBであり，授業での聞き取り作業には，声と騒音の差が少なくとも15dBは必要とされていることから，望ましい学習環境の値を50dB以下と設定している。

騒音レベルの検査場所は，実際に授業が行われる時間帯において，各階1以上の騒音の影響が大きい教室等を選び，児童生徒がいない状態で，教室の窓側と廊下側で窓の開閉時の両等価騒音レベルを普通騒音計，または精密騒音計（JIS C1509）を使用し，測定する。

判定基準を超える場合には，騒音発生の除去，教室の変更，防音措置や二重窓の設置等，事後措置を講ずる。

(4) 飲料水等

学校の飲料水の給水方式は，水道水を直接給水するもの，水槽を通して供給するもの，井戸水等を利用するものがある。

「学校環境衛生基準」では，飲料水に関係する検査対象を，①水道水を水源とする飲料水（専用水道を除く。），②専用水道に該当しない井戸水等を水源とする飲料水，③専用水道（水道水を水源とする場合を除く。）及び専用水道に該当しない井戸水等を水源とする飲料水の原水の3種類に分類している。

直接給水については，飲料水の供給者によって水質検査が実施されており，学校では日常点検により水質の検査が行われているので，定期検査の対象とはされていない。

日常点検では，飲料水の水質について，㋐給水栓水については，遊離残留塩素が0.1mg/l以上保持されていること。ただし，水源が病原生物によって著しく汚染されるおそれのある場合には，遊離残留塩素が0.2mg/l以上保持されていること，㋑給水栓水については，外観，臭気，味等に異常がないこと，㋒冷水器等飲料水を貯留する給水器具から供給されている水についても，給水栓水と同様に管理されていることを基準としている。

さらに，雑用水についても，上記飲料水の㋐㋑の項目が適用される。

飲料水等の施設・設備の基準は，㋐水飲み，洗口，手洗い場及び足洗い場並びにその周辺は，排水の状況がよく，清潔であり，その設備は破損や故障がないこと，㋑配管，給水栓，給水ポンプ，貯水槽及び浄化設備等の給水施設・設備並びにその周辺は，清潔であることとされている。

⑸ 学校の清潔，ネズミ，衛生害虫等

① 学校の清潔

生活の場，学習の場である学校の環境を，生理的・心理的負担のない良好な状態に保つことが，「学校の清潔」の目的である。

その検査項目は，①大掃除の実施，②雨水の排水溝等，③排水の施設・設備の3項目である。

①大掃除の実施については，定期的に大掃除を実施するが，実施時期や回数は，学校の実情に合わせて設定し，日々の掃除でできない部分までの清掃を行う。

②雨水の排水溝等については，雨水の貯留によって，悪臭や衛生害虫等の発生原因となることから，雨水の排水状況を確認し，衛生管理に努める必要がある。その基準として，屋上等の雨水排水溝に，泥や砂等が堆積していないこと，また，雨水配水管の末端は，砂や泥等により管径が縮小していないことを確認する。

③排水の施設・設備については，汚水槽，雑排水槽等の施設・設備は，故障等なく適切に機能しているか確認する。

② ネズミ，衛生害虫等

ネズミ，衛生害虫は，感染症を媒介する原因となるため，生息させない対策や侵入経路の遮断，駆除が必要となる。

ネズミは繁殖力が強く生息域も広範囲であることから，有効かつ適切な方法により検査を行う。ネズミの生息確認は，イエダニの発生の有無（イエダニはネズミの寄生虫），ネズミの糞及

び足跡の有無，ネズミの侵入箇所の有無等によって確認する。

衛生害虫は，学校において確認される害虫として，主にハエ，蚊，ゴキブリを示している。

ハエは，成虫の生息を肉眼で確認すること，厨房や便所，動物飼育場等において幼虫の生息が認められるか等，ハエ取り紙等で捕獲し生息の確認とともに駆除する。ハエが媒介する感染症には，赤痢，チフス，コレラ，サルモネラ，病原性大腸菌等の消化器感染症等が挙げられる。

蚊は，日本脳炎（コダカアカイエカ等），マラリア（ハマダラカ類），フィラリア症（アカイエカ等）等の感染症を媒介させる。蚊の生息確認は，成虫の吸血活動痕，学校施設への係留確認，防火用水槽，池，水たまり，下水道，浄化槽等での幼虫の発生の有無により確認を行う。

蚊の刺咬によるかゆみや痛みは，学習活動への妨げになるだけでなく，ひっかきによる細菌の二次感染を引き起こす可能性もあるため，駆除が必要となる。

ゴキブリは，ハエと同様，ウイルスやバクテリア，カビ等を媒介させる。その生息確認は，給食施設，倉庫，厨芥置場，戸棚等にゴキブリの糞や抜け殻が見られるかどうかを確認する。ゴキブリの成虫が確認された場合，多数のゴキブリが生育している可能性がある。

ネズミ，衛生害虫の駆除にあたっては，児童生徒等の健康及び周辺環境に影響がない方法や時期に設定を行いながら駆除を行うようにする。

(6) 教室等の備品の管理

① 机，いすの高さ

学校生活の中で長時間使用する机といすは，学習環境への直接的な影響を持っている。そのため，個々の身体に適合したもの，かつ清潔で破損のないものを準備する。

机の高さ，いすの高さは，図5-3-5に示したとおりである。

・机の高さ＝座高／3＋下腿長
・いすの高さ＝下腿長

（※平成28年度の学校における健康診断から座高の測定は省略されたが，机，いすの高さは座高が一つの基準となる）

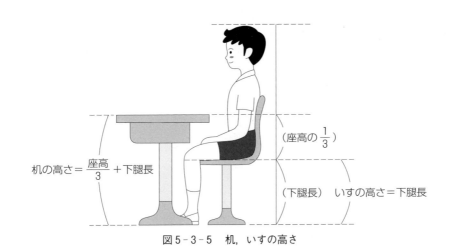

図5-3-5　机，いすの高さ

表5-3-2 水泳プールの水質検査項目と基準値

検査項目	基準
(1)遊離残留塩素	0.4mg/l以上であること。また，1.0mg/l以下であることが望ましい。
(2)pH値	5.8以上8.6以下であること。
(3)大腸菌	検出されないこと。
(4)一般細菌	1ml中200コロニー以下であること。
(5)有機物等	過マンガン酸カリウム消費量として12mg/l以下であること。
(6)濁度	2度以下であること。
(7)総トリハロメタン	0.2mg/l以下であることが望ましい。
(8)循環ろ過装置の処理水	循環ろ過装置の出口における濁度は，0.5度以下であること。また，0.1度以下であることが望ましい。

② 黒板面の色彩

　黒板面の色彩は，黒板検査用色票によって，照度検査と同じ9点位置の明度，彩度検査を行う（図5-3-3）。判定基準を超える場合には，板面の塗り替えか張り替えの措置を講ずる。

2）水泳プールに係る学校環境衛生基準

　水泳プール水を衛生的に保つためには，プール施設・設備の正常な機能，そして，プール原水は，飲料水の基準に適合するものが望ましい。

　プール水の水質検査項目と基準は，表5-3-2の通りである。

4．学校環境衛生活動の進め方

　学校環境衛生活動の実施にあたっては，学校保健安全法第5条（学校保健計画の策定等）に「環境衛生検査，児童生徒等に対する指導その他保健に関する事項について計画を策定し，これを実施しなければならない」とする規定にしたがい，学校環境衛生基準に定められた定期検査項目，日常点検項目等の実施計画を立案する。

　実施にあたっては，①月毎，学期毎，学校行事への配慮，②検査日時，③検査場所や教室等の条件，④教職員の協力体制と内容，役割分担等について，前年度までの情報，実施後の情報処理過程を確認しながら，学校薬剤師等と相談しつつ実施する。

　検査実施後の評価と事後措置については，校長，副校長，教頭，保健主事への相談と，必要

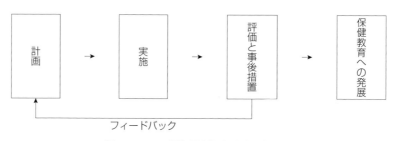

図5-3-6　学校環境衛生活動の進め方

第5章　環境衛生

に応じて職員会議を経て情報の共有を行う。その上で，学校保健委員会や次年度の活動計画への反映，学校環境衛生計画を生かした保健教育へと発展させることができる（図5-3-6）。

◎ 演習問題

学校環境衛生について，次のA～Gの文章で，誤っているものを二つ選びなさい。

A．学校環境衛生は，教職員が中心となり実施する定期環境衛生検査，日常点検，学校薬剤師が中心となって実施する臨時環境衛生検査に分類される。

B．水質検査において，水道水に含まれる遊離残留塩素は0.1mg/l以上保持されている必要がある。

C．プール水の遊離残留塩素は，プールの使用前及び使用中1時間に1回以上測定し，その濃度は，どの部分でも0.4mg/l以上保持される必要がある。また，1.0mg/l以下であることが望ましい。

D．学校環境衛生の基準では，教室における騒音レベルは，窓を閉じている時は50dB（デシベル）以下，窓を開けている時は55dB以下が望ましい学習環境とされている。この基準は，教師の話し声が約60dBであることを考慮した基準として設定されている。

E．教室及びそれに準ずる場所の照度の上限値は，300lx（ルクス）であり，教室及び黒板の照度は500lx以上であることが望ましい。また，教室及び黒板のそれぞれの最大照度と最小照度の比は20：1を超えないことと定められており，一般的には，10：1を超えないことが望ましい。

F．教室における学習環境の設定は，二酸化炭素濃度が1,500ppm以下，温度は10℃以上30℃以下，湿度は30%以上80%以下であることが望ましい。

解答
A．×学校薬剤師→○教職員　E．×上限値→○下限値

引用・参考文献

1）『ブリタニカ国際大百科事典小項目事典』
2）文部科学省「平成19年度自然資源の統合的管理に関する調査　3．各論　第3章　人口問題が生態系資源及び土地資源等に与える影響」
　　http://www.mext.go.jp/b_menu/shingi/gijyutu/gijyutu3/shiryo/attach/1287132.htm
3）「2014年版　原子力災害における安定ヨウ素剤服用ガイドブック」日本医師会，2014.
　　http://www.med.or.jp/doctor/report/saigai/yguidebook20140520.pdf
4）岩崎電気株式会社ホームページ
　　https://www.iwasaki.co.jp/info_lib/tech-data/knowledge/unblanking/02.html
5）環境省環境保健部「紫外線環境保健マニュアル2015」，2015.
　　http://www.env.go.jp/chemi/matsigaisen2015/full.pdf
6）環境省「熱中症予防情報サイト」
　　http://www.wbgt.env.go.jp/
7）国土交通省「平成27年版日本の水資源の現況　第2章　水資源の利用状況」

http://www.mlit.go.jp/common/001121773.pdf
8） 大阪市ホームページ「高度浄水処理について」
http://www.city.osaka.lg.jp/suido/page/0000014783.html
9） （財）厚生労働統計協会編『国民衛生の動向2016/2017（厚生の指標増刊第63巻9号）』（財）厚生労働統計協会，2016.
10） 環境省国立水俣病総合研究センターホームページ
http://www.nimd.go.jp/index.html
11） 新潟県ホームページ「新潟水俣病20の疑問」
http://www.pref.niigata.lg.jp/seikatsueisei/1356814346856.html
12） 富山県立イタイイタイ病資料館ホームページ「イタイイタイ病を学ぶ」
http://www.pref.toyama.jp/branches/1291/kids2/_kids_come01.html
13） 四日市公害と環境未来館ホームページ
http://www.city.yokkaichi.mie.jp/yokkaichikougai-kankyoumiraikan/
14） gatesnotes "Why I'd Rather Cuddle with a Shark than a Kissing Bug"
https://www.gatesnotes.com/Health/Most-Deadly-Animal-Mosquito-Week-2016
15） （財）厚生労働統計協会編『国民衛生の動向2016/2017（厚生の指標増刊第63巻第9号）』（財）厚生労働統計協会，2016.
16） 環境省ホームページ
17） 文部科学省『[改訂版] 学校環境衛生管理マニュアル—「学校環境衛生基準」の理論と実践—』財団法人日本学校保健会出版部，2010.
18） 学校保健・安全実務研究会『新訂版（第4次改訂版）学校保健実務必携』第一法規，2017.
19） 日本学校環境衛生学会編『学校環境衛生 Q&A —新学校環境衛生基準対応—』東山書房，2009.
20） 日本学校薬剤師会編『新訂「学校環境衛生基準」解説』薬事日報社，2010.

※第1，2節：1）〜14），第3節：15）〜20）

第6章

主な疾病の予防

　本章では養護教諭に関係する主な疾病について，予防を中心に述べる。まず，第1節では，疾病全般の成立に係る「疫学的3要因」と，疾病予防対策の基本的事項として「疾病対策の5段階」について解説する。次に，第2節では，前半に基本的事項として感染症発生の3要因について解説し，後半では児童生徒の感染症・性感染症の予防，循環器系の疾病の予防，生活習慣病の予防，がんの予防，アレルギー疾患の予防，不慮の事故と自殺の防止，等について養護教諭に関連する疾病を中心に解説する。

第 1 節　疾病予防の原則的考え方

　世の中のあらゆる健康事象を対象とする学問として疫学がある（第3章第1節参照）。様々な疾病を予防するためには，健康事象を疫学の視点から見ることが重要である。

　健康事象を，宿主要因・病因・環境要因に分類・分析し，全体を合わせて統合し対策面を考えに入れ全体像を描くのが**疫学的3要因**の考え方である（宿主要因はヒトの生物学的特性や先天的要因，免疫低下等，病因は病原菌や化学物質等，環境要因は物理的・社会的環境等を指す）。あらゆる健康事象には必ず3要因が存在し，3要因が影響しあって健康事象は重症化することもあれば，軽快することもある（図6-1-1）。

　また，疾病を予防・対策の観点から捉えると，発病前から発病後まで，疾病の自然史の全過程にわたって予防・対策を行うことが重要である。一般に予防は，一次予防・二次予防・三次予防に分けられる（第3章第2節参照）。さらに一次予防は①健康増進と②特異的予防に，二次予防は③早期発見・早期治療，④重症化防止に，三次予防は⑤リハビリテーション（再統合）に分けられ，**疾病対策の5段階**と言われる（表6-1-1）。

　疾病の自然史とそれに対応する人の健康状態を上段に配置し，それぞれの段階に対応した疾病対策の5段階を個人・家族レベルから社会・集団レベルまで網羅し，公衆衛生制度まで含めて疾病の予防対策として整理したものが「**疾病予防の原則的考え方**」である（表6-1-2）[1]。

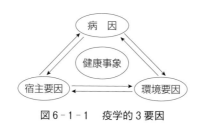

図6-1-1　疫学的3要因

表6-1-1　疾病対策の5段階

一次予防	①健康増進	健康や疾病に関する十分な知識を持ち，健康を保持し増進していく態度や行動をとる
	②特異的予防	危険因子を認識し，除去したり，身を守ったり，発病の予防に努める
二次予防	③早期発見・早期治療	心身の異常に早期に気付いたり，無自覚の場合でも早期発見につながるような行動をとり，早期の治療に努める
	④重症化防止	重症化防止のために専門家の援助を求める，また自らも努力する
三次予防	⑤リハビリテーション	機能の回復に努力し，心身の状態を整え，社会復帰に努める

第6章 主な疾病の予防

表6-1-2 疾病予防の原則的考え方

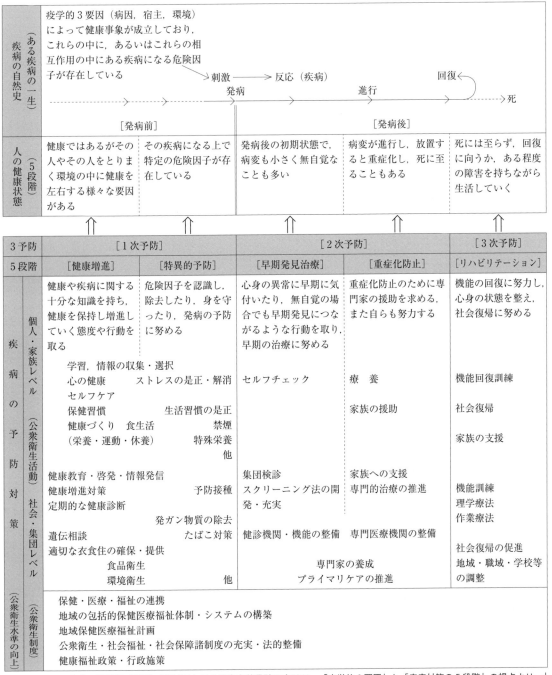

出典：鈴江毅（2008）「地域における児童虐待予防に向けて—「疫学的3要因」と「疾病対策の5段階」の視点より—」『地域環境保健福祉研究』第11巻1号，47-54頁[1]

第2節　主な疾病の予防

1．感染症の予防

1）感染症発生の3要因

感染症は公衆衛生学の最も古くて，最も新しい問題である。

そもそも感染とは，病原体が宿主の体内に入り発育または増殖することを言う。感染症が発生するためには感染症発生の3要因，すなわち感染源，感染経路，感受性者が充たされる必要がある。疫学的3要因の概念で言えば感染源が病因に，感染経路が環境要因に，そして感受性者が宿主要因に相当する。

まず感染源であるが，感染症が発生するためには，生体に感染症を引き起こす能力をもつ微生物（細菌，ウイルス，原虫，真菌等）や寄生虫等，病原体の存在が必要である。次に感染経路であるが，どんなに凶悪な病原体という感染源が存在していても，人と同一時間・同一空間に存在しないことには，つまり接触しないことには感染のしようがない。それゆえ感染症発生には感染経路も不可欠である。最後に感受性者であるが，病原体に対し，自然の状態で生活または滞留の場所を提供するヒトまたは生物（鳥類や節足動物を含む）を宿主と言い，宿主がある病原体に曝露された時，感染を阻止できるだけの抵抗力をもたない状態を感受性があると言う。

感染源と感染経路が同時に存在すれば必ず感染症が発生するかというとそうではない。インフルエンザの人と接触しても，かかる人とかからない人があるし，同一人物であっても，疲れや病気等で体力が落ちている場合には，普段かからない風邪をひいてしまう。このように，人には免疫が備わっており，誰でも感染するわけではない。

2）児童生徒の感染症の予防

感染症の予防について感染症発生の3要因別に整理すると次のようになる[2]。

人類と感染症

column

古来，長らく，人類に死をもたらす最大の敵は常に感染症であった。石器時代は言うに及ばず，中世のヨーロッパで猛威をふるったペストの記憶は，様々な形で現在にまで残っている。そして現代もエイズ，インフルエンザ，サーズ（SARS：重症急性呼吸器症候群）等，新しい感染症が次々と人類に襲いかかり，結核の脅威でさえ，いまだ去ってはいない。

第6章　主な疾病の予防

表6-2-1　感染症の予防対策

感染源対策	ウイルスや細菌等の病原体，感染患者や保因者等の病原体を保有し他に感染させる能力のあるヒトや動物等の感染源への対策 例）サーベイランス・モニタリング情報公開，医療，廃棄，駆除，検疫，患者の早期発見，健康観察，保健室での観察，早期治療の奨励等
感染経路対策	唾液，水，食物，空気等から病原体が移動する感染経路（飛沫感染，空気感染，接触感染，経口感染）への対策 例）入院，立入禁止・封鎖，学級閉鎖，出席停止，清潔保持，清掃，消毒（手洗い，うがい等）等 （感染経路の遮断としては，保健室への隔離，患者の出席停止や，必要に応じて学級閉鎖，学校閉鎖等）
感受性者対策	侵入してきた病原体に対してヒトが持つ抵抗力や免疫を高める対策 例）防御・感染防止（マスク・コンドーム等），手洗い，自然獲得免疫（感染，母体抗体），人工獲得免疫（予防接種，γ-グロブリン），健康づくり（生活習慣の改善等）等

　学校は免疫力の低い子どもが集団で生活しているため，一般的な公衆衛生法規の規定以上に留意しなければならないことが多い。幼い頃から保健指導を強化し，手洗い・うがいの励行等の清潔習慣をつけさせる。また，規則正しい生活やバランスの取れた栄養の摂取，スポーツ等で身体を鍛えることといった，健康な身体をつくることを目指した活動を奨励する[3]。また，必要に応じて予防接種を勧める。

　さらに児童生徒に対象を絞り，養護教諭の働きを考慮に入れて，疾病対策の5段階にまとめると次のようになる。

表6-2-2　児童生徒を対象にした感染症の予防対策

一次予防	健康増進	生活習慣の改善等を通じて個人の免疫能を高める
	特異的予防	予防接種等
二次予防	早期発見・早期治療	健康診断，養護教諭の健康観察，感染症スクリーニング等
	重症化防止	医療機関における投薬や入院治療等
三次予防	リハビリテーション	感染症治癒後の児童生徒の速やかで保護的な登校再開指導，二次感染の予防等

用語解説　　感染症サーベイランスとして，現在日本では，感染症流行予測調査事業，感染症発生動向調査事業，学校等欠席者・感染症情報システム等が稼働している。
(1)　感染症流行予測調査事業
　血清学的調査を全国規模で行い，疾病の流行予測と国民の免疫水準の調査を目的に，昭和37年より予防接種法に基づき実施されている。
(2)　感染症発生動向調査事業
　小児急性感染症流行の防止と早期の適切な対策を講じることを目的に，1981（昭和56）年から開始された。その後，1999（平成11）年に感染症法の施行に伴い改正され，感染症法の1〜5類感染症，新型インフルエンザ等感染症，及び2〜5類感染症の疑似症について，発生情報の収集，分析，公開がされている。これらの情報はIDWR（Infectious Disease Weekly Report；感染症発生動向調査週報）として国立感染症研究所及び厚生労働省から発信されている[4]。
(3)　学校等欠席者・感染症情報システム[5]
　日本学校保健会が運営するもので，感染症で欠席する児童生徒等の発生状況をリアルタイムに把握し，学校（保育園），教育委員会，保健所，学校医等と情報を共有し，感染症の早期探知，早期対策をとることができる等，予防に効果をあげている。

表6-2-3　定期の予防接種を行う疾患

対象疾病	対象者及び接種期間
ジフテリア 百日せき 急性灰白髄炎（ポリオ） 破傷風	1．生後3月から生後90月に至るまでの間にある者 2．11歳以上13歳未満の者（ジフテリア，破傷風のみ）
麻しん 風しん	1．生後12月から生後24月に至るまでの間にある者 2．5歳以上7歳未満の者であって，小学校就学の始期に達する日の1年前の日から当該始期に達する日の前日までの間にある者
日本脳炎	1．生後6月から生後90月に至るまでの間にある者 2．9歳以上13歳未満の者
結核（BCG）	1歳に達するまでの間にある者
Hib 感染症	生後2月から生後60月に至るまでの間にある者
肺炎球菌感染症（小児）	生後2月から生後60月に至るまでの間にある者
水痘	生後12月から生後36月に至るまでの間にある者
ヒトパピローマウイルス感染症	12歳となる日の属する年度の初日から16歳となる日の属する年度の末日までの間にある女子
B型肝炎	1歳に至るまでの間にある者（平成28年4月1日以降に生まれた者）
インフルエンザ	①65歳以上の者 ②60歳から65歳未満の者であって，心臓，腎臓もしくは呼吸器の機能又はヒト免疫不全ウイルスによる免疫の機能に障害を有するものとして厚生労働省で定めるもの
肺炎球菌感染症（高齢者）	①65歳以上の者 ②60歳以上65歳未満の者であって，心臓，腎臓もしくは呼吸器の機能又はヒト免疫不全ウイルスによる免疫機能に障害を有する者 ③年度内に65，70，75，80，85，90，95，100歳になる者（平成26～30年度）

　予防の中で積極的に行うことができ有効性も確立している予防接種は重要と考えられる。これから実施する予防接種はもちろん，過去の予防接種歴も感染予防対策において非常に重要である[4]。表6-2-3に定期の予防接種を行う疾患をまとめた。

3）性感染症の予防

　性感染症（性行為感染症，性病，STD; Sexually Transmitted Diseases）とは，膣性交，肛門性交，口腔性交を含む，性行為によって感染する感染症である。時に，汚染血液や汚染臓器との接触，授乳，出産等，性交以外の接触によっても伝播することがある。性感染症の多くは古くから人類になじみの深いもので，一時期は脅威ではないとされたものもあるが，現代日本では急増しているものも多くあり，養護教諭が精通しておく重要分野である。

　性感染症の原因となる細菌，ウイルス，寄生虫は30種以上にのぼる（表6-2-6）。ほとんどの性感染症は感染初期には無症状であるため，次々と他の人へ感染を広げやすい。症状としては，膣やペニスの滲出液，性器やその周辺に生じる潰瘍，下腹部痛等がある。妊娠時や出産時に感染した場合，新生児の貧血の原因となったり，また，性感染症が不妊の原因となることもある。

122

学校感染症

column

学校保健安全法施行規則第18条では，学校で特に予防すべき感染症を**学校感染症**として指定し，3種類に分類している（**表6-2-4**）。また「その他の感染症」の登校・登園のめやすを**表6-2-5**に掲げた[2]。

表6-2-4　学校において予防すべき感染症の種類と出席停止期間の基準

		疾病名	出席停止期間
第1種	重大な病気	エボラ出血熱，クリミア・コンゴ出血熱，南米出血熱，痘そう，ペスト，マールブルグ病，ラッサ熱，急性灰白髄炎（ポリオ），ジフテリア，重症急性呼吸器症候群（病原体がSARSコロナウイルスであるものに限る），鳥インフルエンザ（H5N1）（H7N9）	治癒するまで 「感染症予防法」に規定する新型インフルエンザ等感染症，指定感染症，新感染症は第1種とみなす
第2種	放置すれば飛沫感染で流行が拡大	インフルエンザ（鳥インフルエンザ（H5N1），新型インフルエンザ等感染症を除く）	発症した後5日を経過し，かつ，解熱した後2日（幼児にあっては，3日）を経過するまで
		百日咳	特有の咳が消失するまで又は5日間の適正な抗菌性物質製剤による治療が終了するまで
		麻しん	解熱後3日を経過するまで
		流行性耳下腺炎	耳下腺，顎下腺又は舌下腺の腫脹が発現した後5日を経過し，かつ，全身状態が良好になるまで
		風しん	発しんが消失するまで
		水痘	すべての発しんが痂皮化するまで
		咽頭結膜熱（プール熱）	主要症状が消退した後2日を経過するまで
		結核，髄膜炎菌性髄膜炎	
第3種	飛沫感染ではないが放置すれば学校で流行が拡大	コレラ，細菌性赤痢，腸管出血性大腸菌感染症，腸チフス，パラチフス，流行性角結膜炎，急性出血性結膜炎，その他の感染症	病状により学校医，その他の医師において感染のおそれがないと認められるまで

（学校保健安全法施行規則第18条，第19条）

表6-2-5　「その他の感染症」における登校・登園のめやす

	感染症の種類	出席停止期間
その他の感染症	溶連菌感染症	治療開始後24時間を経過して全身状態がよければ可能
	ウイルス性肝炎（A型）	肝機能が正常になれば可能
	ウイルス性肝炎（B型・C型）	入院治療を要しなければ可能
	手足口病	熱がなく，全身状態が良ければ可能
	伝染性紅斑（リンゴ病）	発疹のみで全身状態が良ければ可能
	マイコプラズマ感染症	急性期症状が改善した後，全身状態が良ければ可能
	ヘルパンギーナ	熱がなく，全身状態が良ければ可能
	感染性胃腸炎	下痢・嘔吐から回復した後，全身状態が良ければ可能
	伝染性軟属腫（水いぼ）	出席停止の必要はないが，プール時に注意
	伝染性膿痂疹（とびひ）	
	サルモネラ感染症	主な症状が回復すれば可能
	カンピロバクター感染症	
	インフルエンザ菌b型（Hib）感染症	症状が安定し，全身状態が良ければ可能
	肺炎球菌感染症	
	急性細気管支炎（RSウイルス感染症）	
	単純ヘルペスウイルス感染症	口唇・口内ヘルペスの場合，軽い症状ならばマスクなどをして可能
	疥癬	治療を始めれば可能

（文部科学省（2013）「学校において予防すべき感染症の解説」[2] より）

表6-2-6　主な性感染症

細菌性	性器クラミジア感染症，淋菌感染症，梅毒 等
ウイルス性	性器ヘルペス，B型肝炎，C型肝炎，HIV/AIDS（HIV感染症／エイズ），尖圭コンジローマ（HPV：ヒト乳頭腫ウイルス）等
寄生虫	腟トリコモナス症，ケジラミ症 等

　一般的な性感染症の中では，梅毒，淋菌感染症，性器クラミジア感染症，腟トリコモナス症等の性感染症では完治できるが，性器ヘルペス，B型肝炎，HIV/AIDS，HPV等は寛解状態には達するが完治は困難である。また淋菌等の一部の病原体はある種の抗生物質に耐性を獲得しつつある。

　性感染症の最も効果的な予防法は性交をしないことである。また，B型肝炎，一部の型のHPV等一部の性感染症は，予防接種によってリスクを低減することが可能であり，コンドームの使用，不特定多数の相手と性交をしないことで感染のリスクを低下させる。

　このように，性感染症は生活習慣や生活態度に大きく関係しており，個人の意識により感染リスクが低下する可能性はあるが，行動変容ができなければ再発や新規感染を繰り返すことになりかねない。性感染症のリスク回避等については，幅広い年齢層で教育が必要とされている。性感染症は自分自身だけでなく，パートナーや生まれてくる子どもの健康にも影響することから，性感染症教育は命の大切さや他者への思いやり等の教育であると言え，養護教諭のみならず，すべての教員が共通認識のうえ行うものであると考える[6]。

2．循環器系の疾病の予防

　ここでは養護教諭に関係する主な循環器系の疾病について簡単に紹介し，予防を中心に解説する[注]。

1）先天性心疾患（CHD）

　出生時に存在する心臓の形成異常や，肺動脈，上行大動脈，大動脈弓，肺静脈等の大血管の形成異常を先天性心疾患（CHD; Congenital Heart Disease）と言い，聴診，胸部X線検査，心電図，心エコー検査，造影検査等で診断される。現在わが国では，そのほとんどが健診で発見され，チアノーゼを伴うタイプと伴わないタイプに大別できる。

・チアノーゼを伴うタイプ：ファロー四徴症，両大血管右室起始症，完全大血管転移症，肺動脈弁閉鎖症

・チアノーゼを伴わないタイプ：動脈管開存症，大動脈縮窄症，心房中隔欠損症，房室中隔欠損症，心室中隔欠損症

注 子どもの循環器系の疾患は，学校では一般に「学校生活管理指導表」によって把握される。学校での適切な生活管理・指導のために，すべての関係職員が情報を共有して，指導区分の意味を正しく理解し，日頃から適切な管理と指導を行うことが必要である。

出生時に形成異常があってもすべての疾患が新生児期に発症するわけではない。どの時期に発症するか（新生児期，乳児期，幼児期，学童期，青年期，成人期），また発症しても重症度については，形成異常の程度やタイプによってじつに様々である。

先天性心疾患の治療では，最終診断よりも血行動態の把握が重要であり，その後の治療，予後を左右する。チアノーゼを伴うタイプであれば新生児期に緊急手術が必要となるが，チアノーゼを伴わないタイプであれば，手術時期は適切なタイミングを待って行われることになる。

2）不整脈

不整脈とは，心臓の拍動が不規則になったもので，拍動の末梢動脈壁への投影である脈拍の数やリズムが異常になっている状態である[注1]。原因については，基礎疾患がなければ不明のことが多い。患児自身が動悸等の症状を訴えることはまれで，健診（心臓検診）や小児科受診時に偶然発見されることがほとんどである。

不整脈による小児の突然死は，QT延長症候群や完全房室ブロック以外，非常にまれである。問題になるのは，運動によって悪化するかどうかで，医療機関では運動負荷試験や24時間ホルター心電図等で判断する。運動負荷試験で悪化する場合，ある程度の運動制限が必要になる。

3．生活習慣病の予防

生活習慣病の中心である心筋梗塞や脳梗塞は主に動脈硬化によって起こってくる。動脈硬化の原因として内臓に脂肪がたまった状態（内臓脂肪蓄積），中性脂肪やコレステロールが高くなる状態（脂質代謝異常），高血圧，高血糖等があるが，これらの危険因子が重なった病態がメタボリックシンドロームという概念であり，1998年WHOによって提唱された。それぞれ単独で存在するよりも重複することで，将来心筋梗塞，脳梗塞，糖尿病等へ進展していく危険性が高い。このような患者を早期発見する目的で，メタボリックシンドロームの診断基準（成人用・小児用）が提唱されている。

小児メタボリックシンドロームの診断基準（6～15歳）は表6-2-7の通りである。日常生活において目安になるのは成人と同じく肥満度である。肥満は生活習慣病の大きな原因の一つであり，子どもの肥満の70％は大人になっても改善しないと言われている。

肥満度は次の計算式で算出される。−20％～20％未満を標準，20％～30％未満を軽度肥満，30％～50％を中等度肥満，50％以上を高度肥満と区分している[7]。

$$肥満度＝\{(実測体重 kg)－(身長別標準体重^{注2} kg)\}÷(身長別標準体重 kg)×100$$

[注] 1．通常は1回の拍動に対し，一つの脈拍が対応している。
2．身長別標準体重については，専門書に記載されているが，日本小児内分泌学会のホームページでも確認することができる。

メタボリックシンドロームの治療には，一部薬物療法もあるが，基本的には食事療法と運動療法が中心である。子どもの時期に正しい生活習慣を身につければ，一生その効果が持続すると言われている。児童生徒の場合，診断基準に該当しても，ただちに脳梗塞や心筋梗塞等の生活習慣病を引き起こすほど深刻な状態になっていることはあまりない。しかし，最近の研究では，診断基準を満たす子どもの血管を超音波で検査したところ，すでに動脈硬化が始まっている場合があると報告されている。さらに，脂質代謝異常の子どもの動脈硬化の進行速度は成人の３倍以上であるとの報告もある。子どもたちがメタボリックシンドロームにならないように指導・教育することは，養護教諭をはじめ大人たちの義務でもある[8]。

表6-2-7　小児メタボリックシンドロームの診断基準（6～15歳）

1．腹囲80 cm 以上（小学生75 cm 以上）
2．中性脂肪120 mg／dl 以上 かつ／または HDL コレステロール40 mg／dl 未満
3．収縮期血圧125 mmHg 以上 かつ／または 拡張期血圧70 mmHg 以上
4．空腹時血糖100 mg／dl 以上

1に加えて，2～4のうち2項目に当てはまる場合にメタボリックシンドロームと診断する

4．がんの予防

1）小児がん

小児がんとは小児に発生する悪性腫瘍の総称である。成因や種類，発生する臓器，予後や治療等多くの面で，成人のがんとは異なる特有の性質を持っている。

小児がんとしては約半分が白血病・リンパ腫等の血液腫瘍で，15％が脳腫瘍，それ以外はほとんどが胎児性がん（芽腫）である。胎児性がんは，臓器や器官を形成する細胞が発生の過程で正常に分化できず，未分化の状態で変異をおこし発生するがんであり，在胎中，すなわち出生前に形成される点で小児特有のがんである。

小児がんは年齢によって発生するがんに違いがあり，胎児性がんのほとんどは０～１歳から５歳頃，もっとも多い白血病は０～10歳頃，脳腫瘍は５～10歳頃，悪性リンパ腫は５～15歳頃，骨肉腫やユーイング肉腫は10歳代に発症することが多い。さらに，小児がんの多くは，発生臓器における局所的な浸潤の形をとるよりも，短期間に全身に拡がるという特徴があり，周囲の大人が症状に気づいた時には，多臓器へ遠隔転移している例も多い。図6-2-1に主な小児がんの種類と好発臓器を示した[9]。

小児がんは比較的進行が速く，短期間に全身に拡がりやすいが，予後は成人のがんより良好であることが多い。その理由としては，化学療法にきわめてよく反応するものが多いという特徴がある。また最近では医学の進歩に伴い，従来であれば治療に難渋する重症例でも，大量化学療法と造血幹細胞移植を併用することで，良好な予後を維持できるようになってきている。現在では，白血病の約80％，小児がん全体でも約70％がほぼ治せる段階にあると言われている。

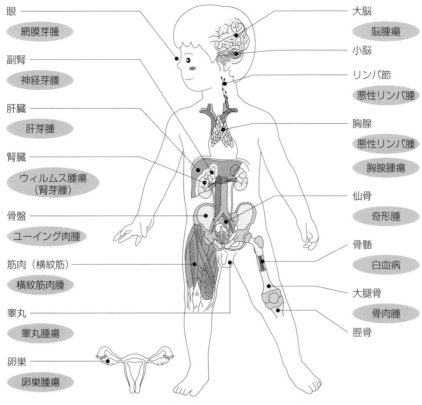

図6-2-1 主な小児がんの種類と好発臓器

そのため，早期発見・早期治療の必要性が高まっており，普段から子どもの様子を観察し，微熱が続く，顔色が悪い，元気がなくごろごろしている，腹部が腫れている等，異常に気づけば

> **がん教育**
>
> column　2021年度から実施される中学校学習指導要領では，保健体育の指導内容において「がんについても取り扱うものとする」とされた。一方，2020年度から実施される小学校学習指導要領ではがんについての記述はなかったが，2016（平成28）年に改正された「がん対策基本法」でも，がん教育の推進が明記されており，文部科学省は今後，学校でのがん教育を地域の実情に応じて全国展開する方針である。
> 　がん教育は，「健康教育の一環として，がんについての正しい理解と，がん患者や家族などのがんと向き合う人々に対する共感的な理解を深めることを通して，自他の健康と命の大切さについて学び，共に生きる社会づくりに寄与する資質や能力の育成を図る教育である。」と定義されている。
> 　がん教育の目標としては，①がんについて正しく理解することができるようにする，②健康と命の大切さについて主体的に考えることができるようにする，が挙げられる。がん教育の具体的な内容としては，「がんとは（がんの要因等）」，「がんの種類とその経過」，「わが国のがんの状況」，「がんの予防」，「がんの早期発見・がん検診」，「がんの治療法」，「がん治療における緩和ケア」，「がん患者の生活の質」，「がん患者への理解と共生」等がある。[12)13)]

できるだけ早期に医療機関を受診させることが重要である。

2）児童生徒のがん予防（がん教育）

　現在わが国の死亡原因の1位は「がん」であり、約3人に1人が「がん」で亡くなり、一生のうち2人に1人が「がん」にかかると言われている。しかしながら、健康な時から「がん」について学ぼうという意識は低く、多くの患者が「がん」と告知されてから、知識のないことに気づき、慌てて学んでいるのが現状で、大人も含めて正しい知識を知る機会が少ないと言える。検診による早期発見・早期治療や、生活習慣を整えることでの予防も大切であるが、中でも子どもに対するがん教育は非常に重要で、子どもたちに知ってもらうことで、家族や周囲の人たちの意識変化にもつながる可能性がある。

　厚生労働省では、2006（平成18）年「がん対策基本法」[10] に基づき、2007（平成19）年に「がん対策推進基本計画」[11] が策定された。ここではがんの教育・普及啓発として、子どもに対するがん教育のあり方を検討し、健康教育の中でがん教育を推進することが謳われている[12]。しかし、誰が、どのような内容で、どのようにがん教育を実施することが望ましいのかは定まっていない。養護教諭についても、実際にどのくらいがん教育に携わり、どの程度の健康教育を行っているか、また、将来どのようにがん教育と関わるのかといった内容について、検討が必要と思われる。

5．アレルギー疾患の予防

　アレルギーとは、「過剰な免疫反応が身体に害を与えてしまう状態」と定義される。免疫反応自体は、外部からの異物（抗原）を排除するための生理的な反応であるが、その反応が過剰に起こると、様々な健康障害が生じてしまう。アレルギー反応には皮膚や粘膜の症状、呼吸器症状、消化器症状等があり、重篤なものではアナフィラキシーショックがある。

1）アトピー性皮膚炎

　アトピー性皮膚炎は、強いかゆみをともなう皮疹が増悪と寛解をくりかえしながら慢性的な経過をたどる代表的な皮膚疾患である。発症の仕組みはいまだ不明な点が多いが、アトピー体質という遺伝的素因を基盤として、様々な刺激が皮疹を起こしやすいアトピー皮膚に働いて発症すると考えられる。

　ほとんどが乳幼児期からの発症であるが、成長の時期によって皮疹の性質も変化していく。生後1〜2カ月から2歳頃までは、じめじめした湿潤性皮疹とびらんが特徴的で、皮疹は顔面、頭部、耳介及び四肢の関節の屈曲部に多い**注**。体幹に貨幣状湿疹様皮疹ができることもある。3〜4歳から12歳頃までは、体幹とくに背中によくみられる乾燥性皮疹と、四肢の関節の屈曲

注 皮疹は、口のまわりや頬に紅斑として出現し、次第に湿潤性の丘疹や小水疱に変化していく。かゆみのために患部をひっかいたり、こすりつける等してびらんを生じるようになる。

部に好発する苔癬化皮疹が特徴である。そして12歳頃から成人にいたるまでは，苔癬化がいっそう進行し広範囲となる。前額部や頸部，四肢の関節の屈曲部に多く，難治性で再発傾向が強い。

　治療においては，皮膚を清潔に保つこと，医師の指示どおりに外用薬を使用することが基本である。皮膚を清潔に保つことは，伝染性膿痂疹等の感染を予防する意味からも重要である。また，かゆみや皮膚の炎症は，保湿剤や抗ヒスタミン薬，抗アレルギー薬，ステロイド薬等を医師の指示どおりに使用することによりコントロールが十分可能である。重要なことは，皮膚への刺激因子をできるだけ排除すると同時に，皮膚症状の悪化・改善に一喜一憂することなく，主治医を信頼し，継続して治療を続けることである[14]。

　学校においては養護教諭等が中心となり「学校における学校生活管理指導表（アレルギー疾患用）」（表6‐2‐8）等を活用して本人，保護者，主治医等と連携することが重要である[15]。

2）気管支喘息

　「ゼーゼー，ヒューヒュー」という喘鳴を伴う呼吸困難を繰り返す症状を示すもので，明らかな感染症や心疾患や先天異常等を除外できるものが気管支喘息と診断される。なかでも小児気管支喘息は，90％以上にアトピー体質がみられる。ハウスダスト，食物，花粉等に対して免疫グロブリンＥ抗体（IgE抗体）が産生され，それらの抗原を吸いこむと急激に気道の収縮症状をきたすことになる。文部科学省の2017（平成29）年の調査によると，気管支喘息の頻度は幼稚園2.30％，小学校3.69％，中学校2.90％，高等学校1.91％であり，わずかに減少しているが，幼稚園では増加している。男女比は約2：1で男子に多い[16]。

　小児気管支喘息と診断されるのは，1歳ないし2〜4歳くらいまでが多い。初発時には周囲の大人も気管支喘息の発作かどうか判断が難しく，誰が見ても明らかな呼吸困難になってはじめて医療機関を受診する場合が少なくない。

　小児気管支喘息はおよそ70％が10代後半までによくなっていく。しかし成人の気管支喘息でも既往歴として小児期に気管支喘息を経験している人もあり，よくなっていても喫煙は避ける等，長期にわたって注意が必要である。気管支喘息の大発作は死にいたることもあり得るという認識が重要である。一方で，小児気管支喘息は，抗アレルギー薬，気管支拡張薬，抗炎症薬等を比較的長期に服用することでコントロールが可能で，発作の頻度も次第に低くなり，やがて治癒に近い状態まで改善する場合が多い。幼児期や学童期の前半では，薬を服用・吸入している時期においても，必要以上に運動制限をするのではなく，積極的に外で遊ぶような習慣をつけることが望ましい。

3）アナフィラキシー

　アレルゲン等の侵入により，複数臓器に全身性のアレルギー症状が惹起され，生命に危機を与えうる過敏反応である。原因は食物，ハチ毒，医薬品，ゴム等で，急速な血圧低下（ショック），呼吸困難，消化器症状等があらわれる。主な症状を前駆・初期症状と重篤な症状に分け

表6-2-8 学校生活管理指導表（アレルギー疾患用）

名前＿＿＿＿＿＿＿＿＿＿　男・女　平成＿＿年＿＿月＿＿日生（＿＿歳）　　　学校＿＿年＿＿組　提出日　平成＿＿年＿＿月＿＿日

表 学校生活管理指導表（アレルギー疾患用）

気管支ぜん息〔あり・なし〕

病型・治療		学校生活上の留意点
A. 重症度分類（発作型） 1. 間欠型 2. 軽症持続型 3. 中等症持続型 4. 重症持続型 B-1. 長期管理薬（吸入薬） 1. ステロイド吸入薬 2. 長時間作用性吸入ベータ刺激薬 3. 吸入抗アレルギー薬 （『インタール』） 4. その他 （　　　　　　　　） B-2. 長期管理薬 （内服薬・貼付剤） 1. テオフィリン徐放製剤 2. ロイコトリエン受容体拮抗薬 3. ベータ刺激内服薬・貼付薬 4. その他	C. 急性発作治療薬 1. ベータ刺激薬吸入 2. ベータ刺激薬内服 D. 急性発作時の対応（自由記載）	A. 運動（体育・部活動等） 1. 管理不要 2. 保護者と相談し決定 3. 強い運動は不可 B. 動物との接触やホコリ等の舞う環境での活動 1. 配慮不要 2. 保護者と相談し決定 3. 動物へのアレルギーが強いため不可 動物名（　　　　　） C. 宿泊を伴う校外活動 1. 配慮不要 2. 保護者と相談し決定 D. その他の配慮・管理事項（自由記載）

アトピー性皮膚炎〔あり・なし〕

病型・治療			学校生活上の留意点
A. 重症度のめやす（厚生労働科学研究班） 1. 軽症：面積に関わらず、軽度の皮疹のみみられる。 2. 中等症：強い炎症を伴う皮疹が体表面積の10%未満にみられる。 3. 重症：強い炎症を伴う皮疹が体表面積の10%以上、30%未満にみられる。 4. 最重症：強い炎症を伴う皮疹が体表面積の30%以上にみられる。 ※軽度の皮疹：軽度の紅斑、乾燥、落屑主体の病変 ※強い炎症を伴う皮疹：紅斑、丘疹、びらん、浸潤、苔癬化などを伴う病変			A. プール指導及び長時間の紫外線下での活動 1. 管理不要 2. 保護者と相談し決定 B. 動物との接触 1. 配慮不要 2. 保護者と相談し決定 3. 動物へのアレルギーが強いため不可 動物名（　　　　　）
B-1. 常用する外用薬 1. ステロイド軟膏 2. タクロリムス軟膏 （『プロトピック®』） 3. 保湿剤 4. その他（　　　）	B-2. 常用する内服薬 1. 抗ヒスタミン薬 2. その他 （　　　）	C. 食物アレルギーの合併 1. あり 2. なし	発汗後 1. 配慮不要 2. 保護者と相談し決定 3. （学校施設で可能な場合） 夏季シャワー浴 D. その他の配慮・管理事項 （自由記載）

アレルギー性結膜炎〔あり・なし〕

病型・治療	学校生活上の留意点
A. 病型 1. 通年性アレルギー性結膜炎 2. 季節性アレルギー性結膜炎（花粉症） 3. 春季カタル 4. アトピー性角結膜炎 5. その他（　　　） B. 治療 1. 抗アレルギー点眼薬 2. ステロイド点眼薬 3. 免疫抑制点眼薬 4. その他（　　　）	A. プール指導 1. 管理不要 2. 保護者と相談し決定 3. プールへの入水不可 B. 屋外活動 1. 管理不要 2. 保護者と相談し決定 C. その他の配慮・管理事項（自由記載）

★保護者　電話＿＿＿＿＿

★連絡医療機関　医療機関名：＿＿＿＿＿　電話：＿＿＿＿＿

【緊急時連絡先】

記載日　＿＿年＿＿月＿＿日　医師名＿＿＿＿＿㊞　医療機関名＿＿＿＿＿

記載日　＿＿年＿＿月＿＿日　医師名＿＿＿＿＿㊞　医療機関名＿＿＿＿＿

記載日　＿＿年＿＿月＿＿日　医師名＿＿＿＿＿㊞　医療機関名＿＿＿＿＿

(財)日本学校保健会　作成

名前＿＿＿＿＿＿＿＿＿＿　男・女　平成＿＿年＿＿月＿＿日生（＿＿歳）　　　学校＿＿年＿＿組　提出日　平成＿＿年＿＿月＿＿日

表 学校生活管理指導表（アレルギー疾患用）

食物アレルギー・アナフィラキシー〔あり・なし〕

病型・治療	学校生活上の留意点
A. 食物アレルギー病型（食物アレルギーありの場合のみ記載） 1. 即時型 2. 口腔アレルギー症候群 3. 食物依存性運動誘発アナフィラキシー B. アナフィラキシー病型（アナフィラキシーの既往ありの場合のみ記載） 1. 食物（原因　　　　　　　　） 2. 食物依存性運動誘発アナフィラキシー 3. 運動誘発アナフィラキシー 4. 昆虫 5. 医薬品 6. その他（　　　） C. 原因食物・診断根拠　該当する食品の番号に○をし、かつ《　》内に診断根拠を記載 1. 鶏卵　　　　　　《　》（　　　） 2. 牛乳・乳製品　《　》（　　　） 3. 小麦　　　　　《　》（　　　） 4. ソバ　　　　　《　》（　　　） 5. ピーナッツ　　《　》（　　　） 6. 種実類・木の実類　《　》（　　　） 7. 甲殻類（エビ・カニ）《　》（　　　） 8. 果物類　　　　《　》（　　　） 9. 魚類　　　　　《　》（　　　） 10. 肉類　　　　　《　》（　　　） 11. その他1　　　《　》（　　　） 12. その他2　　　《　》（　　　） ［診断根拠］該当するもの全てを《　》内に記載 ①明らかな症状の既往 ②食物負荷試験陽性 ③IgE抗体等検査結果陽性 D. 緊急時に備えた処方薬 1. 内服薬（抗ヒスタミン薬，ステロイド薬） 2. アドレナリン自己注射薬（『エピペン』） 3. その他（　　　）	A. 給食 1. 管理不要 2. 保護者と相談し決定 B. 食物・食材を扱う授業・活動 1. 配慮不要 2. 保護者と相談し決定 C. 運動（体育・部活動等） 1. 管理不要 2. 保護者と相談し決定 D. 宿泊を伴う校外活動 1. 配慮不要 2. 食事やイベントの際に配慮が必要 E. その他の配慮・管理事項（自由記載）

アレルギー性鼻炎〔あり・なし〕

病型・治療	学校生活上の留意点
A. 病型 1. 通年性アレルギー性鼻炎 2. 季節性アレルギー性鼻炎（花粉症） 主な症状の時期；　春、　夏、　秋、　冬 B. 治療 1. 抗ヒスタミン薬・抗アレルギー薬（内服） 2. 鼻噴霧用ステロイド薬 3. その他（　　　）	A. 屋外活動 1. 管理不要 2. 保護者と相談し決定 B. その他の配慮・管理事項（自由記載）

★保護者　電話＿＿＿＿＿

★連絡医療機関　医療機関名：＿＿＿＿＿　電話：＿＿＿＿＿

【緊急時連絡先】

記載日　＿＿年＿＿月＿＿日　医師名＿＿＿＿＿㊞　医療機関名＿＿＿＿＿

記載日　＿＿年＿＿月＿＿日　医師名＿＿＿＿＿㊞　医療機関名＿＿＿＿＿

(財)日本学校保健会　作成

●学校における日常の取り組み及び緊急時の対応に活用するため、本表に記載された内容を教職員全員で共有することに同意しますか。
1. 同意する
2. 同意しない　　保護者署名：＿＿＿＿＿＿＿＿＿＿

出典：(財)日本学校保健会ホームページ[15]

表6-2-9　アナフィラキシーの主な症状

臓　器	前駆・初期症状	重篤な症状
全　身	冷や汗，不安・焦燥感，熱感，冷感，倦怠感	チアノーゼ，意識消失，ショック
皮膚・粘膜	瘙痒，蕁麻疹，紅潮，眼瞼浮腫，流涙，口唇浮腫，粘膜浮腫	皮膚蒼白，全身浮腫
呼吸器	くしゃみ，鼻汁，鼻閉，喘鳴，咳嗽，咽喉頭狭窄感	浮腫による咽喉頭狭窄，気管・気管支痙攣，呼吸困難
循環器	動悸，頻脈，胸腔内苦悶感	血圧低下，脈拍微弱，不整脈，心筋梗塞
消化器	悪心，嘔吐，腹痛，下痢	下血，失禁
神　経	四肢や口唇周囲のしびれ感，耳鳴り，めまい，眼前暗黒感，頭痛，四肢の冷感	興奮，昏迷，痙攣，意識障害

出典：鈴木直仁「アナフィラキシー」(2007) 宮本昭正監，牧野荘平・馬場實・奥田稔・廣瀬俊一・伊藤幸治・中川武正編『臨床アレルギー学』改訂第3版，南江堂，267頁より許諾を得て改変し転載

て，表6-2-9にまとめた。致死率の高さにも留意する必要がある[17]。

　アレルギー疾患により，学校生活のなかで特別な配慮が必要な子どもについて，学校生活管理指導表（表6-2-8）がある。アレルギー疾患に関して医師から診断されており，医師も配慮が必要と認めた場合に，学校関係者と保護者がその詳細を話し合って学校での対応を決めるようにする。学校給食でアナフィラキシーの発生を防ぐために，原因食を摂取しない措置の徹底に加えて，アナフィラキシーを起こした場合に自己注射薬（アドレナリン筋注：エピペン®）の使用が求められている。養護教諭をはじめ教員全員がアナフィラキシーに関する正しい知識を持ち，救急対応ができるようにしておかなくてはならない。

6．不慮の事故と自殺の防止

1）不慮の事故

　学校管理下の災害の状況について現況をまとめると図6-2-2の通りである[18]。負傷・疾病の種類別状況をみると，保育所等，幼保連携型認定こども園，幼稚園，小学校では挫傷・打撲が最も多く，中学校，高等学校，高等専門学校では骨折が最も多い。このように学校管理下の事故には発生状況や発生内容に学校種別の特徴があり，実際に事故防止対策をたてる際には，このような特徴を考慮して安全対策・安全教育を行う必要がある。

　小学校では教師の付き添いがない休憩時間に日常的な軽度の負傷が多数起きていることから，体育館や教室等の安全点検を的確に行い，環境を整備することで事故の発生を減らすことができる。また，危険な行動が事故をひきおこす可能性があることを，日頃から繰り返し安全教育として指導する必要がある。中学校では重傷度の高い事故が多く，特に課外活動時に事故が発

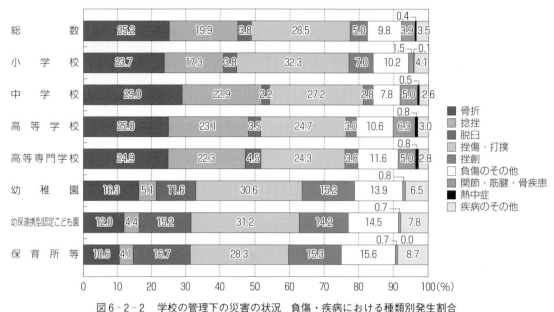

図6-2-2　学校の管理下の災害の状況　負傷・疾病における種類別発生割合
出典：独立行政法人日本スポーツ振興センター「学校の管理下の災害［平成28年版］」[18]

生していることから，部活動時における救急体制を整備しておく必要がある。高等学校では事故そのものの発生は他の学校種より少ないが，死亡や後遺症を残す重大事故が多く，中学校と同様に課外活動時の事故が多いため，普段より周辺の病院の情報を確認しておいたり，生徒自身の緊急時対応を指導することで，事故防止・重症化防止対策につなげる。また，自転車やバイクでの通学も考えられるため，交通事故に関する安全指導を十分におこなう必要がある。

　日本スポーツ振興センターの学校の管理下の死亡の死因別発生件数を見ると，死因状況については，突然死，窒息死（溺死以外）の順となっている（表6-2-10）[18]。突然死（SCD: sudden cardiac death）とは，症状が出現してから24時間以内に死亡に至ることと定義されている。1980年代には小学校・中学校ともに年間40名程度であったが，徐々に減少し，AED使用開始からはさらに減少している。学校管理下の突然死の特徴は，①小学校4年生より高学年になるにつれ上昇している，②男性が多い，③運動前後が2/3を占めている，等である。時間帯としては午前中に多く，運動種目別ではランニング，球技，歩行，水泳が多い。運動強度が強いほど件数は多いが，安静時も1/3を占めている。

　突然死の可能性がある小児心臓病としては，以下のような疾患が考えられる。小児心臓病に対する基本的な対応は，学校生活管理指導表（小学生用）（中・高校生用）にしたがって行われる。

①先天性心疾患：術後心疾患，冠動脈起始異常，大動脈狭窄
②後天性心疾患：肥大型心筋症，拡張型心筋症，急性心筋炎
③不整脈疾患：QT延長症候群，原因不明の心室細動，WPW症候群

　養護教諭は，普段から児童生徒の健康増進に努め，健康診断等を通して情報を収集し，予防

表6-2-10　学校の管理下の死亡の死因別発生件数（平成27年度 給付対象事例）

| 死因別 | 学校種別 | 小学校 | 中学校 | 高等学校・高等専門学校 | 特別支援学校 | | | 幼稚園・保育所等 | 総計 |
					小	中	高		
突然死	突心臓系	1	2	4		1	2	1	11
	突中枢神経系	1	2	3					6
	突大血管系	2	3	5		1	2		13
	小計	4	7	12	0	2	4	1	30
頭部外傷			6	1					7
溺死		1		2					3
頸髄損傷				1					1
窒息死（溺死以外）		4	3					2	9
内臓損傷			1						1
熱中症				1					1
全身打撲			5	3					8
その他				3					3
総計		9	22	23	0	2	4	3	63

出典：独立行政法人日本スポーツ振興センター「学校の管理下の災害［平成28年版］」[18]

を進める。同時に，養護教諭や教科担当教諭の迅速な判断のもと早期発見・早期対応を行い，保健室で手当したり，医療機関へ搬送する等して重症化を予防することができる。さらに，その後の本人及び周囲の人々への影響を最小限にとどめるための指導や環境整備につとめることも求められている。

2）自殺の現状と対策

(1)　自殺の現状

　日本の自殺率は，明治以降20.0（人／10万人）前後と緩やかな上昇傾向にあったが，戦争の影響で減少し，戦前戦後を通じ最低レベルとなった。その後，戦後の混乱あるいは価値観の大きな転換等により，自殺者は急増し，1958（昭和33）年には25.7となり，過去最悪を記録した。その後，高度経済成長期は減少に転じ，その傾向は1980年代後半のバブル経済期に続く。しかしバブル崩壊後の1998（平成10）年より自殺率は急激に上昇し，自殺者数は年間3万人を突破，自殺率は25.0に達した。そして，2011（平成23）年東日本大震災，福島原発事故と大事件が続き，その後減少傾向に転じている[19]。一方で，若年者の自殺は増加傾向にある。この層には小学校・中学校・高等学校・各種学校・大学での自殺者が含まれており，特に小・中学校においては「いじめ」と同包され論じられることが多い[20]（図6-2-3）。

(2)　児童生徒の自殺の現状と予防

　警察庁の統計によると，2016（平成28）年の学生・生徒等の自殺者数は791人（未就学児童0人，小学生12人，中学生93人，高校生215人，大学生374人，専修学校生等97人）となっている。「平成27年版自殺対策白書」[21]（「平成26年度我が国における自殺の概要及び自殺対策の実施状況」，平成27年6月閣議決定）においては，若年層の自殺をめぐる状況の把握，分析とその対応について考察

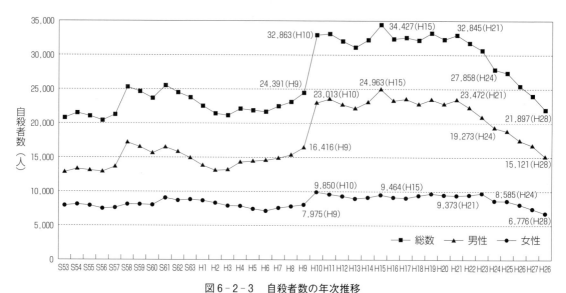

図6-2-3　自殺者数の年次推移
出典：厚生労働省自殺対策推進室・警察庁生活安全局生活安全企画課「平成28年中における自殺の状況」[20]

が行われている[22]。小・中学生の自殺は「家庭生活」に起因するものが多いことから，学校と家庭が連携し，保護者に対しては子どもへの接し方に配慮するよう促すことが重要である。また「学校生活」に起因するものも少なくないことから，学校における心の健康づくりのため，教育相談担当者や養護教諭を中心に児童生徒の日常の生活状況や心身の問題について理解を深めることや，スクールカウンセラーの活用が重要である[23]。

一方，高校生の自殺は学業や進路等「将来に向けた不安」に起因するものが多いことから，一般的な進路指導等を行うだけでなく，現実の受け取り方やものの見方を柔軟にする等ストレスコーピングを指導することも重要である。これは，将来直面するであろう人生の問題や困難に対処する「生きる力」を身につけることにつながる[24]。

また，地域の専門家の知見を活用して，教職員向けの研修や，児童生徒に対する教育プログラム等を実施することで，自殺予防への対応を高めることも考えられる。このように，学校と家庭での対応だけでなく，児童相談所や保健所等関係機関と連携して，学校と地域が一体となった対応が重要となる[25]。

◎演習問題

1. 病原体を一つ選択し，その病原体における感染症発生の3要因をそれぞれ列挙し，相互関係を述べよ。
2. 感染症，循環器系疾患，生活習慣病，アレルギー疾患それぞれについて，疾病対策の5段階の表を完成させよ。
3. 学校において感染症が集団発生した時，取るべき対応について，時系列，担当者，学校内外連携

第6章　主な疾病の予防

等の観点より述べよ。

4．児童生徒の自殺を予防するために養護教諭ができることを，一次予防，二次予防，三次予防に分けて述べよ。

解答

1．120頁，表6-2-1参照。　2．表6-2-2，124-126頁，128-131頁参照。

3．表6-2-3，表6-2-4，表6-2-5参照。　4．133-134頁，第7章表7-3-1参照。

引用・参考文献 ─────────────────────────────────────

1）　鈴江毅他「地域における児童虐待予防に向けて―「疫学的3要因」と「疾病対策の5段階」の視点より」
　　『地域環境保健福祉研究』第11巻1号，47-54頁，2008.

2）　文部科学省「学校において予防すべき感染症の解説」，2013.

3）　岡部信彦『学校保健安全法に沿った感染症　乳幼児から高校生まで 最新改訂13版』少年写真新聞社，2014.

4）　国立感染症研究所感染症発生動向調査（IDWR）
　　http://www.niid.go.jp/niid/ja/idwr-dl.html

5）　（財）日本学校保健会ホームページ
　　https://scl11.953862.net/schoolkoukai/view_all.php

6）　日本性感染症学会「性感染症診断・治療ガイドライン2016」『日本性感染症学会誌』第27巻1号，2016.

7）　日本小児内分泌学会「日本人小児の体格の評価」
　　http://jspe.umin.jp/medical/taikaku.html

8）　徳山美智子・中桐佐智子・岡田加奈子編『学校保健安全法に対応した　改訂学校保健　ヘルスプロモーションの視点と教職員の役割の明確化』東山書房，2011.

9）　鴨下重彦・柳澤正義『こどもの病気の地図帳』講談社，2002.

10）　厚生労働省「がん対策基本法」
　　http://www.mhlw.go.jp/shingi/2007/04/dl/s0405-3a.pdf

11）　厚生労働省「がん対策推進基本計画（第3期）」平成29年10月
　　http://www.mhlw.go.jp/file/06-Seisakujouhou-10900000-Kenkoukyoku/0000181862.pdf

12）　文部科学省「学校におけるがん教育の在り方について（報告）」
　　http://www.mext.go.jp/a_menu/kenko/hoken/__icsFiles/afieldfile/2016/04/22/1369993_1_1.pdf

13）　文部科学省「がん教育推進のための教材（平成29年6月 一部改訂）」
　　http://www.mext.go.jp/a_menu/kenko/hoken/__icsFiles/afieldfile/2017/07/13/1369992_1.pdf

14）　「いざというときに備えよう！アナフィラキシーに対応するために」すこやかライフ No. 40 2012年10月発行

15）　文部科学省スポーツ・青少年局学校健康教育課監『学校のアレルギー疾患に対する取り組みガイドライン』（財）日本学校保健会，2008.

16）　文部科学省「平成28年度学校保健統計1．調査結果の概要」

17）　鈴木直仁「アナフィラキシー」宮本昭正監，牧野荘平・馬場實・奥田稔・廣瀬俊一・伊藤幸治・中川武正編『臨床アレルギー学 改訂第3版』南江堂，267頁，2007.

18）　独立行政法人日本スポーツ振興センター「学校の管理下の災害［平成28年版］」

19）　WHOによる自殺予防の手引き，2000
　　http://www8.cao.go.jp/jisatsutaisaku/19html/tebiki.html

20）　厚生労働省自殺対策推進室・警察庁生活安全局生活安全企画課「平成28年中における自殺の状況」

21）　内閣府編「平成27年版自殺対策白書」
　　http://warp.da.ndl.go.jp/info:ndljp/pid/9929094/www8.cao.go.jp/jisatsutaisaku//whitepaper/w-2015/pdf/gaiyou/index.html

135

22) 自殺対策基本法（平成18年 6 月21日）
   http://www.mhlw.go.jp/file/06-Seisakujouhou-12200000-Shakaiengokyokushougaihokenfukushibu/
   0000122062.pdf
23) 文部科学省「子どもの自殺予防」
   http://www.mext.go.jp/a_menu/shotou/seitoshidou/1302907.htm
24) 厚生労働省「自殺対策」
   http://www.mhlw.go.jp/stf/seisakunitsuite/bunya/hukushi_kaigo/shougaishahukushi/jisatsu/index.html
25) 自殺総合対策推進センターホームページ
   http://jssc.ncnp.go.jp/index.php

第7章

精神保健

　本章では，主に児童生徒の精神保健について述べる。まず第1節では，精神的健康，精神障害，主な精神疾患等について解説する。第2節では児童期から青年期にかけての代表的な精神障害について簡潔に説明する。第3節では，今日の学校現場等で問題となる部分に焦点を当てて，メンタルヘルスの現状と課題について，「疫学的3要因」や「疾病対策の5段階」を援用して述べる。最後に，第4節において，具体的な支援方法について解説する。

第1節　精神障害

　メンタルヘルス（mental health）とは精神面における健康のことで，精神的健康，心の健康，精神保健，精神衛生等と称され，主に精神的な疲労，ストレス，悩み等の軽減や緩和とそれへのサポート，メンタルヘルス対策，あるいは精神保健医療のように精神障害の予防と回復を目的とした場面で使われる。メンタルヘルスには近年，養護教諭も関わる場面が増えており，十分理解する必要がある。

1．精神障害とは

　近年，メンタルヘルスの問題，なかでも精神的健康に関して多大の関心が寄せられ，精神医学，教育学，学校保健学，社会学等，様々な立場から臨床・研究活動が行われている。WHO（世界保健機関）においても2007年に「精神的健康とは，単に精神障害でないということではない。それは，一人一人が彼または彼女自らの可能性を実現し，人生における普通のストレスに対処でき，生産的にまた実り多く働くことができ，彼または彼女の共同体に貢献することができるという，十全にある状態である。」と定義しているように[1]，心と健康の問題は何かの不具合や欠如の話ではなく，全人的性格のものであり，全人類の課題とも言える。

　養護教諭にとっても，「私たちの精神は健康なのだろうか」，「より健康になるにはどうすればよいのか」，「どのようにすれば精神的健康の悪化を防げるのか」，「万一精神が不健康となった場合，どのようにすれば回復するか」等，メンタルヘルスの問題は，直面する児童生徒らの対応において非常に大きな柱となっている。

　精神的健康が失われた状態，すなわち精神的不健康については，精神障害，精神疾患，精神病等いくつかの表記が存在する。一般的に「**精神障害**」とは個人・社会的に「障害」と考えられ，社会的，福祉的，教育的な対処が必要な状態である。一方，「**精神疾患**」とは，精神障害のなかで，医学的治療・管理が望ましいもの，と定義される。本書では，主に学校保健をその対象としていることから，精神的不健康を精神障害として代表し，統一して標記を行うこととする。

> **用語解説**　「精神障害」という言葉は，いろいろな意味で使われることがある。例えば，一般的に「身体障害」という場合，何かの病気の結果として障害が残った時に「身体障害」と呼ぶことが多い。これと同様に精神障害についても，精神病の結果として残った障害を精神障害と呼ぶことがある。一方，精神保健福祉法では，「精神障害者」は「精神疾患を有する者」と定義され，「精神疾患＝精神障害」となっている。

第7章　精神保健

表7-1-1　ICD-10（2013年版）による「精神及び行動の障害」の分類

F00-F09	症状性を含む器質性精神障害
F10-F19	精神作用物質使用による精神及び行動の障害
F20-F29	統合失調症，統合失調症型障害及び妄想性障害
F30-F39	気分（感情）障害
F40-F48	神経症性障害，ストレス関連障害及び身体表現性障害
F50-F59	生理的障害及び身体的要因に関連した行動症候群
F60-F69	成人の人格及び行動の障害
F70-F79	知的障害（精神遅滞）
F80-F89	心理的発達の障害
F90-F98	小児（児童）期及び青年期に通常発症する行動及び情緒の障害
F99	詳細不明の精神障害

出典：厚生労働省「疾病，傷害及び死因の統計分類」[2]

2．主な精神障害

　それでは，精神障害にはどのようなものが含まれるだろうか。表7-1-1は現在わが国でも一般的に用いられている国際疾病分類（疾病及び関連保健問題の国際統計分類：International Statistical Classification of Diseases and Related Health Problems〈以下「ICD」と略〉）による精神障害の分類である[2]。ICDは異なる国や地域から，異なる時点で集計された死亡や疾病のデータの体系的な記録，分析，解釈及び比較を行うため，世界保健機関憲章に基づき，世界保健機関（WHO）が作成した分類である注。

---

column

DSM-5

　精神障害の分類にはICDのほか，代表的なものとしてはDSM（Diagnostic and Statistical Manual of Mental Disorders〈精神障害の診断と統計マニュアル〉）がある。これは精神障害の分類（英語版）のための共通言語と標準的な基準を提示するものであり，アメリカ精神医学会によって出版された書籍である。DSMは当初，統計調査のために作成され，1952年にDSM-Iが発表され，以後II，III，IVと改訂され，明確な診断基準を設けることで，精神科医間で精神障害の診断が異なるという診断の信頼性の問題に対応した。現在は2013年に発表されたDSM-5となっている[4]。

　DSMは，ICDとともに，国際的に広く用いられている。いずれも記述精神医学であり，「特定の状態が特定の期間に存在する」という具体的な診断基準を設けた，操作的診断基準に属する。疾病の解明に加え，各々の医師等の間における結果の比較を可能とし，また，疫学的調査に有用である。

注　現在，わが国ではICD-10（2013年版）に準拠した疾病，傷害及び死因の統計分類を作成し，統計法に基づく統計調査に使用されるほか，医学的分類として医療機関における診療録の管理等に活用されている[2]。

表7-1-2　子どもの精神障害（メンタルヘルス不調）の早期症状

身体的症状	心理的症状	行動的症状
・食欲がない，あるいは過食になる ・身体の痛みやかゆみを訴える ・眠れない ・夜尿がはじまる，あるいは増える ・以前には見られなかったチックが出たり，チックが激しくなる	・ぼんやりしている ・ささいなことで泣く ・元気がない ・笑わなくなる ・喜怒哀楽が激しい，あるいは無表情になる ・学校や友だちのことを話したがらない ・一方的に話し，会話が成立しない	・学校に行きたがらない ・学習への意欲が乏しくなる ・家族に反抗的になる ・休日でも家に閉じこもりがちになる ・ゲームや習い事など，好きなことでもやりたがらない ・ささいなことで物を壊したり，人に攻撃的になったりする ・何度も手を洗ったり，少しの汚れで着替えたりする ・ささいな物音に驚く ・親のそばから離れない，強い甘えがみられる ・一人になるのを怖がる

（文部科学省「子どもの心のケアのために」[3] をもとに筆者作成）

では，精神障害はどのような形で現れるのだろうか。表7-1-2に，子どもの精神障害（メンタルヘルス不調）の早期症状を，身体的症状，心理的症状，行動的症状に分けて列挙する[3]。その特徴は，それが心の症状とはわからない身体の痛みやかゆみ等の身体症状や，学校に行きたがらない等の日常行動に埋没して，判明しにくくなっている点である。また，児童生徒においては，腹痛や頭痛，あるいは癇癪のような形で現れることも多い。養護教諭には早期発見・早期対応のため，豊富な知識とともに綿密な観察力が必要とされる。

第2節　主な精神障害の現状

　ここでは養護教諭と関係が深いと考えられる代表的な精神障害について，事例を交えて簡潔に説明する[注]。

1．統合失調症

　統合失調症は，以前は「精神分裂病」と称されていた疾患であり，生涯有病率は1％前後と言われる。原因は諸説あるが，現在のところ不明である。

　症状としては，知覚，思考等，様々な面にわたって障害がみられる。まず知覚の異常として，幻覚（対象のない，実在しないものを知覚すること）があり，幻聴・幻視等が認められる。思考過

[注] 診断については基本的にICD-10あるいはDSM-5に準拠して判断されるものであるが，ここでは省略した。

程の異常として**滅裂思考**（思考過程の関連性のない観念同士が結びつき，まとまりがなくなる状態）があり，連合弛緩，支離滅裂とも言う。重症になると言葉の概念が崩壊し，単語の羅列となる（言葉のサラダ）。思考内容の異常としては，**妄想**（間違った確信，訂正不能，ありえない内容によって特徴づけられる）があり，主に妄想気分，妄想知覚，妄想着想，被害・関係妄想等がある。

　治療には，抗精神病薬が用いられる。統合失調症の服薬は継続することが大事であり，急に服薬を中止すると再発することが多い。他に精神療法や作業療法等も併せて行われる。最近ではグループホームや援護寮等の中間施設も整備されつつある。長期的にはリハビリテーションで社会復帰を目指す。

　　　【事例】　17歳，男性，高校生
　　　　主　訴：幻聴（男の人の声が聞こえる）
　　　　現病歴：中学生の頃から，なんとなく体がへんな感じがして，時々急に頭痛がしたり，だ
　　　　　　　　るくなったりしていた。高校に入学してからは，新しいクラスになじめず，孤立
　　　　　　　　するようになった。そのうちみんなにバカにされて，廊下ですれ違いざまにチラ
　　　　　　　　ッとこちらを見てはコソコソ言い合っているように感じた。授業にも全然集中で
　　　　　　　　きず成績も下がり，高校も休みがちになった。ある時自室でゲームをしていたら，
　　　　　　　　急に「オマエはダメなヤツだ！」という知らない男の声が聴こえてきた。まわり
　　　　　　　　を見渡しても誰もいない。恐ろしいのとイライラで訳が分からなくなった。不眠
　　　　　　　　も続くため，母親とともに精神科クリニックを受診した。
　　　　経　過：「統合失調症」と診断され，外来で投薬が開始された。学校は半年ほど休んだが，
　　　　　　　　症状も安定してきたので登校を再開した。しかし友だち付き合いをはじめとして
　　　　　　　　学校生活には苦労している。担任は母親・主治医・養護教諭等と連携をとりなが
　　　　　　　　ら対応している。

2．うつ病

　「うつ病」の初発年齢は20歳代後半が最も多く，もう一つのピークは50歳前後の初老期にみられる。生涯有病率は6％前後と言われ，男女比では女性のほうが多い。

　うつ病の初期症状としては，心の不調ではなく体の不調や問題行動として現れることが多い。食欲低下や不眠だけでなく，体がだるい，生気がない，頭痛・めまい・吐き気といった体の症状，ひきこもりやリストカット，暴力や攻撃的な行動等として表現されることもある。また，抑うつ症状は，朝の調子がいちばん悪く，午後から夕方にかけて改善してくることが多い。

　治療としては，主に抗うつ薬や，抗不安薬等による薬物療法が行われる。精神療法としては，認知行動療法やカウンセリング等が行われる。

3．ストレス関連障害（適応障害）

　かつて「心因反応」と呼ばれたもので，心因（ストレス）があり，それに反応して様々な精神症状を示すものをストレス関連障害と言う。一般人口における有病率は2〜8％と推定され，男女比では2：1，独身女性に多く，入院患者にも多くみられる。急性ストレス反応，適応障害，PTSD（心的外傷後ストレス障害）等がある。

　① 急性ストレス反応

　症状としては，不安，焦燥感，抑うつ，無気力，睡眠障害，食欲不振等の漠然とした身体的不調（不定愁訴）がみられる。もともと心が健康な人が大きなストレスに遭った時に生じる。ストレスから数日以内に出現し，多くは短時間で軽快する。

　② 適応障害

　重い身体の病気や転居・転校，親しい人との離別・死別等，長く続くストレスや生活の変化により，そうしたストレスや変化に適応できなくなり生じる。本人の側にも起こりやすさがみられることが多い。ストレスから3か月以内に出現し，時に長期化する。

　③ PTSD（Post Traumatic Stress Disorder：心的外傷後ストレス障害）

　死や重大な外傷，災害，暴力状況（犯罪，戦争等）等，身体や心の安全性が強くおびやかされるできごとを体験したあと，不安と抑うつを中心とした特有の精神の不安定状態が通常長期間持続するものである[注]。

新型うつ病

column

　最近，「新型うつ病」という用語を耳にすることが多いが，「新型うつ病」という医学用語は存在しない。一方，うつ病のなかの一型で，大うつ病のうち，過食，過眠，鉛のような身体の重さ，対人関係を拒絶されることへの過敏症等の特定の症状を有するうつ病を「非定型うつ病」と定義しているが，啓発書やマスメディアでは「非定型うつ病」は「新型うつ病」とほぼ同義に扱われている。

　「新型うつ病」あるいは「非定型うつ病」の特徴とされるのは，①若年者に多く，全体に軽症で，訴える症状は軽症のうつ病と判断が難しい。②仕事では抑うつ的になる，あるいは仕事を回避する傾向がある，ところが余暇は楽しく過ごせる。③仕事や学業上の困難をきっかけに発症する。④患者の病前性格として"成熟度が低く，規範や秩序あるいは他者への配慮に乏しい"等がある。

　そもそも，若年者のうつ病・抑うつ状態は，精神医学的にも理解が難しい対象であり，様々な観点から研究されている。重要なことは，一人ひとりの抱える問題についてきめ細かく分析し，適切に対応することである。それは，うつ病・抑うつ状態が定型か非定型かで異なるものではない。うつ病の治療は，患者一人ひとりが持つ心理的，生物的，社会的要因を分析し，それに合わせて，精神療法，疾患教育，薬物療法，環境調整，リハビリテーションを組み合わせて行うことが基本的な方針であり，それはどの精神疾患でも変わることはなく，物事の本質を見据える視点を持って対応することが求められる[5]。

治療は，以前の機能水準への回復，または新たな適応に達することをめざす。そのため，ストレス要因あるいはそれによって引き起こされた結果を軽減したり，本人のストレス対処能力を高める。実際には，精神療法，環境調整，薬物療法等をあわせて行う。

4．摂食障害

摂食障害自体は，食欲という欲動の障害によって呈する食行動異常全般を指す。ここでは，神経性食欲不振症（思春期瘦せ症，拒食症）と神経性過食症（神経性大食症）を取り上げる。どちらも女性に発症しやすく，日本における思春期・青年期女性の有病率は拒食症が約0.1〜0.2％，過食症が約1〜3％とみられている。

① 神経性食欲不振症

若い女性に多い疾患で，瘦せ願望が強く，ひどく瘦せるが，摂食や体重，体型に対して歪んだボディイメージの障害を抱いている。拒食が多いが，ときに過食となる。瘦せても活発で腋毛，恥毛の脱落はない。症状としては，体重減少（標準体重の85％以下），無月経，うぶ毛が目立つようになる。進行すると，栄養失調から，腎不全や低血糖，不整脈や感染症といった重大な合併症を起こし，死亡することもまれではない。

② 神経性過食症

発作的に繰り返されるむちゃ食いと自己誘発嘔吐，緩下剤・利尿薬の乱用等の排泄行動，月経異常，電解質異常を伴うが，正常体重を維持することが多い。

患者には**病識**（自分が病気であるという認識）がなく，歪んだ考えを是正することが困難な場合が多い。瘦せ方があまりにも極端で体重減少が激しい場合は入院も必要になる。抗不安薬，抗うつ薬，抗精神病薬等の投薬と合わせて，認知行動療法等，精神療法や栄養指導が行われる。

【事例】 21歳，女性，大学生

　主　訴：体重減少

　現病歴：高校2年生の時，失恋をきっかけに「瘦せてキレイになれば，彼を取り戻せるかもしれない」と考え，ダイエットを始めた。1カ月で4kg近く瘦せ，友だちから「キレイになったね」と言われ，さらに極端なダイエットに走った。我慢できなくて，むちゃ食いをしては口に指を入れて吐いたり，下剤を使ったりした。1年もたたないうちに体重が30kg台になって生理も止まり，肌もガサガサになった。それでも鏡に映った自分を見るとものすごく太って見えた。もっと瘦せなく

注 もともとは米国のベトナム戦争帰還兵の心の問題から始まり，わが国でも1995（平成7）年の阪神・淡路大震災以来，被災者の心のケアに関して注目されるようになった。

てはと思い運動を始めたが，ジョギングの途中で動けなくなった。翌日母親とともに受診した。

経　過：「摂食障害」と診断され，抗うつ薬の投薬とカウンセリングが開始された。一時は点滴による栄養補給が行われたが，徐々に自分の体型に対する認知が修正され，アルバイトもできるようになった。現在就職を目指して勉強中である。

5．発達障害

　発達障害とは，「自閉症，アスペルガー症候群その他の広汎性発達障害，学習障害，注意欠陥多動性障害その他これに類する脳機能の障害であってその症状が通常低年齢において発現するものとして政令で定めるもの」（発達障害者支援法）と定義されている。2012（平成24）年，文部科学省により全国の公立小中学校で約5万人を対象に実施された調査結果では，発達障害の可能性があるとされた児童生徒の割合は6.5％であった。

　これらの発達障害の主な分類と主な種類を図7-2-1に示した[6]。また，文部科学省における，自閉症，高機能自閉症，学習障害（LD），注意欠陥・多動性障害（ADHD）のそれぞれの定義は表7-2-1の通りとなっている[7]。

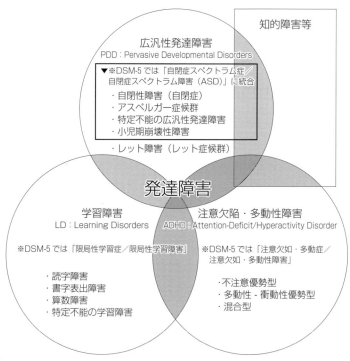

図7-2-1　発達障害の主な分類と主な種類
出典：LITALICO発達ナビ「発達障害とは？　発達障害の分類・症状・特徴・診断方法はどのようなもの？」[6]

第 7 章　精神保健

表 7 - 2 - 1　主な発達障害の種類と症状

種類	症状
自閉症	3歳くらいまでに現われ，他人との社会的関係の形成の困難さ，言葉の発達の遅れ，興味や関心が狭く特定のものにこだわることを特徴とする行動の障害であり，中枢神経系に何らかの要因による機能不全があると推定される。
高機能自閉症	3歳くらいまでに現われ，他人との社会的関係の形成の困難さ，言葉の発達の遅れ，興味や関心が狭く特定のものにこだわることを特徴とする行動の障害である自閉症のうち，知的発達の遅れを伴わないもの。また，中枢神経系に何らかの要因による機能不全があると推定される。
学習障害（LD）	基本的には全般的な知的発達に遅れはないが，聞く，話す，読む，書く，計算するまたは推論する能力のうち，特定のものの習得と使用に著しい困難を示す様々な状態を指すものである。学習障害は，その原因として，中枢神経系に何らかの機能障害があると推定されるが，視覚障害，聴覚障害，知的障害，情緒障害等の障害や，環境的な要因が直接の原因となるものではない。
注意欠陥／多動性障害（ADHD）	年齢あるいは発達に不釣り合いな注意力，及び／または衝動性，多動性を説く長とする行動の障害で，社会的な活動や学業の機能に支障をきたすものである。また，7歳以前に現われ，その状態が継続し，中枢神経系に何らかの要因による機能不全があると推定される。

出典：文部科学省「主な発達障害の定義について」[7]

　治療には，環境調整，SST（Social Skills Training：社会生活技能訓練），心理療法，治療教育等，非薬物療法が優先される。日常生活に深刻な影響がある場合には薬物療法も行われる。

【事例】　18歳，男性，定時制高校生

　　主　訴：授業中集中できない。思ったことをすぐ言ってトラブルを起こしてしまう。

　　現病歴：保育園・幼稚園の時代から多動が目立ち，じっとしていることができなかった。小学校入学後は文房具や傘をよくなくし，宿題をいつも教室に置き忘れていた。整理整頓が苦手で，低学年時に担任教師から授業中の騒がしさや落ち着きのなさを指摘されていた。遊びもすぐ飽きてしまうが，ゲーム等に熱中すると何時間でもその遊びに耽っていた。定時制高校に入学してからは，昼間はアルバイトを始めていたが，3年次になって，やる気が出ずアルバイトも勉強も辛く苦しいと訴えるようになった。担任と相談し，母親とともに近隣の児童精神科外来を受診した。

　　経　過：「ADHD」と診断され，薬物療法が開始された。学校では担任を中心に主治医・母親との連携の上で，管理職及び全教員，養護教諭，スクールカウンセラー等による支援体制が組まれた。学校外からもジョブサポーターや地域の保健師等の支援を受け，無事卒業した。現在は，本人なりのペースでアルバイトを続けながら社会生活を送っている。不注意傾向は残存しているものの過活動及び衝動性はかなり改善され，自分自身を肯定的に捉えられるようになっている。

第3節　メンタルヘルスケアの現状と課題

1．疫学的3要因の援用

　精神障害に関連する事象を疫学的3要因に当てはめると，病因としては，ストレス，危機的ライフイベント，化学物質（薬物，アルコール）等，宿主要因としては，精神的脆弱性（性格），低いストレス耐性，遺伝的素因等，環境要因としては，交友関係，家族・学校・職場等の環境，文化等が想定される。3要因それぞれの周辺に，関連事項として「精神障害（ICD-10）」，「ストレス強度表」，「クレッチマーの3気質」，「自殺の危機経路」，「社会環境・社会問題」をトピックス的に貼付した（図7-3-1）。

　さらに主な予防法・対策を，3要因それぞれの周辺の適当と思われる場所に配置した。最上段に，それらの基盤としての「教育・啓発・キャンペーン」，「社会的制度・法的整備」，「研究の発展」を置いた^注。

　精神障害は，社会・環境との関わりのなかで発現し，経過及び予後についても，それらに大きな影響を受ける。その点では他の健康事象と変わらない。精神障害はそれ単独では存在しないということ，すなわち，精神障害を社会・環境と一体となって捉えることが，精神的健康あるいは精神的不健康，ひいては精神保健を理解する第一歩であると考える。

用語解説　「ストレス強度表」

　　1968年にアメリカの精神科医 Thomas Holmes と Richard Rahe によって発表された「Holmes and Rahe stress scale」に基づいており，配偶者の死を100のストレス強度とした時の，各ライフイベントのストレス強度を高度なものから順に並べたものである[8]。

「クレッチマーの3気質」

　　ドイツの医学者クレッチマーが提唱したもので，パーソナリティの中心は気質であると考え，体型と気質を結びつけて「細長型」「肥満型」「闘士型」の3つの類型があるとした。パーソナリティの評価の参考にされる[9]。

「自殺の危機経路」

　　自殺対策支援センターライフリンクが2008（平成20）年に実施した「1,000人実態調査」で，自殺した人の家族に聞き取り調査をして，自殺前にどのようなできごとがあり，どのように自殺に影響を与えたかを調べ，それらを解析して統合し，模式図として表したものである[10]。

「社会環境・社会問題」

　　現代社会における情報技術の驚異的な発展，少子高齢化社会の到来，所得格差等を勘案し，「家庭」，「学校」，「職場」，「地域」での今日的課題を列挙したものである。

注　この図がすべてを網羅しているわけではなく，状況に応じてまだまだ多くの要素が追加されると考える。

第7章 精神保健

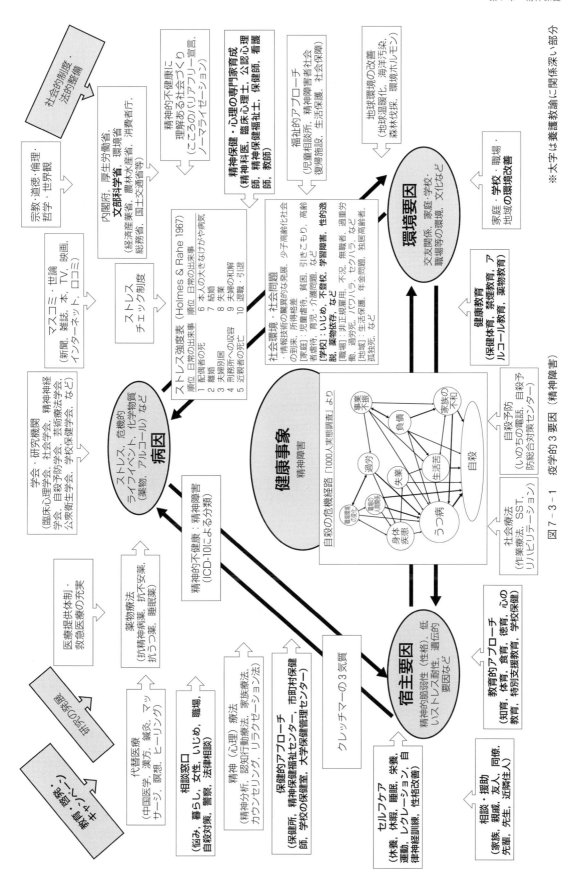

図7-3-1 疫学的3要因（精神障害）

図7-3-1を解析すると，当然ではあるが，主に教育的アプローチと保健的アプローチにおいて，学校保健あるいは養護教諭の関係が深いことがわかる。

病因から宿主要因にかけては，医療を代表的なものとして様々なアプローチが行われている。精神医学の発展により，薬物療法はじめ様々な治療法も驚くべきスピードで進歩している。また相談窓口も増加しているので利用されたい。宿主要因に対しては，従来から「クレッチマーの３気質」に代表される性格別の対策等が行われているが，セルフケアや将来を見据えた教育的アプローチも重視されるであろう。

一方，**環境要因**に対しては，学校教育をはじめとした様々な社会的アプローチが挙げられるが，具体性を欠き，その数も少ない。「社会環境・社会問題」として示している通り，情報技術の驚異的な発展，少子高齢社会の到来，所得格差等，喫緊の課題が山積している。これらの予防・対策としては，最終的には「精神的不健康に理解ある社会づくり」に行きつくと思われる。そのためにも社会的制度・法的整備が重要である。また，精神保健・心理の専門家育成の最近の話題としては，2015（平成27）年に「公認心理師法」が成立し，公認心理師の養成が始まった。今後の心理臨床の現場の対応力向上が期待される。

全体に俯瞰してみた結果，**病因**と**環境要因**に対する直接的なアプローチが少ない傾向が窺われる。ストレス強度表等を活用して日常生活のストレス強度を理解し，病因につながるできごとを排除していく姿勢が重要と思われる[注]。

疫学的３要因全体において「研究の発展」が必須であり，そのためにも「教育・啓発・キャンペーン」は重要であり，それらの基盤となる「社会的制度・法的整備」が急がれる。

2．疾病対策の5段階の援用

次に，精神障害という健康事象を，予防の観点である**疾病対策の5段階**[12] から捉えると，一次予防のうち①**健康増進**とは「心の健康の健康教育，環境衛生，生活習慣見直し，専門家の訓練」，②**特異的予防**とは「ハイリスク者を把握し援助することにより，不安や否定的感情が心の不健康に進行することを防ぐ」が相当する。二次予防のうち，③**早期発見・早期治療**とは「精神障害（精神症状）の早期発見・早期介入により重症化を防ぐ，カウンセリングやクリニック受診等」，④**重症化防止**とは「精神療法，薬物療法，社会療法，精神科医療機関の整備充実，早期退院の促進」が相当する。三次予防として⑤**リハビリテーション（再統合）**とは，「外来通院・投薬の継続，再発防止のための地域・家庭・職場の環境整備」と言える。それぞれの段階に対応した予防の細目，法的・制度的整備状況，および対応すべき様々な社会資源（の一部）

[注] 産業保健の現場では平成27年より「ストレスチェック制度」が開始され，基本的に全労働者のストレスが，ストレス要因，ストレス反応，周囲の支援等に分かれて，評価されることになった。さらに個人にはセルフケア及び高ストレス者に対して医師の面談及び就業に関する意見書作成が，また，集団にはラインによるケア等職場環境の改善等が指導されるようになった。今後の活用が期待される[11]。

第7章 精神保健

表7-3-1 疾病対策の5段階（精神障害）

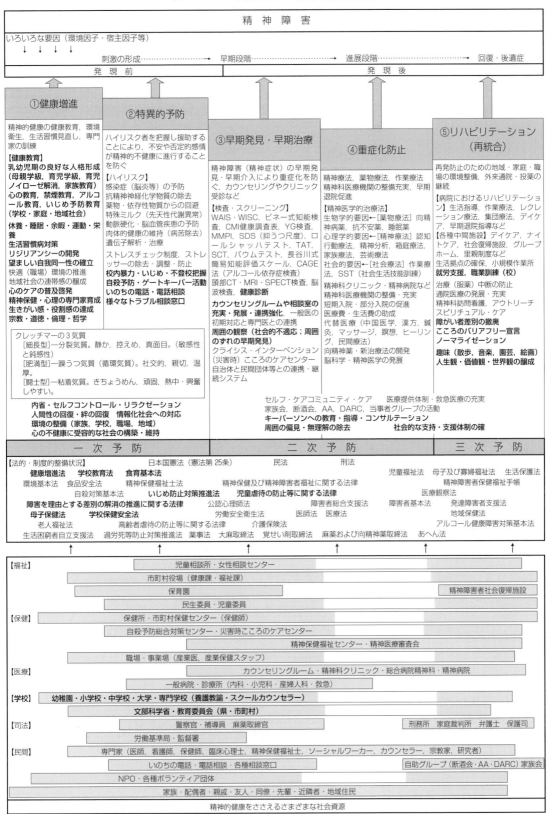

※太字は養護教諭に関係深い部分

を一覧できるように表に示した（表7-3-1）。

　いずれも必要とされる多くの対策とその横の連携，またそれらに対応した各種制度・法律と地域における多くの社会資源とその協力関係（保健と医療と福祉，及び地域保健と学校保健と産業保健，さらには行政と地域の専門家と住民の協力，また大学や研究機関の参加等）が不可欠なことがわかる。

　表7-3-1を解析してみると，一次予防としての①健康増進の予防対策が少ない。法的・制度的整備状況も希薄であり，社会・集団レベルの公衆衛生活動も不十分であるように思われた。また社会資源としては，やはり教育の重要性が再認識された。特に年少期よりの教育が青少年から成人期にかけての精神障害に対する行動を決定している部分が大きいことを考えると，今後一層充実させるべきであり，学校保健あるいは養護教諭に期待されている部分でもある。②特異的予防としては，前述の通り，ストレスチェック制度が始まる等，少し動きが出てきている印象がある。二次予防の③早期発見・早期治療及び④重症化防止に関しては，現代医学の進歩の恩恵もあり，日々改善傾向にあり，制度的にも整えられつつある。今後は遺伝子治療等の道が開かれていると思われる。

　三次予防としての⑤リハビリテーション（再統合）に目を向けてみると，特にわが国ではまだまだ道は遠いと言わざるを得ない。多くの精神的不健康は，二次予防の進歩に伴い，回復している者は多くなっているが，その後の社会復帰が難点となっている。ノーマリゼーションの掛け声のもと，厚生労働省でも長期入院患者の早期退院，グループホームの推進等の方針を打ち出しているが，まだ十分な成果が出ている段階ではない。

　精神障害のなかで統合失調症等は諸説あるものの，いまだに明確な原因が不明であり，発症した初期の早期発見・早期治療（二次予防）がせいぜいであり，リハビリや社会復帰等，三次予防が大きな課題となっている。一方，目に見えるような形での一次予防の動きは皆無と言ってよい状況である。今後は当面二次予防の充実，三次予防の対策強化を進めると同時に，学校保健教育等一次予防を充実させることが重要であると考える。

　あらためて表を見ると，一次予防の①健康増進と②特異的予防，三次予防の⑤リハビリテーション（再統合）について，学校保健あるいは養護教諭に関係が深いことがわかる。また学校（教育機関）としては福祉，保健，医療，司法，民間とも連携を取る必要があることがわかる。

　以上，精神的不健康（精神障害）を「疫学的3要因」，「疾病対策の5段階」の観点から整理することで，養護教諭による精神障害の予防及び対策の重要性が理解され，実践に繋がることを期待したい。

3．学校教職員のメンタルヘルスケアの現状と課題

　学校における教職員のメンタルヘルスに関しては，問題が多いと言われて久しい。日本では

表7-3-2 メンタルヘルスケアの形態，担当者とその内容

ケアの形態	指針のケア担当者	学校のケア担当者	ケアの主な内容
①セルフケア	厚生労働省	教職員	ストレスへの気づきと自身による対処
②ラインによるケア	管理監督者	校長・教頭等	職場環境への改善 個別の相談，対応 セルフケア推進の支援
③事業場内産業保健スタッフ等によるケア	産業医・衛生管理者等 保健師・心の健康づくりスタッフ等	養護教諭・スクールカウンセラー等	職場環境への改善助言 個別の相談，対応 ラインへの教育研修，支援連携ネットワークの形成
④事業場外資源によるケア	事業所外でメンタルヘルスの支援を行う機関 主治医や臨床心理士・産業カウンセラー等の専門家	教育委員会相談部門 教職員共済組合心の相談部門や医療機関等 主治医や臨床心理士等メンタルヘルス支援の専門家等	直接のサービスの提供 ネットワークへの参加

出典：福田憲明（2004）「学校教師のメンタルヘルス」，『臨床心理学』第4巻第1号，金剛出版

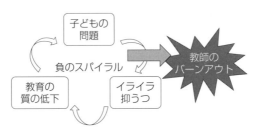

図7-3-2 教師のバーンアウト（燃え尽き症候群）

年間5,000人もの教員がうつ病等の精神疾患で休職しているほか，自殺者も毎年100人を超えている。2015（平成27）年より全国の職場でストレスチェック制度が開始され，職場におけるストレスの状況評価と，個人面談及び職場環境の改善等が求められている。学校の教職員のストレスチェックの状況はまだ十分には明らかでないが，高ストレス者が多いのではないかと危惧されている。

学校という職場でのメンタルヘルスを考える際には，「職場における心の健康づくり—労働者の心の健康の保持増進のための指針」（厚生労働省）で示されている「メンタルヘルスの4つのケア」（①セルフケア，②ラインによるケア，③事業場内産業保健スタッフ等によるケア，④事業場外資源によるケア）注 が参考となる。

学校におけるメンタルヘルスケアの形態，担当者，内容について表7-3-2に簡単にまとめ

注 ①教職員自身の気づきと対処
②同僚教員・校長等の活用あるいは協力
③産業医やスクールカウンセラー等が担当するが，メンタルヘルスの専門職としての養護教諭の関与も大いに期待される
④教育委員会等に属する相談機関あるいは外部の医療機関や相談機関の活用

た。養護教諭にとっては，①②は無論であるが③においても専門家として重要な役割が求められる。また④についても普段からの連携が重要となる[13]。

一方，教職員のメンタルヘルスに関しては，**燃え尽き症候群**（バーンアウト）に移行することを避けなければならない（図7-3-2）。あらためて，「メンタルヘルスの4つのケア」を見直し，「真面目で熱心な教職員」という貴重な社会的資源を喪失しないよう，学校関係者全員で支えていかなければならない（第10章第3節参照）。

第4節 学校における精神上の課題を有する子どもへの支援と今後の取組

1．学校における精神障害

最後に，学校における精神障害という概念のあり方について現状を考察し，今後の課題について言及する。

教育基本法に「第1条（教育の目的）教育は，人格の完成を目指し，平和で民主的な国家及び社会の形成者として必要な資質を備えた心身ともに健康な国民の育成を期して行われなければならない。」（平成18年法律第120号）とあり，教育の目的を「心身ともに健康な国民の育成」としている。では，この心身とは何を指しているのであろうか。知育，体育はよく聞かれるが，心の教育の話について聞くことは少ない。最近になって，生きる力の教育や，道徳教育の再認識等が重視され始めているが，学校現場で心の教育が十分にされているとは言い難いのが現状である。心の教育とは精神保健（メンタルヘルス）活動の一部分であり，当然精神障害とも無関係ではあり得ない。戦後の教育の歴史をみてみると，以前には一部の精神疾患に関する記載があったが，いつのまにか削除され，現在では言及されることはない。子どもたちは，いじめ，不登校，進学競争等，様々なストレス，精神的負担にさらされ，多種多様の精神的不健康（精神障害）をきたしている。このような現状で，肝心の精神障害についての子どもたちの知識はほとんどゼロのままである。

確かに精神的な問題は大人でも対応が難しく，低学年の児童等では理解しにくい部分もあり，不十分な知識を教えてしまったり，誤解されることも危惧される。児童生徒に対して，精神的不健康すなわち精神障害・精神疾患をどのように教育していくべきか，今後取り組む課題と思われる。誰がその教育を担当するのか，どのような内容を教えるのか，個々人のフォローアップはどうするのか等，問題は山積しており，健康教育を担当する者として，養護教諭にも重要な役割が期待される[14]。

2. 精神上の課題を有する子どもへの支援

1）基本的な考え方

　子どもという存在は日々成長していく過程である。図7-4-1は有名なスキャモンの発育曲線であるが，一般組織の成長（身長や体重，内臓の発育）に比べて，神経系（脳と頭部）の成長はいち早く始まり，小学校入学頃には，ほぼ成人に近づいていることから，精神保健的な問題には早期発見・早期介入が重要であり，精神障害の対策も成長やライフサイクルとともに考えなくてはならない[15]。

　エリクソンの生涯発達の理論では，乳児期から幼児期，児童期，青年期へと成長に従い，心理・社会的危機は変化し，重要な対人関係の範囲は広がり，心理・社会的様式も変遷していくとされている（表7-4-1）。精神障害に関する問題も，乳幼児期の問題（発見・診断から早期療育へ），学童期の問題（学校教育の問題），青年期・成人期の問題（社会参加の問題）というように変化していくと考えられる[16]。

　表7-4-2に「心理的原因で起こりやすい問題，ストレス，その誘因（年齢別）」を挙げた。成長し続けるという児童生徒の特性を考えれば，援助の連続性が重要なことは明らかで，現在の幼稚園，小学校，中学校，高等学校と途切れ途切れになっている援助には一貫性が求められるであろう。精神障害を抱えた児童生徒は，学齢期のみならず卒業後，成人後も，生涯にわたっての支援が必要であり，支援体制の確立が急務である[17]。

　そして，児童生徒への対処法・支援策の基本的な考え方としては，まず，治療よりも予防が重要であり，よく観察し，情報を収集することが前提となる。また問題行動があった時には目的や役割を見定め，マイナスよりプラスのものを捜すようにする。また担任や養護教諭等の支援者はひとりで抱え込まないようにすることが肝要である。

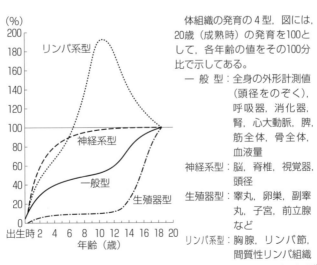

出典：松尾保（1996）『新版小児保健医学 第5版』日本小児医事出版社[15]

図7-4-1　臓器別発育パターン（スキャモンの発育曲線）

表7-4-1　エリクソンの生涯発達の理論

発達段階	心理・社会的危機	重要な対人関係の範囲	心理・社会的様式	基本的活力
乳児期	信頼⇔不信	母親またはそれにかわる人	得る お返しに与える	希望
幼児前期	自律性⇔恥・疑惑	母親またはそれにかわる人	保持する 手放す	意志力
幼児後期	積極性⇔罪悪感	基本的家族	思い通りにする（追いかける） まねをする（遊ぶ）	目的性
児童期	生産性⇔劣等感	近隣 学校	ものを作る（完成する） ものを一緒に作る	自信
青年期	同一性 ⇔同一性拡散	仲間集団と外集団 指導性のモデル	自分自身である（または自分自身でないこと） 自分自身であることの共有	誠実
成人前期	親密と連帯⇔孤立	友情・性・戦争 協力の相手	他者の中で自分を失わない，発見する	愛
成人期	生殖性⇔自己吸収	分業と協同の家庭	世話をする	配慮
成熟期	完全性⇔絶望	人類 わが種族	過去からそうであったように存在する 存在しなくなることに直面する	英知

出典：西山啓・山内光哉（1978）『目で見る教育心理学』ナカニシヤ出版

表7-4-2　心理的原因で起こりやすい問題，ストレス，その誘因（年齢別）

	起こりやすい問題	人生の課題（ストレス）	誘因となりやすい事項
乳児期	幽門痙攣，下痢，便秘，全身の発育障害	基本的信頼感 （基本的安定感）愛情欲求，依存欲求の充足	母親のイライラした感情几帳面すぎる育児態度（授乳，離乳，排尿，排便などの訓練），愛情の欠乏，放任
幼児期	嘔吐，下痢，便秘，腹痛，食欲不振，拒食，憤怒痙攣，頻尿，夜尿，どもり，気管支喘息，指しゃぶり，性器いじり，反抗	日常の生活習慣の基本（自律性），しつけ，自我の形成，遊び	弟妹の出生，嫉妬心，同胞間の玩具のとり扱い，競争心，感情的育児態度，両親の共かせぎ，愛情の欠乏
学童期	頭痛，嘔吐，腹痛，関節痛，頻尿，夜尿，めまい，足の痛み，気管支喘息，チック，どもり，爪かみ，不安神経症，強迫神経症，登校拒否，転換ヒステリー反応	社会的適応性の基礎（社会性）就学，友人関係，教育と学習	同胞との関係（嫉妬心，競争心），親子関係（厳しいしつけ，甘やかし），友人関係，教師との関係，学業，おけいごと
思春期以降	起立調節障害，気管支喘息，心臓神経症，腸管運動失調症，神経性食欲不振症，どもり，自慰，登校拒否，不安神経症，強迫神経症，転換ヒステリー反応，非行，自殺	両親からの自立―独立と依存の葛藤，第2次性徴―異性関係アイデンティティの模索と確立自己像，社会的役割	個人の能力（学力，体力，体格，運動能力），身体的欠陥，親子関係，友人関係，教師との関係，異性関係，進学の問題，人生観，社会観

出典：武貞昌志（1994）「心身症をめぐる諸問題」猪股丈二・本吉鼎三・山崎晃資『学校精神保健ガイドブック』誠信書房，142頁

(1) 治療より予防が主眼

　児童生徒の特質として発達途中であること，心身が未分化であること等を考えると，児童生徒への対処・支援の基本的な考え方としては，治療よりも予防が重要である。いったん発症した症状を追及し治療に持ち込むことは，もちろん必要であるし重要なことであるが，時間も費用もかかり困難なことが多く，普段からの予防・指導が肝要である。予防を教育と言い換えても良いだろう。このような場面こそ，養護教諭がその特質を発揮できる場であり，啓発活動を進

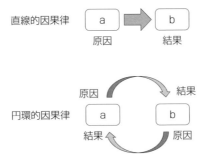

図7-4-2 直線的因果律と円環的因果律

め，本人はもちろん保護者や同僚教員にも児童生徒の精神保健について知ってもらう必要がある。

(2) よく観察する

予防も対策も，まずはよく観察することから始まる。普段の生活のなかで「あの子は多動だ」「あの子は乱暴だ」「この子は知能が低い」「この子は最近うつ状態だ」等々，レッテルを貼ってしまうことはないだろうか。レッテルを貼ることで，なんとなく分かった気になり安心し，それ以上その児童生徒のことを真剣に見ないようになっていないだろうか。

気になる行動もよく観察すれば本人の自己表現である部分もある。そのためにも注意深い観察が重要になってくる。子どもたちのマイナス面は否が応でも担任や養護教諭のような支援者の目に飛び込んでくるが，今一度それは本当にマイナス面なのか，プラス面はないのか，先入観なしに冷静に観察していただきたい。観察する際には，図7-4-2のように**直線的因果律から円環的因果律への発想の転換**が必要である。その上できちんと情報を収集し，客観的に評価することが必要不可欠である[18]。

(3) 情報を収集する

情報の収集としては，まず「その児童生徒本人」の情報を収集する。学習面，進路面，生活面において，いいところや苦しんでいるところはないか，どのような状況の時，どのように感じ，考え，行動したか（具体的に），得意なことや興味があることは何か，等である。次に，「その児童生徒を取り巻く環境」の情報を収集する。家族構成や家族の特徴はどのようなものか，これまでの学校生活での特徴的なエピソードはあるか，これまでに同じような経験はなかったか，その時の乗り越え方や有効だった方法は何だろう，等であり，これらはすべて問題解決の「資源」として利用できる。最後に，「その児童生徒と他者や環境との関わり方」の情報を収集する。問題行動が起こったり，継続したりする場面状況はどのようなものか，誰が，どのようにその児童生徒をサポートしたり，力になれるのか，これまでの関わりの中で，効果的だったことや役に立ちそうなことは何か，等であり，こちらも問題解決の強力な援軍となるであろう[17]。

精神面ばかりに捉われていると重大な身体疾患を見逃してしまうこともある。まずは医学的検査を施行し身体疾患を除外した上で，IQを含めた心理検査を行い，個々の能力を判定する。

さらに負荷がかかった時にどう行動するか観察する。予断にとらわれず常に柔軟な見方を心がけることが肝要である[19]。

(4) ひとりで抱え込まない

保護者であれ教師であれ，児童生徒の問題をひとりで抱え込まず，多くの人々の助けを結集することが重要であり，周囲の人と相談して組織的に取り組んでいくことが大切である。連携先としては学内では，学級担任，養護教諭，教育相談担当者，学校長，スクール・カウンセラー，スクール・ソーシャルワーカー，スクール・ケースワーカー，特別支援教育コーディネーター等があるだろう。学校外の専門的な相談機関としては，かかりつけの小児科医，(児童)精神科医，児童相談所，保健所・保健センター，教育相談所，精神保健福祉センター等がある。これらの相談機関と連携を取り合いながら対応を進めることが重要である。将来的には周辺校の教師（幼稚園・小中学校・高等学校・特別支援学校）の協力を得たり，様々な職種・立場の人々が学校に自由に出入りすることで，児童生徒の教育・支援がオープンに行なわれるようになることが望まれる。

子どもたちの問題はいわば全国民の未来の問題でもある。今後はまさに全国民が直接・間接に児童生徒に関わるようになり，専門家にはさらに多くの知識・実践が求められるようになる。これらの大きな期待に応えていくことが養護教諭や学校保健関係者の使命になるだろう。

3．具体的な対処法・支援策

ここまで基本的な考え方を紹介したが，具体的な対処法及び支援策としては，まず精神科医・小児科医による**薬物療法**等の医学的対処法がある。薬物療法については，ここでは詳細に触れないが，薬物は適切に使用すれば，強力な効果を発揮するが，同一薬でも投与時期が違ったり，薬剤感受性に個人差があったりすると効果は違ってくる。しかし，精神疾患・精神障害への対応としては，基本となるものであり，その他の対処法・支援法は薬物療法と呼応してなされてこそ，効果を発揮するものと考えられる。養護教諭は精神医学の基本知識を持ち，薬物療法についても熟知し，医療と密接に連携をとって児童生徒に対処しなければならない。

その他，養護教諭が知っておくとよい対処法及び支援策としては，**カウンセリング**，**認知行動療法**，**ソーシャル・スキル・トレーニング**，**ピア・サポート**等が挙げられる。ここではピア・サポートについて紹介する。

ピアとはラテン語の「同じ」と言う言葉に由来することから，年齢や立場や境遇を同じくする者を意味し，ピアという関係性を生み出しうる共通項を認識し，平等性と相互性に根ざした人間関係を通じて行われる自発的で非専門的な支援である。すなわちピアとは「仲間」であり，サポートとは「支援する」行為である。ピア・サポート活動は「仲間同士における支援活動」のことである。ここで言う「ピア」とは障害者同士という狭い意味ではなく，社会全体が支えていくことの象徴としての意味があり，現在は有力な支援方法として活用が広まっている。い

第7章　精神保健

表7-4-3　対処・支援カード（記入用）

症状	対処・支援の担い手	対処法・支援策
（　　）	本人	（　　　　　　　　　　　　　　　　　　　　　　　　　　　　）
	家族（祖父母・両親・兄弟姉妹）	（　　　　　　　　　　　　　　　　　　　　　　　　　　　　）
	友人・上級生（校内）・校外友人	（　　　　　　　　　　　　　　　　　　　　　　　　　　　　）
	担任教師・養護教諭	（　　　　　　　　　　　　　　　　　　　　　　　　　　　　）
	学年主任・校長・教頭	（　　　　　　　　　　　　　　　　　　　　　　　　　　　　）
	保健・医療・福祉関係者	（　　　　　　　　　　　　　　　　　　　　　　　　　　　　）

出典：武蔵博文・惠羅修吉編（2013）『エッセンシャル特別支援教育コーディネーター［第2版］』大学教育出版より一部筆者改変

表7-4-4　対処・支援カード（小学生のADHDの例）

症状	対処・支援の担い手	対処法・支援策
学校へ提出物を持っていくことを忘れる	本人	・担任に連絡帳に記入してもらい，帰宅後必ず親に見せる。
	家族（祖父母・両親・兄弟姉妹）	・帰宅後必ず連絡帳を受け取り，翌朝登校前に本人に提出物を渡す。 ・ちゃんと提出できたら褒める。
	友人・上級生（校内）・校外友人	・帰り際に，明日提出物があることを本人に確認する。 ・翌日忘れたからといって馬鹿にしない。
	担任教師・養護教諭	・連絡帳に指示を記入し，本人に渡す。翌日朝一番に提出させる。 ・忘れずに持ってきた場合には褒める。
	学年主任・校長・教頭	・本人の特性を理解し，担任・養護教諭が働きやすい環境をつくる。 ・保護者・学外連携先との良好な関係を維持する。
	保健・医療・福祉関係者	・本人・家族に，発達障害で忘れ物が多いことについて説明する。 ・「弱点であること。克服法があること」など。

出典：同上

ずれにしても児童生徒への支援は，周囲の関係者全員が連携をとりながら行われるべきである。

今まで述べてきたことを参考に，養護教諭自身が問題になっている症状に対して具体的な対処法・支援策を立てるために，表7-4-3のような対処・支援カードを用意した。まず，児童生徒の問題点の一つを「症状」欄に書き込む。さらに対処・支援の担い手として，①本人，②家族（祖父母・両親・兄弟姉妹），③友人・上級生（校内）・校外友人，④担当教師，養護教諭，⑤学年主任・校長・教頭，⑥保健・医療・福祉関係者，それぞれがどのようなことができるのかを，対処法・支援策の欄に書き込む。例えば，ある小学生のADHDの症状として「学校へ提出物を持っていくことを忘れる」を取りあげる（表7-4-4）。カードを記入することで，一見して解決不可能な問題に対して，なんらかの対処法・支援策が存在することに気づくことができる。このカードを問題・症状ごとに作成していくことで解決に近づき，本人・支援者の相互理解も進み，連携の輪が広がっていくことが期待される[20]。

演習問題

1. メンタルヘルス不調の児童生徒に見られる初期症状について，学校と家庭それぞれで気づく症状を挙げなさい。

2. 統合失調症，うつ病，ストレス関連障害，摂食障害，発達障害について，それぞれ「疫学的３要因」，「疾病対策の５段階」の観点から図表を作成せよ。

3. 児童生徒に精神障害についてどのように教えるか，小学生，中学生，高校生それぞれを対象とした学習指導案を作成せよ。

4. ライフサイクルに応じた，精神障害と学校保健との関連について説明せよ。

解答
1. 表7-1-2参照。　2. 図7-3-1，表7-3-1参照。
3. 152頁参照。　4. 図7-4-1，表7-4-1，表7-4-2参照。

引用・参考文献

1) Mental health: strengthening our response Fact sheet Updated April 2016.
http://www.who.int/mediacentre/factsheets/fs220/en/（2016.9.30.閲覧）.

2) 厚生労働省「疾病，傷害及び死因の統計分類」

3) 文部科学省「子どもの心のケアのために」（保護者用）

4) 日本精神神経学会監『DSM-5精神疾患の診断・統計マニュアル 大型本』医学書院，2014.

5) 日本うつ病学会 Q&A ホームページ　http://www.secretariat.ne.jp/jsmd/qa/pdf/qa4.pdf

6) LITALICO発達ナビ「発達障害とは？　発達障害の分類・症状・特徴・診断方法はどのようなもの？」
https://h-navi.jp/column/article/134

7) 文部科学省「主な発達障害の定義について」

8) The Social Readjustment Rating Scale", Thomas H. Holmes and Richard H. Rahe, Journal of Psychosomatic Research, Volume 11, Issue 2, August 1967, Pages 213-218.

9) 加藤正明・保崎秀夫他編『精神医学事典』弘文堂，1975.

10) 自殺対策支援センター ライフリンク『自殺実態白書2013』【第一版】第1章：自殺の危機経路.
http://www.lifelink.or.jp/hp/Library/whitepaper2013_1.pdf（Accessed at September 30, 2016）

11) 厚生労働省「ストレスチェック制度導入マニュアル」
http://www.mhlw.go.jp/bunya/roudoukijun/anzeneisei12/pdf/150709-1.pdf（2016.9.30.閲覧）.

12) Leavell HR, Clark EG, 1953, Textbook of Preventive Medicine. McGraw-Hill, New York.

13) 福田憲明「学校教師のメンタルヘルス」『臨床心理学』第4巻第1号，金剛出版，2004.

14) 山下俊幸編「学校における精神保健に関する健康相談—児童・生徒のこころの健康支援のために—」『教職員のための手引き』（改訂版），京都市こころの健康増進センター.

15) 松尾保『新版小児保健医学 第5版』日本小児医事出版社，1996.

16) 杉原一昭・渡辺映子・勝倉孝治『はじめて学ぶ人の臨床心理学』中央法規出版，129頁，2003.

17) 武貞昌志「心身症をめぐる諸問題」猪股丈二・本吉鼎三・山崎晃資『学校精神保健ガイドブック』誠信書房，142頁，1994.

18) 遊佐安一郎『家庭療法入門システムズ・アプローチの理論と実際』星和書店，1990.

19) 日本精神神経学会小児精神医療委員会監，齊藤万比古・小平雅基編『臨床医のための小児精神医療入門』医学書院，2014.

20) 小林芳郎『精神保健の理論と実際』保育出版社，2004.

第8章

母子保健

　母子保健とは，人の一生のスタート地点である母親と乳幼児の健康を保持増進することを目的とした活動や事業を指す。人の一生は妊娠・出産から始まり，新生児，乳幼児，児童・生徒・学生，成人，老人というライフステージでつながっているため，健康的な生活習慣や健康意識を乳幼児期から意識していくことが望ましい。また，乳幼児期の健康問題としてあげられることは，家庭や地域社会の問題であることも多い。

　本章では，日本における母子保健の現状とともに，就学前の乳幼児の健康課題や家庭環境の整備，保護者への支援等について概説する。

第 1 節　母子保健の定義

　母子保健とは，母親と乳幼児の健康を保持増進することを目的とした活動や事業を指す。近年の日本では，女性の社会進出，晩婚化，少子化等により，母子を取り巻く環境が大きく変化した。そこで，国や地方自治体は，母親が安心して妊娠，出産し，子どもを健やかに育てていくことができる環境を整備したり，不安なく育児ができるための子育て支援等の母子保健サービスの提供を行っている。

　また，近年では育児は母親が行うという概念から，父親も育児へ参加することが社会的に容認されるようになったため，母子保健という用語が親子保健，家族保健に変更されるケースもみられるようになった。対象者も母親と乳幼児から，学齢期の児童・生徒，結婚前の青年男女まで広げ，母子保健を人の一生における健康の保持増進を図る活動として捉えるようになってきている。

1.　母子保健法

　1965（昭和40）年に制定された法律で，「母性並びに乳児及び幼児の健康の保持及び増進を図るため，母子保健に関する原理を明らかにするとともに，母性並びに乳児及び幼児に対する保健指導，健康診査，医療その他の措置を講じ，もつて国民保健の向上に寄与する」（第1条）という目的が示されている。

　母子保健法により，都道府県知事は「妊娠・出産・育児等の知識普及」，「妊産婦および新生児の訪問指導」，「1歳6か月および3歳児健診」，「母子健康手帳の交付」，「養育医療の給付」「母子健康センター設置」等の措置を行うことになっている。

　母子保健法に関連して行われている施策には，生後4か月を迎える日までの赤ちゃんがいるすべての家庭を訪問する「乳児家庭全戸訪問事業（こんにちは赤ちゃん事業）」や，子どもの栄養改善や食を通じた心の健全育成を目的とした「食育等推進事業」，不妊に悩み体外受精や顕微授精を受けた夫婦に治療費を助成する「特定治療支援事業」等がある。また，2017（平成29）年より，妊娠，出産，育児にわたる長期的な支援を一箇所で行える「子育て世代包括支援センター」を市区町村に設置することが努力義務となったことより，子育て家庭に対する切れ目のない母子保健事業を継続していくことが望まれている。

2.　母子保健からはじまるライフステージ間の連携

　人の一生は妊娠・出産から始まり，新生児→乳幼児→児童・生徒・学生→成人→老人という

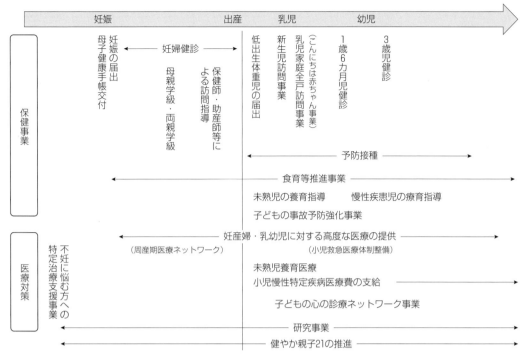

図 8-1-1　母子保健関連施策の体系
出典：厚生労働省（2015）「母子保健関連施策」[1]

ライフステージでつながっている。各ライフステージにおける保健対策は，妊娠・出産から新生児・乳幼児期を**母子保健**（母子保健法），児童・生徒・学生期を**学校保健**（学校保健安全法），成人期を**産業保健**（労働安全衛生法や労働契約法等），老人期を**老人保健**（老人保健法）により整備されている。しかし，これらのライフステージの間で，病気の既往歴や健康診断の記録等を引き継いでいくという法律や規定はないため，健康に関する情報が各ライフステージ内のみで滞っていることがある。今後，健康や安全に関する情報が切れ目なく継続できるような制度や連携システムが望まれている。

学校保健においては，子どもの発育・発達の様子や予防接種の接種状況，感染症の罹患歴，歯の様子等を確認するために**母子健康手帳**の記録を活用することは有意義である。2012（平成24）年に母子健康手帳が改正され，任意記載ページに学童期に入っても記録できる欄が加えられたことにより，乳幼児期の健康情報を必要に応じて学校で活用し，それらの記録を継続して記載していけるようになった。

また，**乳幼児身体発育曲線**の改訂や妊娠・分娩の際のリスクに関する情報等も追記されたことにより，学校における保健管理や保健教育の場面でも活用できると思われる。

第2節　母子保健の水準

1. 出　生

　私たちの体の約95％は酸素・炭素・水素・窒素の4元素，残りの約5％はカルシウム・鉄・リン等のミネラルでできている。0.06 mmの精子と0.1 mmの卵子によりできた受精卵は，出生までの約40週間で約60兆個の細胞となり，中枢神経や心臓，眼，四肢等を形成し，出生時には身長は約50 cm，体重は約3,000 gになっている。

　胎児は母親の子宮内で，呼吸や栄養を母体に依存しながら成長しているが，出生後は自分の呼吸器官を用いて呼吸をし，消化器官を用いて栄養を摂り，泌尿器官を用いて排泄し，自らの力で生きていくことになる。出生は人間にとって一生で最も大きな変化であり，出生時に母親の産道を通過する間に外傷を負ったり，長時間に及ぶ分娩で低酸素状態になり障害を残したり，母子ともに命を落とすこともある。しかし，近年では分娩時に異常が起きた際に対応できる産科技術が進歩し，また，自然分娩では母子に危険が及ぶことが予測される場合には，帝王切開で胎児を取り出す等，できる限り母子の両方を救う努力がなされている。

　2016（平成28）年の日本では，男501,880人，女475,098人の合計976,978人の子どもが産まれている[2]。胎児は通常，2,500 g以上4,000 g未満の正出生体重で産まれてくるが，1975（昭和50）年以降，出生体重が2,500 g以下の低出生体重児が出生児の約10％みられるようになっ

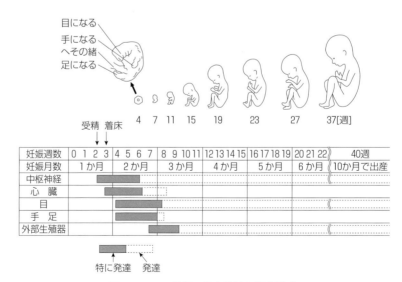

図8-2-1　胎児の発育発達と器官形成
出典：吉田邦久（2014）『好きになるヒトの生物学』講談社，59頁[4]を筆者改変

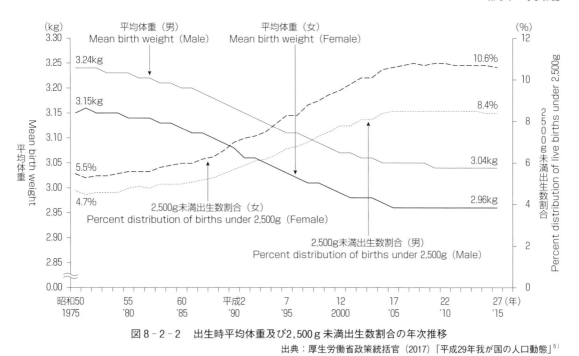

図8−2−2　出生時平均体重及び2,500g未満出生数割合の年次推移
出典：厚生労働省政策統括官（2017）「平成29年我が国の人口動態」[5]

た[3]。出生体重が低いと死亡率が高くなり，また，出生後，母体から離れて生活する力が弱く，先天性の異常がみつかる場合もあるため出生後の管理が重要となる。しかし，近年では産科技術の向上とともに，新生児医療が進歩したことにより，1,000g未満で生まれても正常に育てられるようになっている。

2．乳児死亡とその対策

　生後1年未満の子どもが死亡することを乳児死亡と言い，そのうち生後4週未満の子どもの死亡を新生児死亡，生後1週未満の死亡を早期新生児死亡と言う（第2章第1節参照）。死亡率は通常出生1,000対で表される。早期新生児死亡の要因は，先天奇形や染色体異常といった先天的なものによることが多いが，新生児期以降は細菌感染等の後天的な要因や，窒息，転落等の不慮の事故等による死亡が多くなる。

1）乳児死亡の推移

　乳児の健康は母親の健康状態や養育条件等，出生後の環境に大きく影響を受けるため，乳児死亡は国や地域の衛生状態や保健医療制度等の健康水準を表す指標として用いられる。1920年代の日本の乳児死亡率は150以上で，1,000人の出産があっても，そのうち150人以上は1歳の誕生日を迎えることなく亡くなっていた。これは他の先進国と比較すると2倍以上の死亡率であった。しかし，1930年代からは急激に低下し始め，1945（昭和20）年の第二次世界大戦前には100程度まで下がった。近年の日本の乳児死亡率は2前後を推移し，世界の中で乳児死亡率が最も低い国の一つとなっている。

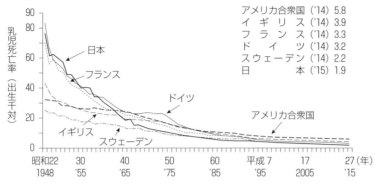

図8-2-3 乳児死亡率の国際比較
出典：(財)厚生労働統計協会編（2017）「国民衛生の動向2017/2018」(財)厚生労働統計協会，78頁[6]

2）乳児死亡の原因

1950（昭和25）年の乳児死亡の原因は，腸管感染症や肺炎が大きな割合を占めていたが，近年ではこのような疾病で死亡する乳児はごくわずかとなり，2016（平成28）年には，先天奇形や染色体異常，周期的に特異的な呼吸障害，乳幼児突然死症候群等が主な死亡原因となっている。

このような推移の理由として，日本の医療の進歩や衛生環境，栄養状態の改善等とともに，健康診断の普及や予防接種による未然対策，治療薬の開発等による罹患時の悪化減少等があげられる。

また，2016（平成28）年の乳児死因の第4位にあがっている不慮の事故のうち，窒息による死亡が80％以上となっていることより，乳児への窒息防止対策は重要な課題となっている。

3．周産期死亡とその対策

日本では1994（平成6）年までは，妊娠満28週以降の後期死産と生後1週間未満の早期新生児死亡を合わせて周産期死亡と定義していたが，WHOによる国際死因分類の第10回修正（ICD-10）を取り入れたのを機に，より早い時期の満22週以降の死産も周産期死亡として公表することとなった。周産期の死亡は，母親の健康状態に強く影響を受けるため，出生をめぐる死亡を反映する指標として重要である。

2016（平成28）年の周産期死亡率は妊娠満22週以降が出生1,000対3.6，妊娠満28週以降が2.2で，戦後一貫して改善されてきている。また，国際比較すると日本は低率国に属しているが，早期新生児死亡率に比べて妊娠満28週以降の死産の割合が多いことが特徴と言える。

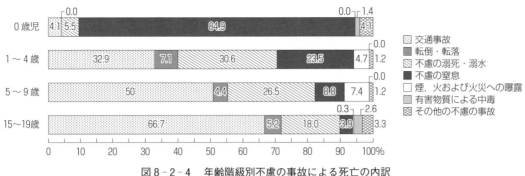

図8-2-4　年齢階級別不慮の事故による死亡の内訳
出典：厚生労働省（2017）「平成28年度人口動態統計」[7]をもとに筆者作図

4．幼児死亡とその対策

2016（平成28）年の1〜4歳の死亡率は人口10万に対して17.7，5〜9歳の死亡率は7.5で，死亡原因としては先天奇形や染色体異常，不慮の事故，悪性新生物が大きな割合を占めている。

どちらの年齢階級の死亡率も減少傾向にあるが，国際比較をすると0歳は男児が1位，女児が2位と低い死亡率だが，1〜4歳は男女とも9位と先進国の中で死亡率が高い。この原因には，日本は新生児医療は世界で有数な進歩をしているが，それ以降の子どもがかかる小児科の不足等，日本の小児救急医療体制の不備が影響しているのではないかと考えられている。

5．妊産婦死亡とその対策

妊産婦とは妊娠中および妊娠終了後満42日未満の女性を指し，この時期に妊娠や分娩そのものや，妊娠や分娩に関連する疾病や管理状況等が原因で死亡することを妊産婦死亡と言う。また，出産後42日以降1年未満の死亡を後発性妊産婦死亡と言い，妊娠に関連しない疾病や，事故等による死亡は妊産婦死亡には含まない。

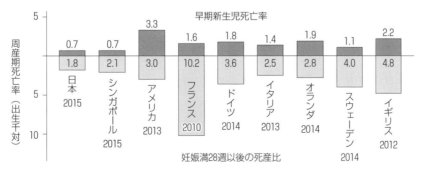

（注）外国との比較のために日本も妊娠28週以後の死産と出生千対を用いた。
（資料）厚生労働省「人口動態統計」（日本）
　　　　UN「Demographic Yearbook」

図8-2-5　周産期死亡率の国際比較
出典：㈱母子保健事業団「わが国の母子保健平成29年度版」[8]より

（0歳は出生10万対）

0歳	男		0歳	女	
ベスト1	日本	202.2 ('15)	ベスト1	スウェーデン	177.6 ('14)
2	スウェーデン	253.4 ('14)	2	日本	178.3 ('15)
3	イタリア	334.1 ('13)	3	イタリア	257.6 ('13)
4	ドイツ	344.4 ('14)	4	ドイツ	291.8 ('14)
5	オーストラリア	345.8 ('14)	5	オランダ	322.9 ('14)
6	フランス	394.1 ('12)	6	フランス	324.8 ('12)
7	オランダ	396.9 ('14)	7	オーストラリア	327.7 ('14)
8	イギリス	409.7 ('14)	8	イギリス	358.7 ('14)
9	ニュージーランド	423.8 ('15)	9	ニュージーランド	425.5 ('15)
10	カナダ	530.9 ('08)	10	カナダ	450.8 ('08)

1～4歳	男		1～4歳	女	
ベスト1	スウェーデン	10.8 ('14)	ベスト1	スウェーデン	11.0 ('14)
2	オランダ	14.2 ('14)	2	イタリア	12.3 ('13)
3	ドイツ	15.1 ('14)	3	オーストラリア	12.7 ('14)
4	オーストラリア	16.3 ('14)	4	イギリス	13.1 ('14)
5	イタリア	17.0 ('13)	5	オランダ	13.5 ('14)
6	イギリス	17.6 ('14)	6	ドイツ	14.3 ('14)
7	カナダ	19.3 ('08)	7	フランス	14.8 ('12)
8	フランス	19.7 ('12)	8	カナダ	14.8 ('08)
9	日本	21.1 ('15)	9	日本	17.7 ('15)
10	ニュージーランド	24.5 ('15)	10	ニュージーランド	20.8 ('15)

図8-2-6　幼児死亡の国際比較

出典：（財）厚生労働統計協会編（2017）「国民衛生の動向2017/2018」（財）厚生労働統計協会，72頁[9]
を一部筆者改変

　妊娠や分娩にともなう妊婦の死亡は，妊産婦の保健管理レベルを表す指標となる。戦前の日本では，妊産婦死亡と後発性妊産婦死亡を合わせた死亡率は出産10万に対して200を越えていたが，近年では4以下となり乳児死亡率と同様に大きく減少した[10]。

　妊産婦死亡の主な原因は，以前は，妊娠20週目以降に高血圧を発症し産後12週までに正常に戻る**妊娠高血圧症候群**によるものが多かったが，近年では出血が増加している[11]。妊娠高血圧症候群は胎児の発育に影響し早産や低出生体重を招く危険性がある。また，出血とともに子宮外妊娠や子宮内における胎児や胎盤の位置の異常，糖尿や蛋白尿等も，妊産婦死亡の原因となるため，妊娠中の母胎管理はきわめて重要である。

第8章　母子保健

第3節　小児の発育と発達

1．発育・発達とは

　発育とは身体全体や部分の大きさ，重さ，長さ等の量的変化を指し，発達とは各臓器や器官の生理的な機能や精神機能の成熟を指す。この両方をあわせて成長とよぶこともある。小児の発育と発達は密接に関連しているため，これらを調べることにより病気の早期発見や虐待の発見等にもつながることがある。また，発育と発達は一定の過程ではなく各年齢において異なり，個人差もあるため，継続的に両側面から総合的に観察する必要がある。

2．発育発達の特徴

　発育の変化は，身長，体重等を計測することで確認することができる。子どもは出産後，継続的に身長や体重が増加していくとともに，体内の各臓器や器官も大きくなっていく。この増加のスピードは2歳頃まで急激だが，その後いったん緩やかになり，二次性徴が始まる男子11〜13歳頃，女子10〜13歳頃に訪れる思春期に再び急激になる。

　スキャモンは発育のスピードが体内の組織，器官により異なることを表したスキャモンの発育曲線を作成した。このグラフにおいて身体発育を一般型，神経型，リンパ型，生殖型の4つに分類し，成人を100％とした場合の発育の度合いがグラフ化されたことにより，子どもの発育の特徴が視覚的に理解できるようになった（第7章図7-4-1参照）。

　また，乳幼児期は年齢とともに体格が変化していく。出生時には頭部の割合が大きくほぼ4頭身だが，身長が伸びるにしたがって頭部以外も徐々に発育していき，成人では7〜8頭身になる。日本の子どもの体格はこの20年間で大きく変化し，1970（昭和45）年頃までは，どの年齢階級でも身長，体重，座高（平成28年から必須項目から削除〈26文科ス第96号［平成26年］の通知より〉），胸囲（胸囲は1994年度まで測定）が毎年前年より増加していき，平成に入る頃までほぼ毎年，最高値を更新していた。しかし，2000（平成12）年以降，身長が伸び悩むようになり肥満や痩せが増加する等，発育に関する問題が顕著にみられるようになってきている[12]。

3．発育の評価

　身体計測や健康診断等で得られた身長や体重等の計測値を有効活用し，発育曲線等のグラフを用いて継続的に確認していくことは，子どもの成長段階を評価する上で重要である。身体計測値のグラフを活用することで成長に関する疾病が発見されることもある。

167

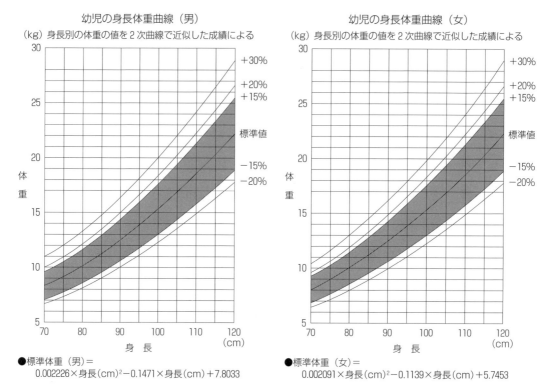

図 8-3-1　幼児身長体重曲線
出典：厚生労働省雇用均等・児童家庭局（2011）「平成22年乳幼児身体発育調査報告書」[13]

　また，身体測定は，身長や体重等を測ることだけではなく，体の表面を定期的かつ容易に観察する機会でもあるため，虐待等の隠れた問題が発見できることもある。子どもたちへの保健教育においても，自分の成長を楽しみにすることにより身体に興味をもつ良い機会になったり，身体計測のたびに自分で洋服を脱いだり着たりたたんだりすることにより，指や脳の発達にもつながる。身体計測結果が通知されることにより，子どもの発育を知ることを楽しみにしている保護者も多い。

第4節　母子保健の課題

1．少子化対策

　日本の出生数は，第1次ベビーブームの1947（昭和22）～1949（昭和24）年頃は約270万人，第2次ベビーブームの1971（昭和46）～1974（昭和49）年頃は約210万人であったが，その後，減少し続け2016（平成28）年には100万人を下回り，少子化が社会問題となった。
　この推移を15～49歳までの女性が一生の間に産むと見込まれる子どもの数を推計した**合計特**

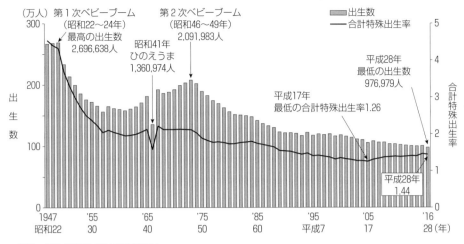

図8-4-1 出生数と合計特殊出生率の推移
出典：（財）厚生労働統計協会編（2017）「国民衛生の動向2017/2018」（財）厚生労働統計協会，59頁[15]

殊出生率でみると，1949（昭和24）年に4.32，1973（昭和48）年に2.14となり，最低値となった2005（平成17）年は1.26であった。2016（平成28）年は1.44となり，若干の増加傾向にあるが，0～14歳の年少人口は人口の12.4%，15～64歳の生産年齢人口は60.3%，65歳以上の老年人口は27.3%で，少子化傾向は依然として続いている[14]。

少子化の原因として，女性の高学歴化にともなう社会進出，晩婚化，非婚化等があげられていたが，近年ではこれらとともに育児休暇等の保育制度の脆弱さや不安定な雇用状況等も原因として考えられるようになってきた。

2．子育て支援

政府は1995（平成7）年から本格的に少子化対策を開始し，育児休業制度の整備，傷病児の看護休暇制度の普及促進，保育所の充実等の子育て支援や，乳幼児や妊婦への保健サービスの強化等を進めてきた。2003（平成15）年には少子化対策を担当する国務大臣をおくとともに，「少子化社会対策基本法」「次世代育成支援対策推進法」の制定，2012（平成24）年には「子ども子育て支援法」を制定し，少子高齢化社会に対応した社会保障制度の改正に取り組んでいる。これらの施策により，安心して子どもを生み育てることができる環境を整備し，出生数が増加することが期待されている。

また，2000（平成12）年に，21世紀の母子保健の取組の方向性を示し母子保健の国民運動として関係する機関や団体が一体となって推進する「健やか親子21」が始まり，2015（平成27）年からは「健やか親子21」で掲げてきた課題を見直した「健やか親子21（第二次）」がスタートしている（図8-4-3）。

この運動では2015（平成27）年から2024年までの10年間に「すべての子どもが健やかに育つ

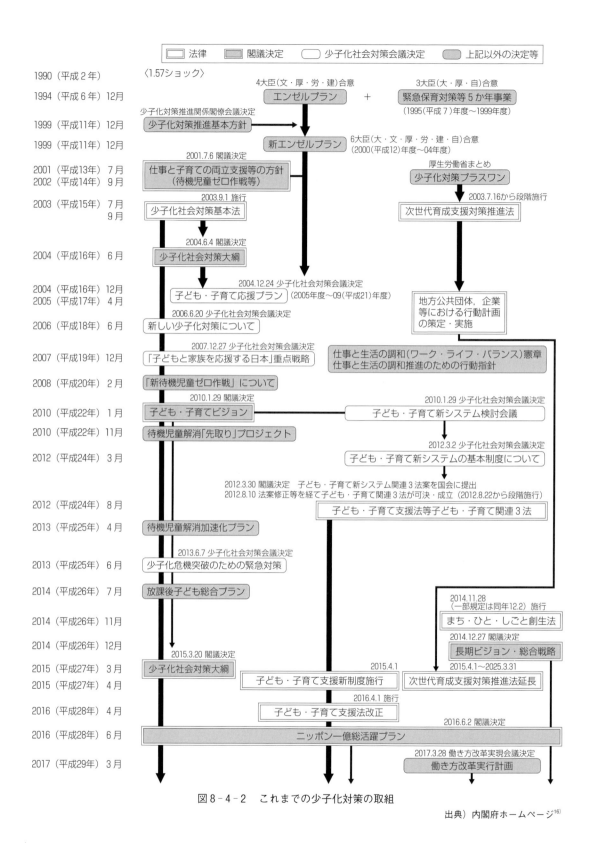

図8-4-2　これまでの少子化対策の取組

出典）内閣府ホームページ[16]

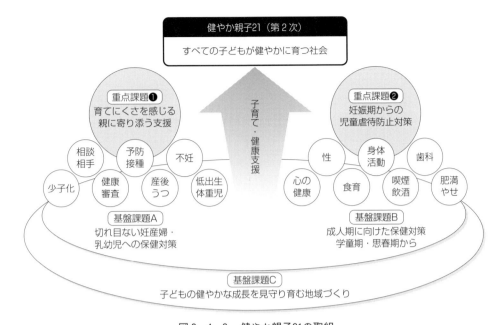

図8-4-3　健やか親子21の取組
出典：厚生労働省・健やか親子21推進協議会（2015）「健やか親子21（第2次）周知パンフレット」[17]

社会」として，すべての国民が地域や家庭環境等の違いにかかわらず同じ水準の母子保健サービスが受けられることを目指し，3つの基盤課題と2つの重点課題に取り組んでいる。

これからの母子保健は乳幼児や妊産婦の死亡や病気の予防に取り組むだけでなく，子育て支援と合わせて子どもの健康な成長と家庭を支援する方向が重視されるようになってきている。

3．児童虐待

虐待には**身体的虐待**（児童の身体に外傷が生じ又は生じる恐れのある暴行を加えること），**性的虐待**（児童にわいせつな行為をすること又は児童にわいせつな行為をさせること），**ネグレクト**（児童の心身の正常な発達を妨げるような著しい減食又は長時間の放置），**心理的虐待**（児童に対する著しい暴言，拒絶的な対応，家庭における配偶者に対する暴力等，児童に著しい心理的外傷を与える行為）があり，病院や保育所，近所の人，訪問した保健師等の通報により発覚することが多い。

近年，全国の児童相談所が対応した子どもへの虐待報告数が急増しており，2016（平成28）年には122,578件となった。また虐待による死亡件数は2015（平成27）年は「心中以外の虐待死」が52人，「心中による虐待死（加害者の未遂を含む）」が32人の合計84人であった。

虐待により死亡した子どもの年齢は0歳が最も多く36人で，その中でも，生後24時間に満たない日齢0日児の死亡と1日以上1か月未満児の死亡が13人と，0歳児の死亡事例の中で大きな割合を占めている。

虐待が生じる原因には，親側の要因，児童側の要因，家族や社会文化的要因等が考えられ，核家族化により育児を相談できる人がいないことや，自分自身が親になるまで身近に子どもが

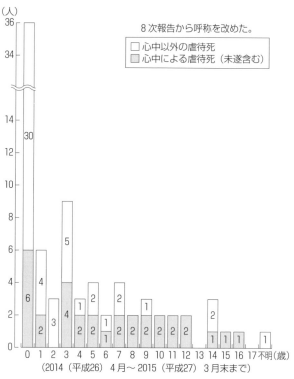

図8-4-4　虐待により死亡した子どもの年齢
出典：厚生労働省（2017）「子ども虐待による死亡事例等の検証結果等について第13次報告」[18]をもとに筆者作図

いなかったため子どもへの接し方がわからない等とともに，親自身が子どもの時に虐待されていた経験を持っていること等が指摘されている。

また，出産直後の虐待死の原因には「予期しない妊娠や計画していない妊娠」があり，同時に母親が抱える問題として「妊婦健診未受診」「若年妊娠」が多くあげられている[18]。妊娠を配偶者や家族に相談できないまま医師等のいない状況で出産し，殺害あるいは放置していることがうかがえる。

2000（平成12）年に「児童虐待の防止等に関する法律」が制定されたことにより，育児不安や孤立を解消するための地域の取組や，地域や施設への専門職員の配置等が進められている。また，虐待防止ネットワークが全国の市町村に作られ，虐待の発生予防はもとより，被虐待児への対応やサポート等，子育て家族への切れ目のない支援が行われている。

4．家族計画，人工妊娠中絶

家族計画とは，夫婦が自分たちの経済状況や人生観等を話し合い，避妊を通して子どもを産む時期や何人産むのか，出産間隔等を調整することを指し，第2次世界大戦後，母子保健や母性保護の立場から積極的に奨励されるようになった。出産の間隔や時期は，家族構成や育児環境といった社会的，経済的な問題が反映され，家族を作ることの大きな課題となる。

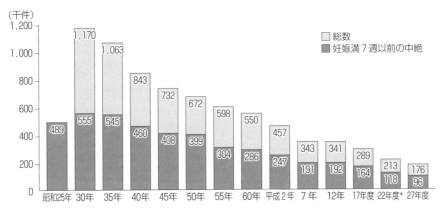

図8-4-5 人工妊娠中絶件数
出典：㈱母子保健事業団「わが国の母子保健平成29年度版」[19]より

　しかし，様々な理由により妊娠を継続することが困難となった場合，妊娠21週6日までであれば人工的な手段を用いて意図的に妊娠を中止させる人工妊娠中絶が認められている。

　日本では，終戦直後の第1次ベビーブームに対して1948（昭和23）年に優生保護法が改正され，「経済的理由により母体の健康を著しく害するおそれのあるもの」も人工妊娠中絶が可能となったことより一時的に人工妊娠中絶件数が増加したが，家族計画の知識や受胎調節技術の普及とともに減少し，2015（平成27）年には約18万件となっている。

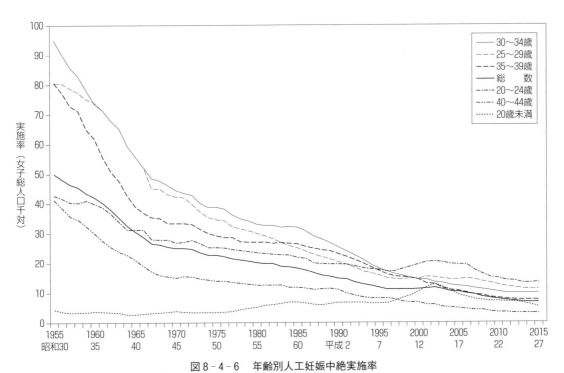

図8-4-6 年齢別人工妊娠中絶実施率
出典：㈱母子保健事業団「母子保健の主なる統計平成28年度版」[20]より

近年，20歳未満の人工妊娠中絶は減少傾向にあるが，望まない妊娠による人工妊娠中絶は母体の心身に大きな影響を及ぼし，また，若年者による望まない妊娠や出産は虐待の大きなきっかけになる。女性が望まない妊娠をした時，特に20歳未満の若年者が妊娠した時に，相談できる保健センターや医療機関等の具体的な窓口を周知することが重要であるとともに，家族計画に関する保健教育を充実していくことが望まれる。

5．性に関する教育

　思春期は異性や性行為への関心が高くなる時期であり，現代は性についての情報がネット等から容易に入手できるようになった。

　日本性教育協会の「第7回青少年の性行動全国調査報告（2011年）」[21]によると，男子大学生の性交経験率は約56％，女子大学生は約43％，高校生男子は約15％，高校生女子は約24％，中学生は男女とも2～4％程度であり，中学生では性交経験はまだ少数である。性交経験率はどの年代においても低下傾向にあるが，妊娠や避妊，性感染症に関する知識はまだ不確実であり，性交にともなう病気や妊娠中絶が課題である。男女の身体の違いや妊娠の仕組み等に関する保健教育とともに，今後は，不妊治療や性の多様性等の性に関する幅広い知識の習得が望まれる。

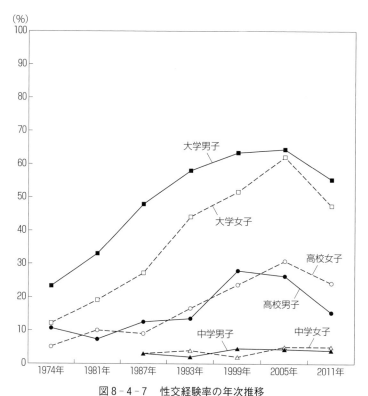

図8-4-7　性交経験率の年次推移
出典：（一財）日本児童教育振興財団内　日本性教育協会編（2012）
『「若者の性」第7回青少年の性行動全国調査報告』小学館[21]

第5節 子どもの貧困対策

　貧困とはOECD（経済協力開発機構）により「1人あたりの等価可処分所得が中央値の半分以下」と定義され，教育，仕事，食料，保健医療，飲料水，住居，エネルギー等，最も基本的な物やサービスを手に入れられない状態を指す。

　子どもの貧困率は2016（平成28）年は13.9％を示し，ひとり親では50％を超える世帯が貧困線以下の厳しい生活を送っている。また，近年，生きる上で最低限必要な衣食住の確保が厳しく，生活がかなり困窮している絶対的貧困とともに，すぐに死に直面するような状況ではないが，日本において普通とされる暮らしをするのが難しい状況である相対的貧困も大きな課題となっている。

　貧困問題は子どもたちの身体だけではなく精神にも多大な影響を与えるとともに，学校では学力低下や友人や社会と交友する機会を奪うことにもつながる。保護者においては，栄養不足や過重労働による病気等の不健康状態が職を失う原因ともなり，結果，貧困の連鎖となる。

　このような背景を受け，2014（平成26）年に施行された「子どもの貧困対策の推進に関する法律」により，子どもが生まれ育った環境によって将来が左右されることのないよう，貧困の状況にある子どもが健やかに育成される環境を整備し，教育の機会均等を図ることとなった。

　今後，都道府県において子どもの貧困対策計画が策定され，すべての地方公共団体で地域の状況に即した子どもの貧困に対する施策が策定，実施される。

　また，子どもの食堂や学習支援等，市民ボランティアが広がりをみせ，子どもの貧困対策が地域で総合的に推進されている。

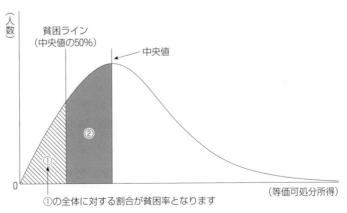

図8-5-1　等価可処分所得の分布の概念図
出典：山野良一（2014）『子どもに貧困を押しつける国・日本』光文社新書[22]

演習問題

1. 日本の乳児死亡の特徴をまとめてみよう。
2. 児童虐待の4種類をあげ，虐待を発見した際はどこに通告したら良いかまとめてみよう。
3. 2014（平成26）年に「子どもの貧困対策の推進に関する法律」が施行された背景と，子どもの貧困対策をまとめてみよう。

解答
1. 生後1週間未満の早期新生児死亡は，先天奇形や染色体異常といった先天的なものによることが多いが，それ以降は細菌感染等の後天的な要因や，窒息，転落等の不慮の事故等による死亡が多くなる。また，1920年代の日本の乳児死亡率は150以上で，先進国と比較すると2倍以上あったが，近年では2前後を推移し，世界の中で乳児死亡率が最も低い国となっている。
2. 虐待には身体的虐待，性的虐待，ネグレクト，心理的虐待があり，発見した場合は児童相談所に通告する。
3. 近年，子どもの貧困率が上昇し，子どもたちの心身に多大な影響を与えるようになったため，子どもの貧困対策を総合的に推進することを目的として「子どもの貧困対策の推進に関する法律」を施行された。

　　子どもの貧困対策としては，都道府県で「子どもの貧困対策計画」が策定されたり，子どもの食堂や学習支援等の市民ボランティアが広がりをみせている。

　　（http://elaws.e-gov.go.jp/search/elawsSearch/elaws_search/lsg0500/detail?lawId=425AC1000000064&openerCode=1 を参照。）

引用・参考文献

1) 厚生労働省「母子保健関連施策」，2015.
http://www.mhlw.go.jp/file/05-Shingikai-12401000-Hokenkyoku-Soumuka/0000096263.pdf
2) 厚生労働省「平成28年度人口動態統計総覧上巻　第1表人口動態総覧」，2017.
3) 『母子保健の主なる統計平成28年度刊行』㈱母子保健事業団，第18表，2017.
4) 吉田邦久『好きになるシリーズ　好きになるヒトの生物学』講談社，59頁，2014.
5) 厚生労働省政策統括官『平成29年我が国の人口動態』13頁，2017.
6) (財)厚生労働統計協会編『国民衛生の動向2017/2018』(財)厚生労働統計協会，図20，2017.
7) 厚生労働省「平成28年度人口動態統計総覧下巻　死亡第2表　死亡数，性・年齢（5歳階級）・死因（死因簡単分類）別」，2017.
8) 公益財団法人母子衛生研究会編集協力『わが国の母子保健平成29年』㈱母子保健事業団，図5，2017.
9) (財)厚生労働統計協会編『国民衛生の動向2017/2018』(財)厚生労働統計協会，表21，2017.
10) (財)厚生労働統計協会編『国民衛生の動向2017/2018』(財)厚生労働統計協会，表28，2017.
11) 公益財団法人母子衛生研究会編集協力『わが国の母子保健平成29年』㈱母子保健事業団，表11，2017.
12) 小林正子・合間有希・野上悠他「近年の日本における子どものプロポーションの急激な変化について：学校保健統計の身長と座高からの検討」『日本成長学会雑誌』22(1)，48-58頁，2016.
13) 厚生労働省雇用均等・児童家庭局「平成22年乳幼児身体発育調査報告書」図8・図9，2011.
14) 総務省統計局「人口推計（平成28年10月1日現在）―全国：年齢（各歳），男女別人口・都道府県：年齢

（5歳階級），男女別人口—」，2017.

　　http://www.stat.go.jp/data/jinsui/2016np/index.htm

15）　（財）厚生労働統計協会編『国民衛生の動向2017/2018』（財）厚生労働統計協会，59頁，2017.

16）　内閣府「これまでの少子化対策の取組」，2017.

　　http://www8.cao.go.jp/shoushi/shoushika/data/torikumi.html

17）　厚生労働省・健やか親子21推進協議会「健やか親子21（第2次）周知パンフレット」，2014.

18）　厚生労働省「子ども虐待による死亡事例等の検証結果等について第13次報告」，2017.

19）　公益財団法人母子衛生研究会編集協力『わが国の母子保健平成29年』㈱母子保健事業団，図7，2017.

20）　『母子保健の主なる統計平成28年度刊行』㈱母子保健事業団，10図，2017.

21）　（一財）日本児童教育振興財団内　日本性教育協会編『「若者の性」第7回青少年の性行動全国調査報告』小学館，2012.

22）　山野良一『子どもに貧困を押しつける国・日本』光文社新書，2014.

第9章

食品衛生

　本章では，食品についてその安全性を保ち，健康に害を及ぼさないための方法や取組について学ぶ。

　具体的には，食品の生産過程において，どのような点に留意して安全性を保つのか，食の安全を確保するための衛生行政，指針，食品の衛生管理について理解するとともに，食中毒の病因・症状・予防方法について学ぶ。さらに，わが国の近年における食中毒発生状況を把握するとともに，学校給食衛生管理における養護教諭の基本的な役割について学ぶ。

第 1 節　食品衛生の意義

　食中毒や海外から輸入した食品への異物混入や食品を起因とする公害等，食品には健康を害する危険がひそんでいる。そのため，食品の安全性を保つことが大切である。また，食事は健康に影響する。栄養素の過剰摂取や不足とならないように，適切な量の食事をして，適切な栄養を摂ることが，健康を保つために必要である。食品アレルギーも存在する。本節では，食の安全性を保つ必要性と，食事と健康の関係性について概説する。

1．食の安全・安心の確保

1）食中毒

　2011（平成23）年，腸管出血性大腸菌を原因とする集団食中毒が起こり，死者が出る事件となった[1]。食中毒は細菌だけでなく，ウイルスや化学物質，自然毒等もその原因となる（第3節参照）。医師は食中毒患者を診察した場合，24時間以内に保健所へ届け出る義務があり，保健所は店の営業停止を指示し，その病因の調査を行い，対策を取る。1997（平成9）年，大規模な食中毒の発生を防止するため，「大量調理施設衛生管理マニュアル」が作成された[注1]。

2）輸入食品

　2001（平成13）年，国内で初めて牛海綿状脳症（BSE）が発生し[2]，日本政府は牛の餌となっていた肉骨粉の製造・出荷・輸入を禁止した。また，中国から輸入した冷凍食品への異物混入事件も起こった[3]。このように，国内だけでなく，**海外の食品の安全性**にも注意を払う必要がある。2003（平成15）年に「食品安全基本法」が制定され，食品の安全性を確保することが規定された。

3）食品公害

　1968（昭和43）年，食用油に混入したポリ塩化ビフェニル（PCB）を原因とするカネミ油症事件が起こり[4][注2]，食品の生産過程の衛生面を管理する重要性が認められた。このような事件が起きないように，食品だけでなく，食品添加物，器具・容器包装まで含めて管理する「食品衛生法」が1947（昭和22）年に制定されている。

注　1．児童生徒に同じ食事が提供される学校給食では，一度に多くの食中毒患者が出る可能性がある。そのため，学校給食の衛生面での管理を実施することが重要である（第4節参照）。2008（平成20）年3月，「学校給食調理場における手洗いマニュアル」（文部科学省スポーツ・青少年局学校健康教育課）が配布されている。
　　　2．母体から胎盤移行により胎児体内にPCBが蓄積して，色素沈着（黒褐色の肌，黒ずんだ爪）や発育障害等の症状が出た。

また，事業者自らが，使用する原料や製造方法に応じて，食品の安全性を確保する衛生管理手法であるHACCP（Hazard Analysis and Critical Control Point，危害分析・重要管理点）[注]の義務化が欧米等諸外国で進められており，わが国でもその導入が推進されている。

4）食品に対するアレルギー

パンや麺類等，小麦を含む食品を摂取後，運動することにより，漸進性のアレルギー（運動誘発性のアレルギー）を発症する事例がある。このようなことが起こらないように，小麦以外にも食物アレルギー症状を引き起こすことが明らかな食品について，その表示が実施されている。表示が義務化されているのは，**特定原材料7品目**（えび，かに，小麦，そば，卵，乳，落花生）と**特定原材料に準ずるもの20品目**（あわび，いか等）の合計27品目である（図9-1-1）。

5）食品の放射性物質

2011（平成23）年，東日本大震災における福島第一原子力発電所の事故後，食品の放射性物質対策が実施された[5]。食品を，特別な配慮が必要な「飲料水」「乳児用食品」「牛乳」と，それ以外の食品（「一般食品」）に区分し，基準値が設けられた。

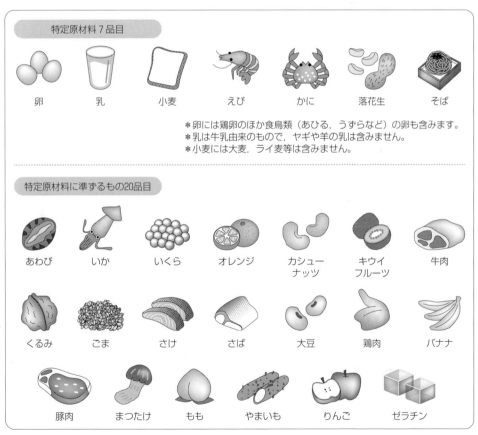

図9-1-1　特定原材料7品目と特定原材料に準ずるもの20品目

[注] HACCPはコーデックス委員会（国連食糧農業機関／世界保健機関合同食品規格委員会）総会において採択された「危害分析・重要管理点方式とその適用に関するガイドライン」に規定された。

2．食事と健康増進，疾病予防

1）食生活と生活習慣病

　近年，糖尿病，高血圧，脳血管疾患，心疾患，がん等の生活習慣病が増加し，これにともなう医療費の増加が社会問題となっている[6]。生活習慣病は，食生活と密接に関連している。疾病の発生を予防する一次予防の推進が重要であり，厚生労働省は「日本人の食事摂取基準」を定め，必要なエネルギー量や栄養素摂取量を示している。

　2000（平成12）年に，文部省（当時），厚生省（当時），農林水産省が連携し，生活習慣病を予防するための食生活の改善を図る指針として「食生活指針」が策定され，2016（平成28）年に一部改定された（表9-1-1）。また，2005（平成17）年には，「食生活指針」を具体的に行動に結びつけるものとして，食事の望ましい組み合わせとおおよその量をイラストで示す「食事バランスガイド」が作られた（図9-1-2）。

表9-1-1　食生活指針

- 食事を楽しみましょう。
- 1日の食事のリズムから，健やかな生活リズムを。
- 適度な運動とバランスのよい食事で，適正体重の維持を。
- 主食，主菜，副菜を基本に，食事のバランスを。
- ごはんなどの穀類をしっかりと。
- 野菜・果物，牛乳・乳製品，豆類，魚なども組み合わせて。
- 食塩は控えめに，脂肪は質と量を考えて。
- 日本の食文化や地域の産物を活かし，郷土の味の継承を。
- 食料資源を大切に，無駄や廃棄の少ない食生活を。
- 「食」に関する理解を深め，食生活を見直してみましょう。

出典：厚生労働省（2016）「食生活指針について」[7]

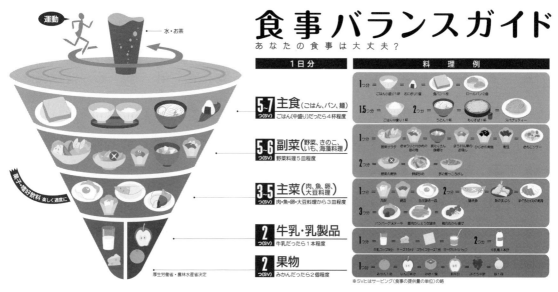

図9-1-2　食事バランスガイド
出典：厚生労働省（2015）「食事バランスガイドについて」[8]

第9章　食品衛生

2）食　育

　国民が生涯にわたって健全な心身を培い，豊かな人間性を育むことができるようにするため，2005（平成17）年に「食育基本法」が制定され，食育推進基本計画が策定された。平成28年度から，第3次食育推進基本計画が5年間を期間として実施されている。

第2節　食品衛生行政

　食中毒や食品に対するアレルギー等，食事により健康を害することがある。そのようなことが起こらないよう，食の安全を保つための食品衛生法や食品安全基本法，健康を保つための食事摂取基準や食生活指針がある。また，食に関するいろいろな取組も実施されている。健康な生活を営むための食について学ぶ食育や，現在の日本人の栄養素摂取状況を把握するための国民健康・栄養調査，食による健康増進の目標があげられている健康日本21等がある。本節では，食の安全・安心に関する法律や政策等，食品衛生行政について概説する。

1．食の安全・安心に関する法律

1）食品衛生法

　食品衛生法の目的は，「食品の安全性の確保のために公衆衛生の見地から必要な規則その他の措置を講ずることにより，飲食に起因する衛生上の危害の発生を防止し，もって国民の健康の保護を図ること」（第1条）である（2003〈平成15〉年法律第55号）。食品，添加物，器具，容器包装，乳児用おもちゃについて規定され，また，表示及び広告，検査，営業，食中毒患者の届出等についても記されている。

2）食品安全基本法

　食品安全基本法は，国民の健康の保護が最も重要という基本認識のもと，食品の安全性の確保について記されている。食品安全基本法の目的は，「科学技術の発展，国際化の進展その他の国民の食生活を取り巻く環境の変化に適確に対応することの緊要性にかんがみ，食品の安全性の確保に関し，基本理念を定め，並びに国，地方公共団体及び食品関連事業者の責務並びに消費者の役割を明らかにするとともに，施策の策定に係る基本的な方針を定めることにより，食品の安全性の確保に関する施策を総合的に推進すること」（第1条）である（2003〈平成15〉年法律第48号）。

　この法律に基づいて，2003（平成15）年，内閣府に公衆衛生学，微生物学，毒性学等の専門家7名を委員とする**食品安全委員会**が設置された。食品安全委員会は，食品健康影響評価（リ

183

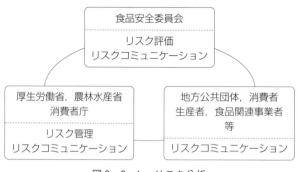

図9-2-1　リスク分析

スク評価）を行い，食品の安全性の確保のために講ずべき施策について，内閣総理大臣を通じて勧告を行う。そして，厚生労働省，農林水産省，消費者庁等が，リスク評価結果等に基づいて施策（使用基準，残留基準等）を実施する（リスク管理）。また，関係者（地方公共団体，消費者，生産者，食品関連事業者等）とリスク評価や施策の実施に関する情報・意見交換も行う（リスクコミュニケーション）。この「リスク評価，リスク管理，リスクコミュニケーション」によって，食品のリスクを最小限にするリスク分析が実施されている（図9-2-1）。また，食品安全委員会は諸外国や国際機関等とも情報交換を行い，海外の食の安全についても情報を収集している。

3）食育基本法

食育基本法の目的は，「近年における国民の食生活をめぐる環境の変化に伴い，国民が生涯にわたって健全な心身を培い，豊かな人間性をはぐくむための食育を推進することが緊要な課題となっていることにかんがみ，食育に関し，基本理念を定め，及び国，地方公共団体等の責務を明らかにするとともに，食育に関する施策の基本となる事項を定めることにより，食育に関する施策を総合的かつ計画的に推進し，もって現在及び将来にわたる健康で文化的な国民の生活と豊かで活力ある社会の実現に寄与すること」（第1条）である（2005〈平成17〉年法律第63号）。

食育基本法には，食習慣による栄養の偏り，肥満や生活習慣病の増加，食の安全性等，食に関する多様な問題を解決するために，家庭や学校・保育所における食育の推進や地域における食生活改善の取組の推進，生産者と消費者との交流の促進や食文化の継承等が記されている。

2．食品の安全管理

1）食品中の化学物質

食品添加物や残留農薬等，食品中に含まれる化学物質については，動物実験等により一日摂取許容量[注1]（Acceptable Daily Intake, ADI）が設定されている。また，食品に使用されていない化学物質についても，同様の手法で耐容一日摂取量[注2]（Tolerable Daily Intake, TDI）が設定

注　1．人が毎日，一生涯食べ続けても，健康に悪影響が出ないと考えられる量。
　　2．人が本来，摂取することが意図されていない物質に対して，人が毎日，一生涯食べ続けても健康に悪影響が出ないと考えられる量。

され，管理されている。

2）食品の表示

食品の表示については，これまで食品衛生法，農林物資の規格及び品質表示の適正化に関する法律，健康増進法の各法律によって定められていたため，複雑でわかりにくくなっていた。2015（平成27）年に食品表示法が施行され，食品の表示が一元化され，食品表示基準にもとづいて表示が義務付けられることになった。原則として，すべての消費者向きの加工食品及び添加物について，エネルギー，タンパク質，脂質，炭水化物，ナトリウム[注1]について表示を義務付け，また，アレルギー表示に係るルールも改善された。さらに，2001（平成13）年から，遺伝子組換え食品の表示が義務化された。遺伝子組換え食品が分別されている場合，遺伝子組換え食品である旨を表示する義務がある。また，遺伝子組換え食品と非遺伝子組換え食品が分別されていない場合，遺伝子組換え不分別である旨を表示する義務がある。

3）保健機能食品

保健機能食品は，食品表示法や健康増進法によって，健康に関わる有用性の表示が認められた健康食品である。身体の生理学的機能に影響を与える成分を含む**特定保健用食品**と，栄養素の補給に利用される**栄養機能食品**と，事業者が科学的根拠に基づき機能性を表示する**機能性表示食品**があり，機能に関する表示や摂取方法の注意喚起等の表示が必要となる。

3．食に関する取組

1）食事摂取基準

日本人の食事摂取基準[9][注2]は5年ごとに更新されている。2015年版から，健康な個人並びに集団を対象とし，高血圧，脂質異常，高血糖，腎臓機能低下に関して（保健指導レベルにあるものまで），国民の健康の維持・増進，エネルギー・栄養素欠乏症の予防，**生活習慣病の発症予防と重症化予防**，過剰摂取による健康障害の予防を目的とし，エネルギー及び各栄養素の摂取量の基準が示されている。

エネルギーの指標として，BMI（Body Mass Index：体重(kg)/身長(m)^2）が用いられている。目標とするBMIの範囲は，18〜49歳で18.5〜24.9（kg/m^2）である。また，栄養素の指標として，推定平均必要量，推奨量，目安量，耐容上限量，目標量がある（表9-2-1）。そして，三大栄養素（タンパク質，脂質，炭水化物），ビタミン，ミネラルに必要な指標が，性別，年代別，身体活動レベル[注3]別に示されて，妊婦，授乳婦に必要な追加量も示されている。

[注] 1．ナトリウムの量は，消費者が分かりやすいように食塩相当量で表示されることとなった。
2．以前は，日本人の栄養所要量と言われた。
3．日常生活の平均的な活動（睡眠，座位，歩行，家事，運動等）の強度を表したもので，低い（Ⅰ），ふつう（Ⅱ），高い（Ⅲ）の3つに区分している。

表 9-2-1　栄養素の指標

```
推定平均必要量：半数の人で必要量を満たす量
推奨量：97.5%の人で必要量を満たす量
目安量：一定の栄養状態を維持するのに十分な量
　　　　（目安量以上の摂取で不足のリスクはほとんどない）
耐容上限量：過剰摂取による健康障害が認められない量
目標量：生活習慣病の予防のために当面の目標とすべき量
```

2）国民健康・栄養調査

　2002（平成14）年に制定された健康増進法により，毎年，国民健康・栄養調査が実施されている。この調査では，栄養素摂取状況も調べられている。BMI やエネルギー，タンパク質，脂質，野菜，食塩，カリウム，ビタミン等の摂取量が調査されている。

3）健康日本21

　2000（平成12）年から10年計画で，21世紀における国民健康づくり運動（健康日本21）が実施された（実際には，12年間）[10][注1]。生活習慣病及びその原因となる生活習慣等の9つの課題が挙げられた。課題の一つに「栄養・食生活」があり，脂肪エネルギー比率の減少，食塩摂取量の減少，野菜摂取量の増加，外食や食品を購入する時に栄養成分表示を参考にする人の増加，自分の適正体重を維持することのできる食事量を理解している人の増加等の目標値が設定された。

　2013（平成25）年からは健康日本21（第二次）が実施され[11]，「次世代の健康」の目標の中に，健康な生活習慣（栄養・食生活，運動）を有する子どもの割合の増加と適正体重の子どもの増加がある。また，「栄養・食生活」の目標として，適正体重を維持しているものの増加（肥満，痩せの減少），適切な量と質の食事を取る者の増加，共食の増加（食事を一人で食べる子どもの割合の減少），食品中の食塩や脂肪の低減に取り組む食品企業及び飲食店の登録数の増加，利用者に応じた食事の計画，調理及び栄養の評価，改善を実施している特定給食施設の割合の増加が挙げられている。

4）食　育

　食育とは，国民が家庭や学校，地域を通じて，適切な食事の取り方や望ましい食習慣，食を通じた豊かな人間性等を身につけることである。食育基本法に従い，食育の推進に関する基本的な方針や目標について定める食育推進基本計画が立てられ，5年計画で実施される[注2]。平成28年度から，第3次食育推進基本計画が実施されている（平成32年度まで）。その重点課題及び具体的な目標値は次の通りである。

[注]　1．健康日本21実施の根拠となる法律も健康増進法である。
　　　2．市町村でも食育推進計画が立てられている。

第9章　食品衛生

表9-2-2　第3次食育推進基本計画の5つの重点課題

> 1．若い世代（20代〜30代）を中心とした食育の推進
> 2．多様な暮らしに対応した食育の推進
> 3．健康寿命の延伸につながる食育の推進
> 4．食の循環や環境を意識した食育の推進
> 5．食文化の継承に向けた食育の推進

出典：厚生労働省（2016）「第3次食育推進基本計画」[12]

表9-2-3　第3次食育推進基本計画の目標値

具体的な目標値	現状値 （平成27年度）	目標値 （平成32年度）
①　食育に関心を持っている国民の割合	75.0%	90%以上
②　朝食又は夕食を家族と一緒に食べる「共食」の回数	週9.7回	週11回以上
③　地域等で共食したいと思う人が共食する割合	64.6%%	70%以上
④　朝食を欠食する子どもの割合	4.4%	0%
⑤　朝食を欠食する若い世代の割合	24.7%	15%以下
⑥　中学校における学校給食実施率	87.5%（26年度）	90%以上
⑦　学校給食における地場産物を使用する割合	26.9%（26年度）	30%以上
⑧　学校給食における国産食材を使用する割合	77.3%（26年度）	80%以上
⑨　主食・主菜・副菜を組み合わせた食事を1日2回以上ほぼ毎日食べている国民の割合	57.7%	70%以上
⑩　主食・主菜・副菜を組み合わせた食事を1日2回以上ほぼ毎日食べている若い世代の割合	43.2%	55%以上
⑪　生活習慣病の予防や改善のために，ふだんから適正体重の維持や減塩等に気をつけた食生活を実践する国民の割合	69.4%	75%以上
⑫　食品中の食塩や脂肪の低減に取り組む食品企業の登録数	67社（26年度）	100社以上
⑬　ゆっくりよく噛んで食べる国民の割合	49.2%	55%以上
⑭　食育の推進に関わるボランティア団体等において活動している国民の数	34.4万人（26年度）	37万人以上
⑮　農林漁業体験を経験した国民（世帯）の割合	36.2%	40%以上
⑯　食品ロス削減のために何らかの行動をしている国民の割合	67.4%（26年度）	80%以上
⑰　地域や家庭で受け継がれてきた伝統的な料理や作法等を継承し，伝えている国民の割合	41.6%	50%以上
⑱　地域や家庭で受け継がれてきた伝統的な料理や作法等を継承している若い世代の割合	49.3%	60%以上
⑲　食品の安全性について基礎的な知識を持ち，自ら判断する国民の割合	72.0%	80%以上
⑳　食品の安全性について基礎的な知識を持ち，自ら判断する若い世代の割合	56.8%	65%以上
㉑　推進計画を作成・実施している市町村の割合	76.7%	100%

出典：厚生労働省（2016）「第3次食育推進基本計画」[12]

第3節　食中毒

　学校においては，給食や調理実習等に伴う食中毒の発生が報告されている。食中毒の集団発生に際して，養護教諭は，学内外の関係者との連携による児童生徒の症状の把握や環境衛生の確保等，重要な役割を担う。食中毒の主な病因として，細菌，ウイルス，寄生虫等の病原体，自然毒，化学物質を挙げることができる。食中毒は，病因によって，感染経路や摂取経路，症

状，発生状況が異なるため，その特徴を把握し予防対策を講ずることが重要である。本節では，食中毒の病因・症状・予防に関する基礎的事項とわが国における近年の発生状況について概説する。

1. 食中毒の病因物質

1）細菌性食中毒

細菌性食中毒は，感染型と毒素型に大別される。感染型は，①食品に含まれた病原菌が生体内で増殖，または，②腸管内で増殖した病原菌によって産生された毒素（生体内毒素型）によって引き起こされる。一方，毒素型は，病原菌によって産生された毒素を含む食品を摂取することで引き起こされる。

(1) 感染型

① カンピロバクター

近年，カンピロバクターによる食中毒は，細菌性食中毒の中でも特に発生件数が多い。主な感染経路は，食品媒介感染及び水系感染であり，加熱不足の鶏肉や牛の肝臓，殺菌が不十分な井戸水の摂取を原因とする事例等が報告されている。腹痛，下痢，嘔気，嘔吐，発熱等の症状がみられる。潜伏期間が一般に2～5日[13]とやや長いことが特徴である。

予防方法としては，「食肉を十分に加熱調理（中心部を75℃以上で1分間以上加熱）」[14] するとともに，調理に使用した調理器具と手指を消毒することが重要である。

② サルモネラ属菌

サルモネラは，家畜，昆虫，爬虫類，両生類，鳥類等が保菌している。保菌動物との接触感染やサルモネラに汚染された食品を介して感染する。「潜伏期間は平均12時間であるが，個体および摂取菌量によって相違があり，早いもので5時間，遅いもので72時間」[15] である。嘔気，嘔吐，発熱，腹痛，下痢等の症状がみられる。小児では重症化しやすく，痙攣，意識障害，菌血症を起こすこともある。

予防方法として，食品の冷蔵・冷凍保存，鶏卵等の食肉を調理した後の調理器具と手指の消毒，保菌動物（ペットや昆虫）との接触にともなう感染の防止に留意すること等が挙げられる。

③ 下痢原性大腸菌

下痢原性大腸菌は，腸管病原性大腸菌（enteropathogenic *Escherichia coli*〈以下，*E. coli*〉：EPEC），腸管毒素原性大腸菌（enterotoxigenic *E. coli*：ETEC），腸管出血性大腸菌（enterohemorrhagic *E. coli*：EHEC），腸管組織侵入性大腸菌（enteroinvasive *E. coli*：EIEC），腸管凝集性大腸菌（enteroaggregative *E. coli*：EAEC）の5つに分類される。各病原菌の疫学は各々異なるが，本稿では，特に小学校等において重大な食中毒事案が複数報告されている腸管出血性大腸菌O157を取り上げる。1996（平成8）年には，全国各地で学校給食等による大規模な集団食中毒が起き，小学生が亡くなっている。

188

O157 は，腸管出血性大腸菌の血清型を指す。O157：H7 等の腸管出血性大腸菌が産生するベロ毒素（verotoxin: VT）によって，**溶血性尿毒症症候群**（hemolytic uremic syndrome: HUS）を引き起こし，重症化に至ることがある。感染源としては，食肉の処理過程で汚染された牛肉，保菌動物や保菌者の糞便で汚染された飲料水や食品等が考えられる。加熱不十分な食肉を摂取しないことや，まな板等の調理器具，他の食品への二次汚染防止に留意した衛生管理が必要である。腸管出血性大腸菌は 75℃ で 1 分間以上の加熱で死滅する[16] ことから，食材の十分な加熱が効果的である。腸管出血性大腸菌の感染では，「多くの場合（感染の機会のあった者の約半数）は，おおよそ 3 〜 8 日の潜伏期をおいて頻回の水様便で発病」[16] するが，「全く症状がないものから軽い腹痛や下痢のみで終わるもの，さらには頻回の水様便，激しい腹痛，著しい血便とともに重篤な合併症を起こし，時には死に至るものまで様々」[16] である。

④　腸炎ビブリオ

腸炎ビブリオは，熱帯や温帯の海洋・沿岸に広く分布する細菌であり，海水温度の上昇とともに増殖する。わが国では，夏季に腸炎ビブリオによる食中毒が多発する傾向が見られる。腸炎ビブリオが付着し，増殖した魚介類や，二次汚染された食品を不十分な加熱状態で摂取することにより，急性胃腸炎を起こすことがある。「喫食後 6 〜18時間（平均12時間）の潜伏期を経て激しい腹痛を伴う下痢を主症状として発症し，嘔吐，発熱（38℃ 以上はまれ）もみられる」[17]。「腸炎ビブリオは熱に弱いため，61℃ で10分間以上の加熱殺菌処理が推奨される。食品中での増殖および生残性について，低温管理下（4℃）では大きな増減はないが，室温条件下（25℃）では，軟体類や甲殻類中では著しく増殖する」[18] ことから，調理の際の加熱や，魚介類の保存における温度管理が重要である。また，生の魚介類の調理においては，まな板等の調理器具，他の食品への二次汚染防止に留意した衛生管理が必要である。

⑤　セレウス菌（下痢型）

セレウス菌は，土壌等を中心に広く自然界に分布しており，農産物等に付着している。原因食品として，食肉製品，スープ，ソース，プリン，生クリーム，弁当等[19] が報告されている。「下痢型は原因食品内で増えた菌が喫食され，腸管内での増殖とともに産生された毒素によって起こる感染型（生体内毒素型)」[20] である。通常みられる潜伏期は，12時間（6 〜24時間)[21]。主な症状は下痢，腹痛で，嘔吐は稀である。予防方法としては，調理後から喫食までの時間をなるべく短くすることが重要である。

⑥　ウェルシュ菌

ウェルシュ菌は，土壌，河川，下水，ヒトや動物の腸管内等に広く分布する。エンテロトキシン産生性ウェルシュ菌が増殖した食品の摂取が原因となる。腸管内で菌が増殖し，その際に産生した毒素（エンテロトキシン）が腸管に作用することで発症する。原因食品として，菌に汚染された食肉や魚介類等の食材を使用した調理品，カレーや野菜の煮物等が挙げられる。学校給食や飲食店，仕出し弁当屋等で作られた食事を原因とする集団食中毒が報告されている。加

熱調理後，常温で数時間から一晩放置する間に食品中の菌は増殖する。エンテロトキシン産生性ウェルシュ菌は，耐熱性の芽胞を形成するため，菌が大量に増殖した食品を加熱しても，死滅させることができない場合がある。通常みられる潜伏期は，10時間（6～24時間）[21]。主な症状は下痢，腹痛で，発熱や嘔吐等の身体症状を呈することもある。予防方法としては，加熱調理後長時間放置せず，調理後から喫食までの時間をなるべく短くすることが重要である。

(2) 毒素型

① ブドウ球菌

黄色ブドウ球菌は，ヒトや動物の常在菌であり，ヒトが生活する様々な環境下に存在する。食品に含まれる黄色ブドウ球菌が増殖の過程で産生する毒素（エンテロトキシン）を食品とともに摂取することが原因となる。ヒトの手指を介して汚染された食品の摂取が，主な伝播様式であり，おにぎりや寿司，弁当等の摂取による食中毒が報告されている。予防には，調理に携わる者の衛生管理が極めて重要である。調理前の手洗いを徹底する他，手指に化膿巣のある場合は，調理を控える等の配慮が必要である。通常みられる潜伏期は，2～4時間（30分～6時間）[21] であり，主な症状は，嘔気，嘔吐，腹痛，下痢等である。

② ボツリヌス菌

ボツリヌス菌は，動物の腸管，土壌中等，広く自然界に分布する。保存食品中で増殖したボツリヌス菌が産生する神経毒が原因となり食中毒が引き起こされる。潜伏期間は早い症例では5～6時間，遅い場合では2～3日で，ときには7日の報告もあるが，一般的には8～36時間である[22]。毒素が中枢神経系に作用し，視力障害，発語・嚥下障害，呼吸筋麻痺等をきたす。強力な毒素が原因であるため，致死率は他の食中毒に比べてかなり高い（10～20%）[23]。これまで，いずし，缶詰，真空パック等の密封食品等の摂取による食中毒事例が報告されている。なお，感染型（生体内毒素型）に分類されている乳児ボツリヌス症の原因食品としては，ハチミツが報告されている。食品の製造・販売過程における予防対策としては，真空パック詰食品等の高温加熱による殺菌または冷蔵管理，消費者における予防対策としては，要冷蔵との記載がある食品の冷蔵保存の徹底が必要である**注**。

③ セレウス菌（嘔吐型）

食品中でセレウス菌により産生された毒素を原因とする。原因食品として，米飯，チャーハン，ピラフ，オムライス，スパゲッティー，焼きそば等[19] が報告されている。通常みられる潜伏期は，3時間（0.5～6時間）[21] である。主な症状は，嘔気，嘔吐，下痢である。予防方法としては，調理後から喫食までの時間をなるべく短くすることが重要である。

注 生体内毒素型中毒である乳児ボツリヌス症の予防においては，乳児にハチミツを与えないことが重要である。

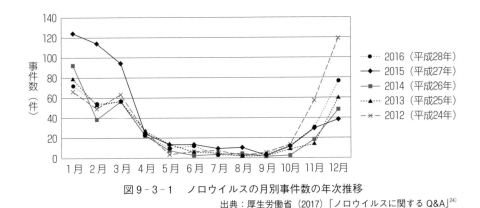

図9-3-1　ノロウイルスの月別事件数の年次推移
出典：厚生労働省（2017）「ノロウイルスに関するQ&A」[24]

2）ウイルス性食中毒

(1) ノロウイルス

　ノロウイルスを病因物質とする食中毒は，わが国では，冬季を中心に発生頻度が高まる（図9-3-1）。ノロウイルスは，河川や海に常在し，海水中等で，二枚貝類（特に牡蠣）の内臓に蓄積される。感染経路としては，ノロウイルスに汚染された食品（生牡蠣等）の摂取，二次汚染した食品の摂取等食品媒介感染の他，糞口感染が挙げられる（飛沫感染，空気感染もみられる）。潜伏期は，概ね24～48時間で，主な症状は，嘔気，嘔吐，腹痛，下痢，発熱等である。

　予防方法としては，牡蠣（その他の二枚貝）等の食材を十分に加熱すること（ノロウイルスの汚染のおそれのある二枚貝等の食品の場合は，中心部が85℃～90℃で90秒以上の加熱が望まれる[24]），調理器具の洗浄・消毒，罹患者の吐物の適切な処理，トイレ・浴室の衛生管理，トイレ使用後の手指消毒，下痢・嘔吐等の症状がみられる場合は，調理作業への従事を禁止すること等が挙げられる。なお，ノロウイルスは，消毒用エタノールを用いて完全に失活化させることができないため，糞便や吐物の処理は次亜塩素酸ナトリウムによる消毒が有効である。有機物の少ないところでは200ppm濃度を，有機物の多い（嘔吐物等）ところでは，次亜塩素酸ナトリウムが有機物に消費されるため1,000ppm以上を用いることで，短時間で殺滅できる[25]。

(2) ロタウイルス

　ロタウイルスは，ヒト以外に，多くの哺乳類，鳥類等に分布している。ロタウイルス感染性胃腸炎は，乳幼児に多く発生し，小学校においても集団発生することがある。「ロタウイルスの主な感染経路はヒトとヒトとの間で起こる糞口感染である。ロタウイルスは感染力が極めて高く，ウイルス粒子10～100個で感染が成立すると考えられている。また，ロタウイルスは環境中でも安定なため，汚染された水や食物などを触った手からウイルスが口に入って感染が成立する可能性も指摘されている」[26]。通常みられる潜伏期は，48時間（24～72時間の幅）[21]である。主な症状は，嘔吐，下痢（白色便を呈することがある），発熱等である。特に脱水症には注意を要する。

　予防方法としては，手洗いの徹底が基本となる。ロタウイルス感染性胃腸炎を発症した乳幼

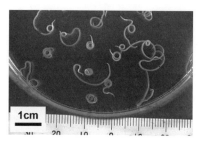

図9-3-2 スケトウダラから取り出したアニサキスの幼虫
出典：国立感染症研究所（2014）「アニサキス症とは」[28]

児のオムツ交換における糞便の処理に伴う感染には注意が必要であり，手指や器物の消毒による予防が重要である。現在，ロタウイルスワクチンが任意接種の対象となっている。

(3) その他のウイルス

E型肝炎ウイルスやA型肝炎ウイルス（食品媒介感染，水系感染，糞口感染等），腸管アデノウイルスや小児下痢症の原因となるアストロウイルス（主にヒトからヒトへの糞口感染。その他，食品媒介感染，水系感染）等が挙げられる。

3）寄生虫による食中毒

寄生虫による食中毒は，線虫類，吸虫類，条虫類，粘液胞子虫類等が付着した食品の摂取によって引き起こされる。近年，わが国においては，クドア及びアニサキス等の寄生虫を原因とする食中毒の発生報告が多く見られる。

(1) クドア

ヒラメ等に寄生するクドア属粘液胞子虫を病因物質とする食中毒である。「クドアによる食中毒は，生食用生鮮ヒラメ（ヒラメのお刺身等）に関連するものが多く，食後数時間程度で一過性の嘔吐や下痢を呈し，軽症で終わる症状が特徴」である[27]。「クドアは，-15℃～-20℃で4時間以上の冷凍，または，中心温度75℃5分以上の加熱により病原性が失われる」[27]。

(2) アニサキス

アニサキスは，回虫目アニサキス科に属す線虫であり，サバ，サケ，イカ等の魚介類に幼虫が寄生している（図9-3-2）。アニサキスが寄生する魚介類の生食が食中毒の原因となる。腹痛（しばしば激痛），悪心，嘔吐を呈する胃アニサキス症や腸アニサキス症，蕁麻疹を呈するアニサキスアレルギー等がある。予防方法としては，「海産魚介類の生食を避けること，あるいは加熱後に喫食すること（60℃で1分以上）が，確実な感染予防の方法となる。また冷凍処理（-20℃，24時間以上）によりアニサキス幼虫は感染性を失うので，魚を冷凍して解凍後に生食することは感染予防に有効である」[28]。

(3) ジアルジア（ランブル鞭毛虫）

ジアルジアは，ヒトや動物の腸管内に寄生する原虫である。水系感染，食品媒介感染，ヒト

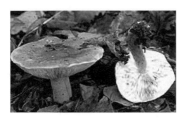
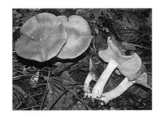
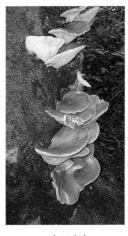

カキシメジ　　　クサウラベニタケ　　　ツキヨタケ

図9-3-3　シイタケやシメジなどの食用キノコと間違いやすい毒キノコ
出典：厚生労働省（2017）「自然毒のリスクプロファイル」[33]

からヒトへの糞口感染を感染経路とする。潜伏期間は1週間から2週間程度[29]である。主な臨床症状としては下痢，衰弱感，体重減少，腹痛，悪心や脂肪便等があげられる[30]。熱帯や亜熱帯における有病率が比較的高い。飲料水や食品の衛生管理が不十分な地域における飲食に伴う感染に十分注意する必要がある。

4）自然毒による食中毒

動植物の中には，食中毒の原因となる毒素を含むものが存在する。自然毒は，ジャガイモ等の高等植物やキノコ等に含まれる**植物性自然毒**と魚介類等に含まれる**動物性自然毒**に大別される。

(1) **植物性自然毒**

① ジャガイモ

学校において，毎年のようにジャガイモを原因食品とする食中毒が発生している。2016（平成28）には，生徒が調理した塩ゆでジャガイモを原因とする25人の食中毒患者の他，小学校の調理実習においても，ゆでたジャガイモの喫食を原因とする7人の食中毒患者が報告されている[31]。原因食品を喫食した直後から数時間後に発症する。症状は，腹痛，下痢，嘔気，嘔吐，頭痛等である。小学校等では，体験的な学習として子どもたちが栽培したジャガイモを調理・喫食することがある。調理の際は，原因物質（ソラニン類）を含む芽を完全に取り除くこと，緑色に変色したイモは避けることが重要である。児童生徒が自ら栽培・収穫した植物を調理・喫食することは，食育の面からもその意義が認められるが，食中毒防止対策に万全を期す必要がある。

② キノコ

キノコ毒による中毒は，作用別に消化器障害型，神経障害型，原形質毒性型の3つに分類される[32]。消化器障害型は，嘔気，嘔吐，下痢等の症状，神経障害型は，幻覚，幻聴等の神経症状を呈する。「原形質毒性型は，様々な臓器や細胞に作用し，腹痛，おう吐，下痢から始まり，肝不全，腎不全，循環器不全の併発といった全身症状を呈して，死に至る場合もある」[32]。食

用のシイタケやシメジ等と間違い毒キノコを採取し，喫食することによる食中毒事件が各地で発生している（図9-3-3）。

③　その他の植物性自然毒

スイセン類，チョウセンアサガオ類，トリカブト類等，アルカロイドを原因物質とするものや，その他の毒成分を含む高等植物による食中毒が報告されている。

(2)　動物性自然毒

動物性自然毒による食中毒は，毒素を含む魚介類を原因とするものがほとんどである。蛇，蜂，サソリ等，魚介類以外で毒素を産生する動物も存在するが，わが国で，これらの食品を摂取するケースは稀であるため，ここでは主に魚介類の自然毒について述べる。

①　フグ類

フグ毒テトロドトキシンを含む部位の摂取により引き起こされる。「食後20分から3時間程度の短時間でしびれや麻痺症状が現れる。麻痺症状は口唇から四肢，全身に広がり，重症の場合には呼吸困難で死亡することがある」[33]。

②その他の魚類[注1]

ア）シガテラ毒を含む有毒種（バラフエダイ，バラハタ等）の摂取による神経症状・消化器系症状等，イ）パリトキシン様毒を含む有毒種（アオブダイ，ハコフグ等）の摂取による横紋筋融解症やミオグロビン尿症等，ウ）胆のう毒を含む有毒種（コイ科魚類：胆のう）の摂取による嘔吐，下痢，腎・肝機能障害等，エ）血清毒を含む有毒種（ウナギ目魚類：血清）の摂取による嘔吐，下痢，発疹，麻痺，呼吸困難等，オ）高濃度のビタミンAを含む有毒種（イシナギ：肝臓）の摂取による頭痛，発熱，嘔吐，顔面の浮腫等，カ）卵巣毒を含む有毒種（ナガズカ：卵巣）の摂取による腹痛，嘔吐，下痢等，キ）異常脂質を含む有毒種（バラムツ，アブラソコムツ等）の摂取による下痢等が挙げられる。

③　二枚貝

ア）麻痺性貝毒[注2]（ホタテガイ，アサリ，カキ，ムラサキイガイ等で検出）を原因とする。食後30分程度で軽度の麻痺がはじまり，麻痺は次第に全身に広がり，重症の場合には呼吸麻痺により死亡することがある[33]。イ）下痢性貝毒[注2]（ムラサキイガイ，アサリ，チョウセンハマグリ等で検出）を原因とする。通常，食後4時間以内に発症し，主な症状は下痢（水様便），腹痛，嘔吐等で，3～4日後にはほぼ完全に回復する[34]。

その他，記憶喪失性貝毒（ムラサキイガイ，マテガイ等で検出），神経性貝毒（ミドリイガイ，マガキで検出）等を原因とする食中毒が挙げられる。

注　1．ア）～キ）については，文献33）を参考。
　　2．日本では，定期的に有毒プランクトンの発生状況を監視し，出荷前の貝毒検査を行い，規制値を超えたものは出荷規制されている。

④ 巻 貝

唾液腺毒（テトラミン）（エゾボラ属の巻貝等で検出）を原因とする。症状は，「激しい頭痛，め
まい，船酔い感，酩酊感，足のふらつき，眼底の痛み，眼のちらつき，嘔吐感など。食後30分
から1時間で発症し，数時間で回復」[33]。その他，フグ毒を含むバイ，キンシバイ等を原因と
する中毒も報告されている。

上記①〜④に挙げた魚介類の有毒個体出現率は，種類や海域によって様々である。

5）化学性食中毒

(1) ヒスタミン

ヒスタミンが高濃度に蓄積された食品の摂取によって引き起こされる。原因食品の多くは，
赤身魚やその加工品である。ヒスタミンを多く含む食品を摂取した場合，通常，食後数分〜30
分位で顔面，特に口の周りや耳たぶが紅潮し，頭痛，じんま疹，発熱等の症状[35]を呈する。
サバ類，マグロ類，カジキ類等，遊離ヒスチジン**注1**を多く含む魚を「常温に放置する等，不
適切な管理が行われた結果，細菌（ヒスタミン生成菌**注2**）が増殖し，この細菌によって遊離ヒ
スチジンからヒスタミンが生成」[35]される。ヒスタミンは，加熱で分解させることができない。
予防方法としては，遊離ヒスチジン含量が高い傾向にある魚類を購入した後，速やかに冷蔵保
存することが重要である。2006（平成18）年〜2015（平成27）年のヒスタミン食中毒患者の年齢
分布は，1〜4歳が536人（23.8%），5〜9歳が375人（16.7%），10〜14歳が442人（19.6%）で
あり，全体（2,252人）の約6割が15歳未満の年齢層で発生している[36]。2015（平成27）年にお
いては，保育園，幼稚園，小・中学校等で合計400人弱の患者が発生している[36]。

(2) その他の化学性食中毒

① 残留農薬

食品中の残留農薬が食中毒の原因となることがある。収穫前に使用された農薬や収穫後の農
作物の防カビや防虫に使用する農薬（ポストハーベスト）の管理は，食中毒の防止において重要
である。食品中の残留農薬に関する2000年以降の出来事としては，2001（平成13）年に「中国
産冷凍ホウレンソウの1割弱が残留農薬基準値（クロルピリホス等）を超過する事実が判明」[37]
したことや，2013（平成25）年に「国内にて製造された冷凍食品から農薬（マラチオン）が検
出」[37]されたこと等が挙げられる。

② ポリ塩化ビフェニル（PCB）

1968（昭和43）年，米ぬか油の製造工程でPCB類等が米ぬか油に混入し，食中毒による大
規模な被害が生じた（カネミ油症事件）。カネミ油症では，「吹出物，色素沈着，目やになどの

注 1．ヒスタミンの前駆物質。ヒスタミン生成菌によってヒスタミンに変化。
　　2．モルガン菌（Morganella morganii）やクレブシエラ・オキシトカ菌（Klebsiella oxytoca）等が知られて
　　　いる。

皮膚症状のほか，全身倦怠感，しびれ感，食欲不振」[38] 等の症状が報告されている。累計認定患者数は，2,289人に上る（平成28年3月31日現在）[39]。

③ ひ　素

1955（昭和30）年に「調製粉乳にひ素を含む有毒物質が混入したことに起因して，近畿，中国地方を中心に乳幼児に数多くのひ素中毒患者が発生した」[38]（森永ひ素ミルク中毒事件）。同報告によると，被害者数は，13,442人に上る（平成27年12月末現在）。

2．食中毒の発生状況

1）病因物質別食中毒発生状況

厚生労働省は，食品衛生法に基づき都道府県等から報告される食中毒事件について公表し，食品衛生上の危害の状況を明らかにしている。表9-3-1は，2016（平成28）年における食中毒発生状況を病因物質別で示したものである。年間の患者数が最も多い病因物質は，ノロウイルスであり，11,397人（患者総数の56.3%）と突出して高い値を示している。例年，自然毒による食中毒の患者数は，細菌性食中毒やウイルス性食中毒に比べて少ないが，フグ毒のように致命率の高いものが含まれていることに留意する必要があるだろう。

2）原因施設別食中毒発生状況

表9-3-2は，2016（平成28）年における食中毒発生状況を原因施設別で示したものである。事件数が最も多い施設は，飲食店（713件）である。次いで，家庭（118件），事業場（52件），旅館（50件）における事件数が多い。学校での事件数（19件）は，他の施設に比べて少ないが，1件当たりの患者数が比較的多く，1つの事案で甚大な被害をもたらすことがある。

表 9‑3‑1　病因物質別食中毒発生状況（平成28年）

病因物質		事件	患者	死者
総　　　　　　数		1,139	20,252	14
細　　　　　　菌		480	7,483	10
	サルモネラ属菌	31	704	—
	ぶどう球菌	36	698	—
	ボツリヌス菌	—	—	—
	腸炎ビブリオ	12	240	—
	腸管出血性大腸菌（VT産生）	14	252	10
	その他の病原大腸菌	6	569	—
	ウェルシュ菌	31	1,411	—
	セレウス菌	9	125	—
	エルシニア・エンテロコリチカ	1	72	—
	カンピロバクター・ジェジュニ／コリ	339	3,272	—
	ナグビブリオ	—	—	—
	コレラ菌	—	—	—
	赤痢菌	—	—	—
	チフス菌	—	—	—
	パラチフスA菌	—	—	—
	その他の細菌	1	140	—
ウ　イ　ル　ス		356	11,426	—
	ノロウイルス	354	11,397	—
	その他のウイルス	2	29	—
寄　　生　　虫		147	406	—
	クドア	22	259	—
	サルコシスティス	—	—	—
	アニサキス	124	126	—
	その他の寄生虫	1	21	—
化　学　物　質		17	297	—
自　　然　　毒		109	302	4
	植物性自然毒	77	229	4
	動物性自然毒	32	73	—
そ　　の　　他		3	16	—
不　　　　　　明		27	322	—

＊　国外，国内外不明の事例は除く

表 9‑3‑2　原因施設別食中毒発生状況（平成28年）

（全体）			事件数	構成割合	原因施設が判明したものの構成割合	患者数	死者数
総数			1,139	100.0	—	20,252	14
原因施設判明			1,051	92.3	100.0	19,586	14
家庭			118	10.4	11.2	234	4
事業場	総数		52	4.6	4.9	2,002	10
	給食施設	事業所等	15	1.3	1.4	974	—
		保育所	8	0.7	0.8	210	—
		老人ホーム	20	1.8	1.9	618	10
	寄宿舎		4	0.4	0.4	49	—
	その他		5	0.4	0.5	151	—
学校	総数		19	1.7	1.8	845	—
	給食施設	単独調理場　幼稚園	1	0.1	0.1	27	—
		単独調理場　小学校	1	0.1	0.1	7	—
		単独調理場　中学校	0	—	—	0	—
		単独調理場　その他	3	0.3	0.3	355	—
		共同調理場	1	0.1	0.1	145	—
	その他		2	0.2	0.2	77	—
	寄宿舎		1	0.1	0.1	10	—
	その他		10	0.9	1.0	224	—
病院	総数		5	0.4	0.5	340	—
	給食施設		5	0.4	0.5	340	—
	寄宿舎		0	—	—	0	—
	その他		0	—	—	0	—
旅館			50	4.4	4.8	2,750	—
飲食店			713	62.6	67.8	11,135	—
販売店			31	2.7	2.9	146	—
製造所			6	0.5	0.6	160	—
仕出屋			40	3.5	3.8	1,523	—
採取場所			1	0.1	0.1	2	—
その他			16	1.4	1.5	449	—
不明			88	7.7	8.4	666	—

＊　国外，国内外不明の事例は除く
出典：厚生労働省（2017）「４．食中毒統計資料」[40]より筆者改変

第 4 節　学校給食の衛生管理

　児童生徒の食中毒の発生防止においては，学校給食の調理場や学校給食委託工場等の衛生管理の徹底，食中毒発生時における状況把握と拡大防止のための迅速な対応が必要不可欠である。本節では，学校給食における食中毒の発生状況と食中毒防止に向けた教職員等による衛生管理等の基礎について概説する。

1．学校給食における食中毒の発生状況

表9-4-1は，平成16～26年度に発生した学校給食における食中毒発生状況を原因菌等別に示したものである。最も発生件数の多い食中毒は，ノロウイルス（28件〈全体の68.3%〉）を原因とするものである。次いでヒスタミンが6件，サルモネラ・エンテリティディス，カンピロバクターが各々2件報告されている。

図9-4-1は，平成16～26年度に発生した学校給食における食中毒発生件数・有症者数を年次別に示したものである。年間の発生件数は1件から6件，有症者数は102人から2,069人の幅であり，年度別で発生状況に大きな違いがみられる。

表9-4-1　学校給食における原因菌等別食中毒発生状況（平成16～26年度）

原因菌等	16	17	18	19	20	21	22	23	24	25	26	計
ノロウイルス（小型球形ウイルス）	2	3	5	4	2	1		1	5	3	2	28
サルモネラ・エンテリティディス							2					2
サルモネラ O18	1											1
カンピロバクター		1			1							2
セレウス菌	1											1
ヒスタミン			1		3			1		1		6
病原大腸菌 O44				1								1
不明												0
計	4	4	6	5	6	1	2	2	5	4	2	41

（件：文部科学省調べ）

注）「小型球形ウイルス（SRSV）」は，平成15年（2003年）食品衛生法の改正により「ノロウイルス」と名称を変更した。
出典：独立行政法人日本スポーツ振興センター[41]ホームページ学校安全Web

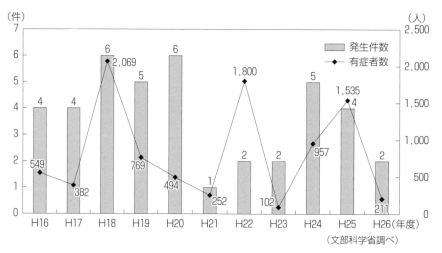

図9-4-1　学校給食における年次別食中毒発生件数・有症者数(平成16～26年度／教職員除く)
出典：独立行政法人日本スポーツ振興センター[41]ホームページ学校安全Web

2．食中毒予防対策と学校給食衛生管理

　学校給食の衛生管理は，学校給食衛生管理基準**注**1（以下，「基準」と表記）[42]に基づいて行われている。基準には，学校の設置者が自らの責任において，必要に応じて，保健所の協力，助言及び援助**注**2を受けつつ，HACCPの考え方に基づき単独調理場，共同調理場（調理等の委託を行う場合を含む）並びに共同調理場の受配校の施設及び設備，食品の取扱い，調理作業，衛生管理体制等について実態把握に努め，衛生管理上の問題がある場合には，学校医又は学校薬剤師の協力を得て速やかに改善措置を図ることが記されている。また，基準第4「衛生管理体制に係る衛生管理基準」には，「校長等は，学校保健委員会等を活用するなどにより，栄養教諭等，保健主事，養護教諭等の教職員，学校医，学校歯科医，学校薬剤師，保健所長等の専門家及び保護者が連携した学校給食の衛生管理を徹底するための体制を整備し，その適切な運用を図ること」が示されている。

　学校における食中毒予防対策は，学内の教職員の協力体制の確立に加えて，学校医，学校薬剤師，保健所等の専門機関，家庭，地域の団体との連携の下に行われる。学校医に対しては，食中毒の予防に関し必要な指導・助言を求め，食中毒に伴う出席停止や臨時休業，臨時の健康診断，消毒等の計画を作成することが重要である。また，集団発生においては，保護者に対して，速やかに状況を周知するとともに，感染拡大防止のための協力を求める必要がある。

　食中毒を未然に防止するためには，保健管理・保健教育が極めて重要である。学校給食調理場の施設及び設備の衛生，食品の衛生及び学校給食調理員の衛生の日常管理等に当たる衛生管理責任者は，栄養教諭等**注**3であるが，食中毒の予防において養護教諭の果たす役割も大きい。学校保健活動において中核的な役割を果たす養護教諭には，食中毒予防のための保健管理（児童生徒の健康管理及び学校環境衛生管理等），保健教育（保健指導・保健学習），食中毒発生時の早期対応，関係者との連携，学校保健委員会への参画等が求められる。また，養護教諭が保健主事を兼務する場合においては，食中毒予防のための衛生管理に関する企画，連絡・調整，実施，評価，改善といった組織活動を推進するためのマネジメント力が必要となる。

　学校においては，「①感染症・食中毒の発生のおそれがあり，また，発生したとき。②風水害等により環境が不潔になり，又は汚染され，感染症の発生のおそれがあるとき。」[42]等において，学校給食衛生管理の維持・改善を図るため，必要に応じ臨時に環境衛生検査が行われる。検査の実施に当たっては，その内容により，学校薬剤師が自ら行う，学校薬剤師の指導助言の

注 1．学校保健法等の一部を改正する法律により改正された学校給食法第9条第1項の規定に基づき，平成21年4月1日から施行。

　　 2．食品衛生法（昭和22年法律第233号）に定める食品衛生監視員による監視指導を含む（文部科学大臣，2009）。

　　 3．栄養教諭等が現にいない場合は，調理師資格を有する学校給食調理員等を衛生管理責任者として定める（文部科学大臣，2009）。

下に教職員が行う，又は学校薬剤師と相談の上外部の検査機関に依頼すること等が考えられる[43]。保健主事や養護教諭には，食中毒発生時における臨時の環境衛生検査において，学校内の教職員，関連機関，学校薬剤師，学校医等との連携を推進するためのコーディネーターとしての役割が期待される。

　学校保健安全法施行規則第21条第2項には，「校長は，学校内に，感染症の病毒に汚染し，又は汚染した疑いがある物件があるときは，消毒その他適当な処置をするものとする」と記されている。管理職のリーダーシップの下，全校体制で組織的に感染拡大防止を図ることが重要である。養護教諭には，食中毒の原因である病原体の特徴に応じた消毒法等を熟知するとともに，迅速かつ適切に清潔を確保するスキルが求められる。

演習問題

1．食品だけでなく，食品添加物や器具・容器包装の食品に関する衛生面について規定されている法令はどれか。
　　a．食育基本法　b．食生活指針　c．食品衛生法　d．食品安全基本法　e．HACCP

2．リスク評価，リスク管理，リスクコミュニケーションにより，食品のリスクを最小限にする考え方を（　　　）という。

3．以下に示す病原菌による食中毒を毒素型と感染型にそれぞれ分類してみよう。
　　黄色ブドウ球菌，腸炎ビブリオ，腸管出血性大腸菌O157，サルモネラ属菌，
　　カンピロバクター，ボツリヌス菌（ただし，乳児ボツリヌス症の場合を除く）
　　毒素型〔　　　　　　　　　　　　　　　　　　　　　　　　　　　　　　　　　　〕
　　感染型〔　　　　　　　　　　　　　　　　　　　　　　　　　　　　　　　　　　〕

4．次の文は，「ノロウイルスに関する（Q&A）」（厚生労働省，最終改訂：平成29年12月7日）からノロウイルス感染による食中毒の症状と予防に関する記述の一部を抜粋したものである。（　　　）に当てはまる語句を記載してみよう。
　　潜伏期間（感染から発症までの時間）は（　　）～（　　）時間で，主な症状は（　　），（　　），（　　），（　　）であり，発熱は軽度です。
　　ノロウイルスの汚染のおそれのある二枚貝などの食品の場合は，中心部が（　　）℃～（　　）℃で（　　）秒以上の加熱が望まれます。

5．「ノロウイルスに関する（Q&A）」（厚生労働省）を閲覧し，ノロウイルスに汚染された可能性のある物品や床等の消毒方法についてまとめてみよう。

6．学校保健安全法施行規則に記されている感染症の予防に関する細目を確認し，食中毒の予防に関して養護教諭に求められる職務内容を一次予防及び二次予防の観点でそれぞれまとめてみよう。

7．食中毒の予防啓発のための保健だよりを学校種別に作成し，グループ内で相互に発表するととも

第9章　食品衛生

に，意見交換を通して改善点をまとめてみよう。

解答

1．c

2．リスク分析

3．毒素型〔黄色ブドウ球菌，ボツリヌス菌〕

　感染型〔腸炎ビブリオ，腸管出血性大腸菌 O157，サルモネラ属菌，カンピロバクター〕

4．24，48，吐き気，嘔吐，下痢，腹痛

　　85，90，90

5．厚生労働省 http://www.mhlw.go.jp/stf/seisakunitsuite/bunya/kenkou_iryou/shokuhin/syokuchu/
　kanren/yobou/040204-1.html 等を参照。

6．学校保健安全法，学校保健安全法施行規則，学校において予防すべき感染症の解説（文部科学省，
　2013）http://www.mext.go.jp/a_menu/kenko/hoken/1334054.htm 等を参照。

7．第9章の末尾に掲載の文献等を参考に情報収集。保健だよりを読む対象（児童，生徒，保護者）や学
　年，学期，季節等に留意して作成。

引用・参考文献

　1）　厚生労働省「飲食チェーン店での腸管出血性大腸菌食中毒について」，2011.
　　　http://www.mhlw.go.jp/stf/kinkyu/2r9852000001dhmz.html（2018. 1. 10. 閲覧）.
　2）　厚生労働省「牛海綿状脳症（BSE）について」，2017.
　　　http://www.mhlw.go.jp/stf/seisakunitsuite/bunya/kenkou_iryou/shokuhin/bse/（2018. 1. 10. 閲覧）.
　3）　厚生労働省「中国産冷凍餃子を原因とする薬物中毒事案について」，2008.
　　　http://www.mhlw.go.jp/stf/seisakunitsuite/bunya/kenkou_iryou/shokuhin/kenkoukiki/china-gyoza/
　　　index.html（2018. 1. 12. 閲覧）.
　4）　厚生労働省「カネミ油症について〜正しく知る。温かく支える。〜」，2017.
　　　http://www.mhlw.go.jp/stf/seisakunitsuite/bunya/kenkou_iryou/shokuhin/kenkoukiki/kanemi/（2018. 1.
　　　10. 閲覧）.
　5）　厚生労働省「食品中の放射性物質への対応」，2017.
　　　http://www.mhlw.go.jp/shinsai_jouhou/shokuhin.html（2018. 1. 10. 閲覧）.
　6）　厚生労働省「医療費の動向調査」，2017.
　　　http://www.mhlw.go.jp/bunya/iryouhoken/database/zenpan/iryou_doukou.html（2018. 1. 10. 閲覧）.
　7）　厚生労働省「食生活指針について」，2016.
　　　http://www.mhlw.go.jp/stf/seisakunitsuite/bunya/0000128503.html（2018. 1. 10. 閲覧）.
　8）　厚生労働省「「食事バランスガイド」について」，2005.
　　　http://www.mhlw.go.jp/bunya/kenkou/eiyou-syokuji.html（2018. 1. 10. 閲覧）.
　9）　厚生労働省「日本人の食事摂取基準」，2015.
　　　http://www.mhlw.go.jp/stf/seisakunitsuite/bunya/kenkou_iryou/kenkou/eiyou/syokuji_kijyun.html
　　　（2018. 1. 10. 閲覧）.
　10）　厚生労働省「健康日本21」，2000.
　　　http://www1.mhlw.go.jp/topics/kenko21_11/top.html（2018. 1. 10. 閲覧）.
　11）　厚生労働省「健康日本21（第二次）」，2013.
　　　http://www.mhlw.go.jp/stf/seisakunitsuite/bunya/kenkou_iryou/kenkou/kenkounippon21.html（2018. 1.
　　　10. 閲覧）.

12) 厚生労働省「第 3 次食育推進基本計画」, 2016.
http://www.mhlw.go.jp/file/06-Seisakujouhou-10900000-Kenkoukyoku/0000129496.pdf（2018. 1. 10. 閲覧）.

13) 国立感染症研究所「カンピロバクター感染症」「感染症の話」, 2005.
http://www.nih.go.jp/niid/ja/（2016. 12. 29. 閲覧）.

14) 厚生労働省「カンピロバクター食中毒予防について（Q&A）」（最終改正：平成28年 6 月 2 日）, 2016.
http://www.mhlw.go.jp/（2016. 12. 29. 閲覧）.

15) 国立感染症研究所「サルモネラ感染症」「疾患別情報」, 2004.
http://www.nih.go.jp/niid/ja/（2017. 2. 15. 閲覧）.

16) 厚生労働省「腸管出血性大腸菌 Q&A」平成19年 8 月改訂, 2007.
http://www.mhlw.go.jp/（2016. 12. 29. 閲覧）.

17) 杉山寛治, 中口義次, 工藤由起子「腸炎ビブリオ食中毒の変遷と現状」『化学療法の領域』24(7), 57(1025)
-66(1034), 2008.

18) 社団法人畜産技術協会「内閣府食品安全委員会事務局平成21年度食品安全確保総合調査」『食品により媒介
される感染症等に関する文献調査報告書』, 2010.

19) 神奈川県「セレウス菌」, 2016.
http://www.pref.kanagawa.jp/（2017. 2. 25. 閲覧）.

20) 国立感染症研究所「セレウス菌感染症」「感染症の話」, 2003.
http://www.nih.go.jp/niid/ja/（2016. 12. 30. 閲覧）.

21) 柳川洋著, 柳川洋, 中村好一編「食品衛生」『公衆衛生マニュアル2016』, 南山堂, 175-184頁, 2016.

22) 武士甲一著, 坂崎利一編「ボツリヌス中毒」『食水系感染症と細菌性食中毒』, 中央法規出版, 492-513頁,
2000.

23) 国立感染症研究所「ボツリヌス症」, The topic of this month Vol. 29 No. 2（No. 336）, 2008.
http://www.nih.go.jp/niid/ja/（2017. 2. 15. 閲覧）.

24) 厚生労働省「ノロウイルスに関する Q&A」（最終改訂：平成29年12月 7 日）, 2017.
http://www.mhlw.go.jp/（2017. 12. 12. 閲覧）.

25) 文部科学省スポーツ・青少年局学校健康教育課「調理場における衛生管理&調理技術マニュアル」, 2011.
http://www.mext.go.jp/（2017. 2. 2. 閲覧）.

26) 国立感染症研究所「ロタウイルス感染性胃腸炎とは」, 2013.
http://www.nih.go.jp/niid/ja/（2017. 1. 3. 閲覧）.

27) 厚生労働省「クドアによる食中毒について」, 2016.
http://www.mhlw.go.jp/（2016. 12. 29. 閲覧）.

28) 国立感染症研究所「アニサキス症とは」「感染症の話」, 2014.
http://www.nih.go.jp/niid/ja/（2017. 2. 5. 閲覧）.

29) 東京都感染症情報センター「ジアルジア症」, 2015.
http://idsc.tokyo-eiken.go.jp/（2017. 2. 5. 閲覧）.

30) 国立感染症研究所「ジアルジア症とは」, 2011.
http://www.nih.go.jp/niid/ja/（2017. 2. 5. 閲覧）.

31) 厚生労働省「食中毒事件一覧速報」, 2017.
http://www.mhlw.go.jp/（2017. 2. 5. 閲覧）.

32) 内閣府食品安全委員会「食中毒予防のポイント」（平成28年11月 9 日更新）, 2016.
https://www.fsc.go.jp/（2017. 2. 6. 閲覧）.

33) 厚生労働省「自然毒のリスクプロファイル」, 2017.
http://www.mhlw.go.jp/（2017. 1. 4. 閲覧, 2017. 8. 10. 閲覧）.

34) 農林水産省消費・安全局「二枚貝等の貝毒のリスク管理に関するガイドライン」, 2015.
http://www.maff.go.jp/（2017. 2. 14. 閲覧）.

35) 内閣府食品安全委員会「ヒスタミン（概要）」「ファクトシート」, 2014.
https://www.fsc.go.jp/（2017. 2. 3. 閲覧）.

36) 厚生労働省「ヒスタミンによる食中毒について」, 2017.
http://www.mhlw.go.jp/（2017. 2. 3. 閲覧）.

37) 厚生労働省医薬食品局食品安全部「食品の安全確保に向けた取組」（平成27年 1 月改訂）, 2015.
http://www.mhlw.go.jp/（2017. 2. 6. 閲覧）.

38) 厚生労働省「健康危機・健康被害への対応」, 2017.

第 9 章　食品衛生

　　　http://www.mhlw.go.jp/（2017. 2. 17. 閲覧）.
39）　厚生労働省「カネミ油症認定患者数一覧」（平成28年 3 月31日現在）, 2016.
　　　http://www.mhlw.go.jp/（2017. 3. 16. 閲覧）.
40）　厚生労働省「 4 . 食中毒統計資料」, 2017.
　　　http://www.mhlw.go.jp/（2017. 12. 5. 閲覧）.
41）　独立行政法人日本スポーツ振興センターホームページ学校安全 Web, 2016.
　　　http://www.jpnsport.go.jp/anzen/home/tabid/102/Default.aspx（2016. 12. 28. 閲覧）.
42）　文部科学大臣「学校給食衛生管理基準」, 2009.
　　　http://www.mext.go.jp/（2016. 12. 26. 閲覧）.
43）　文部科学省『［改訂版］学校環境衛生管理マニュアル「学校環境衛生基準」の理論と実践』財団法人日本学
　　　校保健会出版部, 12-13頁, 2010.

※第 1 , 2 節： 1 ）〜12), 第 3 , 4 節：13）〜43)

第10章

産業保健

　本章では，養護教諭に必要な産業保健の基本的知識を理解するた
め，第1節では産業保健の目的と意義，労働安全衛生体制に関する
基本的事項，第2節では産業保健活動の概要として，産業保健の5
管理（作業環境管理，作業管理，健康管理，総括管理，労働衛生教
育），第3節では教職員の職業生活と健康について概説する。

第1節 産業保健の基本的事項

1. 産業保健の目的と意義

　産業保健の目的は「仕事」と「健康」の調和であり[1]、「すべての職業における働く人々の身体的、精神的および社会的健康を最高度に維持増進させること」(ILO/WHO合同委員会,1995)である。つまり、産業保健は仕事を原因とする病気やけがを予防することに加え、一人ひとりの健康度を最高度に保つこと、さらに職場の風土や文化の発展に貢献するものである[2]。
　事業者は労働者の心身の安全配慮義務があり（労働契約法第5条）、労働者も自身の健康を保つ自己保健義務がある（労働安全衛生法第4条）。なお、学校における事業者とは、教育委員会等が該当する[3]。

2. 労働安全衛生管理体制

1）安全衛生管理担当者の選任

　労働安全衛生法では、図10-1-1に示すように、事業場（学校）の規模等に応じ、労働安全衛生管理体制を整備することが義務付けられている。

(1) 衛生管理者、衛生推進者

　常時50人を超える労働者を使用する事業場においては**衛生管理者**を、10人以上50人未満の労働者を使用する事業場においては**衛生推進者**を選任しなければならない（労働安全衛生法第12条）。衛生管理者は、労働衛生に関する専門的な業務を担うため、衛生管理者免許、衛生工学衛生管理者免許保有者、医師、歯科医師、労働衛生コンサルタント、その他厚生労働大臣の定める者から選任する。学校における衛生管理者は、衛生管理者免許保有者、保健体育免許状のある中学・高等学校教諭、養護教諭等から選任し、衛生推進者は業務を担当するため必要な能

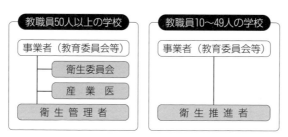

図10-1-1　学校において求められる労働安全衛生管理体制
出典：文部科学省（2012）「学校における労働安全衛生管理体制の整備のために」[3]

第10章　産業保健

力を有すると認められる者が担当することが望ましい[3]。衛生管理者や衛生推進者の職務は，労働者の危険または健康障害を防止するための措置，労働者の衛生のための教育の実施，健康診断の実施その他の健康の保持増進のための措置等の安全衛生業務のうち，衛生に関する事項を担当する。問題等が発生した場合は，産業医等との意見交換を行い，対策を講じることが必要である。

(2)　産業医

常時50人を超える労働者を使用する事業場においては産業医を選任する必要がある（労働安全衛生法第13条ほか）。産業医は，健康診断の実施及びその結果に基づく労働者の健康を保持するための措置，作業環境の維持管理，健康教育，健康相談その他労働者の健康の保持増進を図るための措置，衛生教育，作業の管理，労働者の健康障害の原因の調査及び再発防止のための措置等の労働者の健康管理に関する業務を担う。学校においては，学校医と産業医の職務内容で重複する部分があるため，学校医の中から産業医を選任することも可能である[3]。

2）衛生委員会

常時50人を超える労働者を使用する事業場においては，事業場における安全衛生に関する調査や審議を行い，事業者に対し意見を述べさせるため，事業場の業種や規模に応じて衛生委員会を設けなければならない（労働安全衛生法第18条）。なお，安全委員会及び衛生委員会を設けなければならない時は，各委員会の設置に代えて，安全衛生委員会を設置することができる（労働安全衛生法第19条）。学校においては，特に小・中学校における労働安全衛生管理体制の整備が遅れているため，保健体育教諭，養護教諭等の人材を生かし，また学校保健委員会等の委員会と併用をすることで，衛生委員会等を早急に整備することが求められる[3]。

衛生委員会における調査審議事項は，①労働者の健康障害を防止するための基本となるべき対策，②労働者の健康の保持増進を図るための基本となるべき対策，③労働災害の原因及び再発防止対策で，衛生に係るもの，④その他，労働者の健康障害の防止及び健康の保持増進に関する重要事項である**注**。

衛生委員会の構成員は，①総括安全衛生管理者または総括安全衛生管理者以外の者で当該事業場においてその事業の実施を統括管理する者，もしくはこれに準ずる者（学校の場合は，校長）（委員長），②衛生管理者，③産業医，④当該事業場の労働者で，衛生に関し経験を有する者である。衛生委員会は毎月1回以上開催し，議事録は3年間保存する。事業者は委員会の開催の都度，遅滞なく，委員会における議事の概要を掲示や書面等により，労働者に周知する必要がある。

なお，衛生委員会を設置していない場合，事業者は労働者から労働衛生に関し意見を聴取する機会を設けるようにしなければならない（労働安全衛生規則第23条の2）。

注 具体的な内容は，付議事項として労働安全衛生規則第22条に示されている。

第2節　産業保健活動の概要—産業保健の5管理

　産業保健活動は，アプローチ対象の分類である3管理（作業環境管理，作業管理，健康管理）に，総括管理，及び労働衛生教育を加え，5管理（または4管理1教育）の枠組みで整理される[2]。本節では，産業保健の5管理について概説する。

1．総括管理

　総括管理は，作業環境管理，作業管理，健康管理，労働衛生教育，産業保健管理を含めた産業保健活動を有機的に展開するため，労働安全衛生管理体制を整備，運営することである。事業者は，労働者の協力の下に労働安全衛生マネジメントシステム（安全衛生方針の表明，目標の設定，計画の作成，実施，評価及び改善）[4]を構築し，労働災害の防止，労働者の健康の増進及び快適な職場環境の形成により，安全衛生の水準の向上を目指した取組を推進することが求められる。

2．作業環境管理

　作業環境管理は，作業環境測定による作業環境における有害因子の除去，快適な職場環境の形成等によって，作業環境をより良く改善することである。例えば，浮遊粉じんや臭気が漂わないこと（受動喫煙対策も含む），快適な室温や湿度，十分な照度，騒音のないこと，衛生的な職場環境，休憩室や食堂，相談室等の整備等がある。職場巡視は，職場環境における有害因子の対策を行い，快適な職場環境づくりのために重要な産業保健活動の一つである。学校における職場巡視は，環境衛生検査や安全点検と補完して実施することで，児童生徒等にとり，健康で快適な学習環境を整備することにつながる。なお，衛生管理者は毎週1回以上，産業医は月1回以上の職場巡視を行い，必要に応じて労働者の健康障害を防止するための措置を講じなければならない。また，快適な職場環境の形成には，企業風土，リスク管理，組織文化等のソフト面も重要な要素であるため，事業者には，①キャリア形成・人材育成，②人間関係，③仕事の裁量性，④処遇，⑤社会とのつながり，⑥休暇・福利厚生，⑦労働負荷に配慮した職場環境を形成することが求められている[5]。

3．作業管理

　作業管理は，作業による健康影響を防止するため，作業時間や作業負荷の軽減，作業手順や作業姿勢の見直しを行うことである[2]。例えば，作業動線の見直し，調節可能な作業台や椅子

の使用，有害因子への暴露を防ぐための保護具等の使用，作業時間の軽減，ゆとりある勤務や作業編成等である。また，特に近年，急速にIT化が進み，情報端末機器が職場に広く普及するなか，VDT（Visual Display Terminals）作業に伴う健康への弊害も指摘されているため，①VDT作業は1時間を超えないこと，②連続作業と連続作業の間に10〜15分の作業休止時間を設けること，③一連続作業時間内において1〜2回程度の小休止を設けること等を職場内で周知していくことが必要である[6]。

4．健康管理

　健康管理は，心身の健康の保持増進，疾病の早期発見・早期治療，疾病管理・復職支援のため，健康診断，保健指導，面接指導等を行うことである。

1）健康の保持増進

　事業者は，労働安全衛生法に基づき，労働者に対する健康教育及び健康相談その他労働者の健康の保持増進を図るため必要な措置を継続的かつ計画的に講ずるように努め，労働者も自らの健康の保持増進に努める必要がある。

　労働者の「心とからだの健康づくり」に関する健康の保持増進措置をトータル・ヘルスプロモーション・プラン（Total Health promotion Plan：THP）と言い，基本的な考え方や事業場における具体的な実施方法が「事業場における労働者の健康保持増進のための指針」[7]で示されている。THPの原則的な実施方法としては，①健康保持増進計画の策定，②推進体制，③健康保持増進措置の内容（問診，生活状況調査，診察及び医学的検査，必要に応じて運動機能検査を含めた健康測定，運動指導，メンタルヘルスケア，栄養指導，保健指導）がある。

　特にメンタルヘルスに関し，仕事や職業生活に関する強い不安，悩み，ストレスを感じている労働者の割合が増加し，また精神障害の発症，あるいは自殺による労災認定の増加により社会的にも関心を集めていることから，2006（平成18）年に「職場における心の健康づくり—労働者の心の健康の保持増進のための指針—」[8]が公表されている。本指針では，労働者のこころの健康づくりのため，4つのケア（セルフケア，ラインによるケア〈管理監督者によるケア〉，事業場内産業保健スタッフ等によるケア，及び事業場外資源によるケア）を継続的かつ計画的に行うこと等が重要であると示されている。

2）健康診断

　健康診断は，雇入時の健康診断，定期健康診断，特定業務従事者の健康診断，海外派遣労働者の健康診断等がある。事業者は，常時使用する労働者に対し，1年以内ごとに1回，定期に医師による健康診断を行い，労働者は健康診断を受けなければならない。学校の場合は，学校の設置者が毎学年定期に，学校の教職員の健康診断を行わなければならない（学校保健安全法第15条）。事業者（学校の設置者）は，労働者の健康診断結果に関する個人票を作成し，5年間保存する。また，事業者は健康診断の結果を労働者に通知し，さらに医師または歯科医師の意

見を勘案し，必要がある場合は，当該労働者の実情を考慮し，就業場所の変更，作業の転換，労働時間の短縮，深夜業の回数の減少等の適切な措置を講じる。学校においては，健康診断に当たった医師が健康に異常があると認めた職員について，検査の結果やその職員の職務内容及び勤務の強度を考慮し，生活規正の面及び医療の面の区分を組み合わせて指導区分注を決定する。学校の設置者は，医師が決定した指導区分に基づき，当該教職員に治療を指示し，勤務を軽減する等の適切な措置をとらなければならない。

3）保健指導，面接指導

健康診断の結果，特に健康の保持に努める必要があると認める労働者に対し，事業者は医師または保健師による保健指導を行うように努めること，労働者も保健指導を利用し，自身の健康の保持に努めることが必要である（労働安全衛生法第66条の7）。また，1か月あたり100時間を超える時間外・休日労働（休憩時間を除き，1週間当たり40時間を超えて労働させた場合における超過時間）に該当し，疲労の蓄積が認められる者に対し，医師による面接指導（問診その他の方法により，心身の状況に応じて面接により必要な指導を行うこと）を行うことが法的に規定されており（労働安全衛生法第66条の8），事業者は過重労働対策を講ずる責任がある。

4）ストレスチェック

事業者は，常時使用する労働者に対し，1年以内ごとに1回，定期に医師，保健師等による心理的な負担の程度を把握するための検査を行わなければならない（労働安全衛生法第66条の10）。具体的には，職場における当該労働者の心理的な負担の原因，心身の自覚症状，職場における他の労働者による支援に関して検査する。検査結果は，検査を行った医師等から労働者に通知され，事業者に情報が提供される場合は，当該労働者の同意を得なければならない。また，ストレスチェックの結果，高ストレス者として選定され，面接指導を受ける必要があると実施者が認めた当該労働者から申出があった場合は，事業者は，医師による面接指導を実施する。それにより，当該労働者のメンタルヘルス不調のリスクを評価し，本人に指導を行うとともに，事業者には検査結果を集団ごとに事業場におけるストレス要因を評価し，職場環境の改善につなげることで，労働者のストレスの要因を低減するよう努めることが求められている。

5）治療と職業生活の両立支援

労働安全衛生法第68条では，感染性の疾病，心臓，腎臓，肺等の疾病で労働のため病勢が著しく増悪するおそれのある者等は，就業を禁止しなければならないことが規定されている。一方，近年の医療技術等の進歩により，仕事をしながら治療を続ける労働者が増えるなか，仕事上の理由（多忙等）で適切な治療を受けることができない場合や，疾病に対する労働者自身の不十分な理解，職場の理解・支援体制不足により，離職に至る問題も生じている[9]。そのため，2016（平成28）年に「事業場における治療と職業生活の両立支援のためのガイドライン」[9]が

注 指導区分の詳細は，学校保健安全法施行規則別表第二を参照のこと。

公表された。事業者には疾病のある労働者に対し，事業場において適切な就業上の措置や治療に対する配慮が行われるよう，率先して対策を講じるとともに，当事者やその同僚となり得るすべての労働者，管理職に対して，治療と職業生活の両立に関する研修等を通じた意識啓発を行うことが求められている。

5．労働衛生教育

労働衛生教育は，各事業場の実態に応じた方法で健康管理，作業環境管理，作業管理を円滑かつ効果的に推進することを目的に行われる[10]。近年，管理職教育の一部として，メンタルヘルスケアに関する研修を行う事業場が増えている。

第3節　教職員の職業生活と健康

本節では，教職員の職業生活と健康の概要を理解するため，1．教職員の病気休職の現状，2．教職員の健康的な職業生活を支える職場環境の形成について概説する。

1．教職員の病気休職の現状

2016（平成28）年の文部科学省の調査[11]によると，学校における教職員の病気休職者は7,758人（全体の0.84％），うち精神疾患による者は4,891人（0.53％）であり，過去最高を示した2007（平成19）年度以降，精神疾患による休職者は5,000人前後の高水準で推移している。教職員の健康状態は，児童生徒等に与える影響も大きいため，教職員のリアリティ・ショックやバーン・アウトを防ぎ，活き活きと働くことができる職場環境づくり（労働安全衛生体制の整備，支援的な職場風土の醸成等）を推進していくことが求められている。

2．教職員の健康的な職業生活を支える職場環境の形成

1）ワーク・ライフ・バランス

長時間労働の解消や雇用形態の多様化等に対応するため，2007（平成19）年に「仕事と生活の調和（ワーク・ライフ・バランス）憲章」及び「仕事と生活の調和推進のための行動指針」が策定され，国，地方公共団体，企業，国民等の役割を示し，国民一人ひとりが仕事上の責任を果たすとともに，家庭や地域生活等においても，人生の各段階に応じて多様な生き方が選択・実現できる社会の実現を目指した取り組みを促している。ところが，日本の学校の教員は授業以外にも事務業務，保護者や地域との連携等の様々な業務も担っているため，ワーク・ライ

フ・バランスの実現には，多くの課題に対応する必要がある。そこで，教員の業務を見直すため，2015（平成27）年に文部科学省より「学校現場における業務改善のためのガイドライン」[12]，2016（平成28）年には学校現場における業務改善の推進と学校指導体制の強化を一体的に進めるため，「学校現場における業務の適正化に向けて」[13] が示された。これにより，教員が担うべき業務に専念できる環境の確保，部活動における負担の軽減，長時間労働の見直し，国や教育委員会等の支援体制の強化等の対策が進められている。

2）ハラスメント

職場のハラスメントは，健全な職場風土の醸成の阻害要因となり，労働者のメンタルヘルスの悪化や職場全体の士気の低下につながる恐れがあるため[14]，学校長を中心に，積極的にハラスメント対策を講じる必要がある。法的にも，セクシャルハラスメントに関しては男女雇用機会均等法，職場における妊娠・出産・介護休業等に関するハラスメントについては，男女雇用機会均等法及び育児・介護休業法により，業種・規模に関わらずすべての事業者に必要な措置を講じることが義務づけられている。

演習問題

1. 労働安全衛生体制について正しいものはどれか。
    a．衛生委員会は，学校保健安全法に規定されている。
    b．学校における総括安全衛生管理者は，保健主事が担当する。
    c．養護教諭の職務には，衛生管理者の職務が含まれている。
    d．衛生管理者は，常時50人以上の労働者を使用する事業場において選任する。
2. 産業保健における作業管理に該当するものはどれか。
    a．労働衛生管理体制を構築する。
    b．病者の就業を禁止する。
    c．労働時間内に休憩時間をとる。
    d．定期的に健康診断を行う。
3. 職場におけるセクシャルハラスメントについて正しいものはどれか。
    a．労働者が業務を遂行する場所であっても，出張先等の通常業務を行う場所以外で行われたものは対象でない。
    b．事業者は，セクシャルハラスメント対策を行う努力義務がある。
    c．相手の性的指向または性自認に関する労働者の意に反する言動も含まれる。
    d．同性に対するものは含まれない。

第10章　産業保健

解答

1. d　2. c　3. c

引用・参考文献

1）　大神あゆみ著，荒木田美香子編「産業における公衆衛生看護（産業保健の概要）」『公衆衛生看護学テキスト　公衆衛生看護活動Ⅱ―学校保健・産業保健』医歯薬出版株式会社，118-119頁，2014.

2）　森晃爾『看護職のための産業保健入門』保健文化社，10-13，24-27頁，2012.

3）　文部科学省「学校における労働安全衛生管理体制の整備のために」「～教職員が教育活動に専念できる適切な職場に向けて～」，2012.
http://www.mext.go.jp/a_menu/kenko/hoken/__icsFiles/afieldfile/2012/08/23/1324759_1.pdf

4）　厚生労働省「労働安全衛生マネジメントシステム―効果的なシステムの実施に向けて―」，2006.
http://www.mhlw.go.jp/bunya/roudoukijun/anzeneisei14/dl/ms_system.pdf

5）　厚生労働省・中央労働災害防止協会「働きやすい職場づくりのために　職場のソフト面の快適化のすすめ　―快適職場調査（ソフト面）の活用による職場環境の心理的・制度的側面の改善―」，2008.
https://kokoro.mhlw.go.jp/guideline/files/H20_soft.pdf

6）　厚生労働省「VDT作業における労働衛生管理のためのガイドラインについて」，2002.
http://www.mhlw.go.jp/file/06-Seisakujouhou-11200000-Roudoukijunkyoku/0000184703.pdf

7）　厚生労働省「事業場における労働者の健康保持増進のための指針」，2015.
http://wwwhourei.mhlw.go.jp/hourei/doc/kouji/K151130K0010.pdf

8）　厚生労働省「職場における心の健康づくり―労働者の心の健康の保持増進のための指針―」，2012.
http://www.mhlw.go.jp/new-info/kobetu/roudou/gyousei/anzen/dl/101004-3.pdf

9）　厚生労働省「事業場における治療と職業生活の両立支援のためのガイドライン」，2016.
http://www.mhlw.go.jp/file/06-Seisakujouhou-11200000-Roudoukijunkyoku/0000115300.pdf

10）　河野啓子『産業保健・産業看護論』日本看護協会出版会，19頁，2016.

11）　文部科学省「平成28年度公立学校教職員の人事行政状況調査について」，2017.
http://www.mext.go.jp/a_menu/shotou/jinji/1399577.htm

12）　文部科学省「学校現場における業務改善のためのガイドライン―子供と向き合う時間の確保を目指して―」，2015.
http://www.mext.go.jp/component/a_menu/education/detail/__icsFiles/afieldfile/2015/08/31/1297093_4.pdf

13）　文部科学省「学校現場における業務の適正化に向けて　次世代の学校指導体制にふさわしい教職員の在り方と業務改善のためのタスクフォース報告」，2016.
http://www.mext.go.jp/a_menu/shotou/uneishien/detail/__icsFiles/afieldfile/2016/06/13/1372315_03_1.pdf

14）　大谷喜美江著，荒木田美香子編「労働生活と健康」『公衆衛生看護学テキスト　公衆衛生看護活動Ⅱ―学校保健・産業保健』医歯薬出版株式会社，150-152頁，2014.

第11章

高齢者の保健と福祉

　近年の日本は高齢化が急速に進み，65歳以上人口が全人口の1/4以上を占める超高齢社会となった。しかし，65歳以上であっても健康的に自立して生活している人も多く，高齢者として接することに違和感を感じることもある。このような高齢化の背景には，医療の進歩や保険制度の改革，栄養状況の改善等があげられるが，日本の平均寿命と健康寿命には10年近い差がある。

　本章では，超高齢社会となった日本の高齢者の健康課題や介護等の福祉サービスについて解説する。

第1節　高齢者・高齢化社会とは

　高齢者の定義は国により異なる。国際連合では60歳以上，世界保健機関（WHO）では65歳以上を高齢者としているが，定年退職者や老齢年金給付対象以上の人を指すこともあり，また，身体機能や生活機能の現状から定義されることもある。日本では一般的に65歳以上を高齢者とし，2016（平成28）年の65歳以上人口は3,459万人で全人口に占める割合は27.3％と，世界で最も高い高齢化率である（図11-1-1）。

　しかし，内閣府が全国の60歳以上を対象に行った「高齢者の日常生活に関する意識調査」[1]でも，「一般的に何歳頃から高齢者だと思うか」という問いに対し，「65歳以上」が6.4％，「70歳以上」が29.1％，「75歳以上」が27.9％，「80歳以上」が18.4％と解答していること等をうけ，日本老年学会と日本老年医学会のワーキンググループが2017（平成29）年に「高齢者の定義を65歳以上から75歳以上に引き上げ，それより若い人たちは就労やボランティアなどの社会参加を促すべきである」という提言を行った[2]。この提言に対し，塩崎厚生労働大臣（当時）は

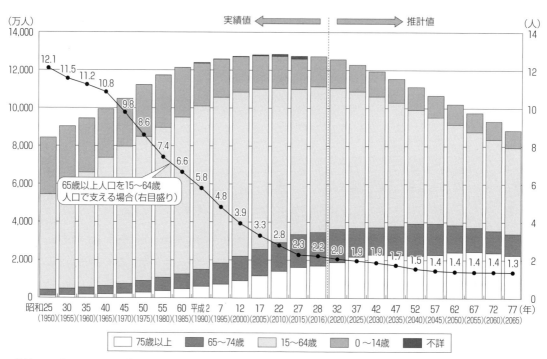

図11-1-1　高齢世代人口の比率

出典：内閣府「平成29年版高齢社会白書」[3]

「提言は医学的な観点から出されたもので，社会保障制度における年齢の定義の見直しは慎重に議論しなければならない」と回答し，現在も議論は続いている。

また，世界保健機関（WHO）や国連の定義では，65歳以上人口の割合が7％を超えると「高齢化社会」，14％を超えると「高齢社会」，21％を超えると「超高齢社会」と呼ぶとされている。日本は2007（平成19）年に高齢者人口が21％を超えたことより，すでに超高齢社会に突入している。高齢化の要因には年齢階級別死亡率の低下による65歳以上人口の増加と，少子化の進行による若年人口の減少が挙げられているが，この傾向は今後も続き，2060年には高齢化率が39.9％になると予想されている[3]。

第2節 高齢者の健康

現在，日本では高齢者を65〜74歳の前期高齢者，75歳以上の後期高齢者に分け，医療制度や自動車運転免許更新制度等に違いを持たせている。しかし，近年の日本では平均寿命や健康寿命が延び，65歳以上であっても健康的に自立して生活している人も多く，高齢者として接することに違和感を感じることもある。

高齢者が自立して生活するには，着替えや食事，排泄，移動等の基本的生活動作が行えることが必須となる。平均寿命と健康寿命の差が男性で約9年，女性で約12年ある日本において，健康で長生きすることは，個人にとっても社会全体にとっても重要な課題である。

健康であることは目的ではなく，自己実現や生きがい，QOL（人生・生活の質）を高めるための個人的・社会的資源として捉えるヘルスプロモーションの概念を視野に入れ，身体的・精神的な健康のみならず，社会的な健康にまで踏み込んだ高齢者の健康づくりが望まれる。

1．高齢者の体力・運動能力

スポーツ庁が行っている「体力・運動能力調査」[4]によると，高齢者の身体機能は向上傾向にあり，高齢者と定義されている年齢であっても心身ともに健康で活発な社会活動が可能な人が以前より増えている（図11-2-1）。

運動能力を維持するには，骨や関節の傷病を防止し筋肉量を減らさないこととともに，体のバランス感覚や反射能力を調整する脳神経機能を維持する必要がある。高齢者では関節の病気や骨折等の運動器障害により，運動機能が低下すると快復に時間を要し，また症状により運動器症候群（ロコモティブシンドローム）になり介護が必要となることもあるため，継続した運動習慣を持ち体力や運動能力を維持していくことが望まれる。

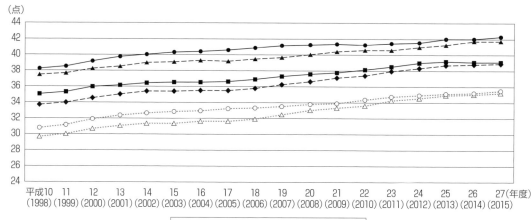

資料：スポーツ庁「体力・運動能力調査」
(注1) 図は，3点移動平均法を用いて平滑化してある。
(注2) 合計点は，新体力テスト実施要項の「項目別得点表」による。得点基準は，男女により異なる。

図11-2-1　高齢者の新体力テストの結果

出典：内閣府「平成29年版高齢社会白書」[3]

2．高齢者の病気

　高齢者の身体機能は向上傾向にあるが，65歳以上になると**推定有訴者率**（病気やケガ等の自覚症状がある人）や**通院者率**は各年齢階級の中で高くなっていく[5]。近年の高齢者の主な入院理由は「脳血管疾患」や「悪性新生物（がん）」，外来受診理由は「高血圧性疾患」や「脊柱障害」が上位を占めていることより，これらの疾患を予防するために生活習慣病対策が重要である。

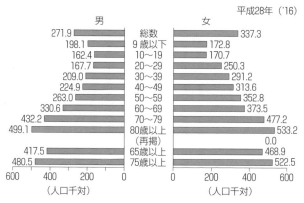

資料　厚生労働省「国民生活基礎調査」
注　　1）総数には年齢不詳を含む。
　　　2）熊本県を除いたものである。

図11-2-2　性・年齢階級別にみた有訴者率

出典：(財) 厚生労働統計協会編 (2017)『国民衛生の動向2017/2018』(財) 厚生労働統計協会，88頁[5]

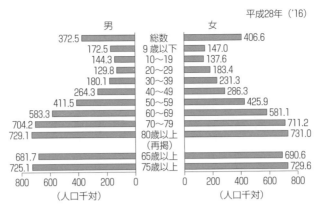

図11-2-3　性・年齢階級別にみた通院者率

出典：（財）厚生労働統計協会（2017）『国民衛生の動向2017/2018』（財）厚生労働統計協会，88頁[5]

3．高齢者の死因

　65歳以上に多い死因は「悪性新生物（がん）」，「心疾患（高血圧性を除く）」，「肺炎」で，いずれの死因の死亡率も減少傾向にはあるが，この3つの合計が高齢者の死因の半分を占めている[3]。そして，近年は老衰による死亡率が増加し，全年齢の死因順位の5位にあげられるようになっている。老衰とは厚生労働省の死亡診断書記入マニュアルでは，「高齢者で他に記載すべき死亡の原因がないいわゆる自然死」と定義され，加齢により体の細胞や組織の能力が低下し，多臓器不全等をおこして生命を維持することが困難になる状態を指す。今後の日本では老衰死はさらに増加していくことが推測されており，医療の進歩では解決することが出来ない死

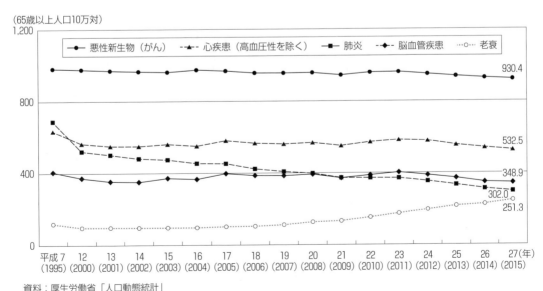

図11-2-4　65歳以上の高齢者の主な死因別死亡率の推移

出典：内閣府「平成29年版高齢社会白書」[3]

の受け止め方について，また，家族としての看取り方について，生前より当事者の意見を尊重しながら考えていかなければならない時代となった。

第3節 高齢者福祉

　福祉とは，公的なサービスによって国民が平等に受けることのできる「安心」や「豊かさ」を意味し，すべての国民に必要最低限の幸福と社会的援助を提供するという理念を指す。中でも高齢者を対象とする高齢者福祉は老人福祉とも呼ばれ，高齢者の所得保障や医療保障等を含む高齢者福祉サービスの受給者は，近年急増している。

1．高齢者と医療費

　近年の日本では，社会保障費の中で，老齢年金，早期退職年金，在宅および施設介護サービス等の高齢者福祉サービスの占める割合が高くなり，OECD加盟国の中でGDPにおける割合が高い国となっている。また，日本の国民医療費は，医学や医療技術の向上，平均寿命の上昇，

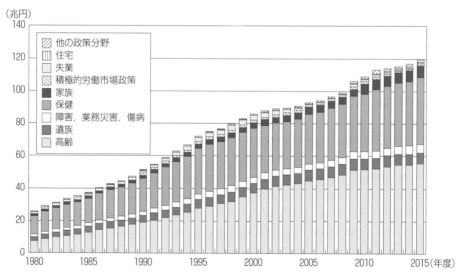

資料：国立社会保障・人口問題研究所「平成27年度社会保障費用統計」
(注) 1．OECD社会支出の基準に従い算出したものである。
　　 2．「保健」はOECD Health Dataの公的保健医療支出から介護保険サービスと補装具費等を除いて集計している。OECD SHA2011準拠に伴い資本形成費が集計の対象ではなくなった。
　　 3．「積極的労働市場政策」は，2004年度までは予算ベースであるのに対し，2005年度からは決算ベースであるため年次推移を見る際は注意が必要である。
　　 4．2010年度集計時に新たに追加した費用について，2005年度まで遡及したことから，2004年度との間で段差が生じている。

図11-3-1　政策分野別社会支出の推移
出典：厚生労働省「平成29年版厚生労働白書」[6]

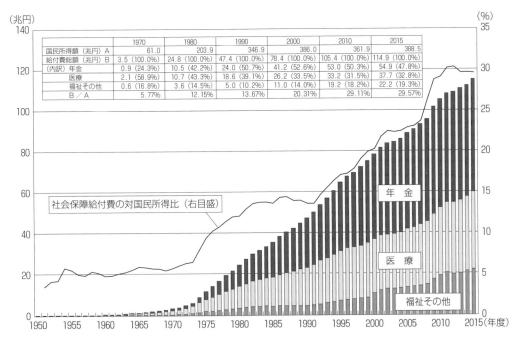

図11-3-2　社会保障給付費の推移
出典：厚生労働省「平成29年版厚生労働白書」[6]

高齢者人口の増大，出生率の低下，就業世代人口の減少等の複合的原因により，国内総生産や国民所得を上回るペースで年々増大している[6]。

2025年に日本の人口動態中の最大集団である団塊の世代（1947〜49年生まれ）の全員が75歳以上の後期高齢者となり，日本の国民皆保険制度は大きな転換点を迎えるため，高齢者の医療費を国民がどのように負担していくかが今後の課題である。

2．高齢者と介護

世界でも有数の長寿国となった日本だが，高齢化にともない「脳血管疾患（脳卒中）」，「認知症」，「高齢による衰弱」，「骨折・転倒」等により体が不自由となり介護が必要となった高齢者が増加した。このような状態となった高齢者を救うため，要介護の基準，サービス運営基準等，公的介護保険の詳細について定めた介護保険法が1997（平成9）年に制定され，5年ごとに見直されている。平成26（2014）年度には介護保険制度における要介護又は要支援の認定を受けた人が約592万人となり，中でも75歳以上の後期高齢者では要介護の認定を受ける人の割合が大きく上昇している。

介護が必要な高齢者の主な介護者は配偶者や子ども等の家族である。そして，要介護者等と同居している介護者の年齢が男女ともに約70％が60歳以上であることから「老老介護」のケースが多く，要介護者にとっても介護者にとっても体力的にも経済的にも厳しい中で介護が行われている。

また，政府は「医療と介護の両方を必要とする状態の高齢者が，住み慣れた地域で，自分らしい暮らしを人生の最期まで続けることができるよう，地域の医療・介護の関係団体が連携して，包括的かつ継続的な住宅医療と介護を一体的に提供するために必要な支援を行うことが求められる」[7] として，在宅医療・介護連携推進事業を推進し，訪問介護等の実施拠点の整備や介護人材の育成に取り組んでいる。

超高齢社会となった日本において，高齢者の福祉サービスの改善は急務であるといえる。

◎ 演習問題

1．高齢化社会，高齢社会，超高齢社会の違いを説明し，日本の現状をまとめてみよう。

2．高齢者ができるだけ長く自立して生活するには，どのような健康づくりが望まれているかまとめてみよう。

3．近年の日本の高齢者福祉サービスの現状をまとめてみよう。

解答

1．65歳以上人口の割合が7％を超えると「高齢化社会」，14％を超えると「高齢社会」，21％を超えると「超高齢社会」と呼ぶ。日本は2007（平成19）年から超高齢社会に突入し，今後もこの傾向は続いて2060年には高齢化率が39.9％になると予想されている。

2．高齢者が自立して生活するには，着替えや食事，排泄，移動等の基本的生活動作が行えることが必須となる。そのため，継続した運動習慣を持ち体力や運動能力を維持していくことや，推定有訴者率や通院者率を下げるための生活習慣病対策が重要である。

3．近年の日本では，社会保障費の中で，老齢年金，早期退職年金，在宅および施設介護サービス等の高齢者福祉サービスの占める割合が高くなり，OECD 加盟国の中で GDP における割合が高い国となっている。また，日本の国民医療費が国内総生産や国民所得を上回るペースで年々増大し，高齢者の医療費を国民がどのように負担していくかが今後の課題である。

引用・参考文献 ————

1）内閣府「平成26年度　高齢者の日常生活に関する意識調査結果」，2015.
2）一般財団法人日本老年医学会「高齢者の定義と区分に関する，日本老年学会・日本老年医学会高齢者に関する定義検討ワーキンググループからの提言」，2017.
　　https://www.jpn-geriat-soc.or.jp/proposal/pdf/definition_01.pdf
3）内閣府「平成29年版高齢社会白書」，2018.
4）スポーツ庁「平成28年度体力・運動能力調査」，2017.
5）（財）厚生労働統計協会編『国民衛生の動向2017/2018』（財）厚生労働統計協会，88頁，2017.
6）厚生労働省「平成29年版厚生労働白書」，2017.
7）厚生労働省「在宅医療・介護連携推進事業の手引き」，2017.
　　http://www.mhlw.go.jp/file/05-Shingikai-12301000-Roukenkyoku-Soumuka/tebiki_3.pdf

索 引

欧文・記号

ADHD　86, 144, 145, 157
AIDS　25
A 型肝炎ウイルス　192
BMI　185
Bq　96
DSM-5　139
E 型肝炎ウイルス　192
GDP　221
HACCP　181, 199
ICD　47
ICD-10　47, 139, 146
ICF　12, 13
ICIDH　13
IT 化　209
LD　86, 144, 145
NOx　99
O157　188
PCB　180, 195
PM2.5　99
PTSD　87, 142
QOL　11, 36, 58, 217
QOL 指標　35
RCT　48
SARS　25, 120
SOx　99
SPM　99
SST　145, 156
Sv　96
VOC　99
WBGT　97
WHO　10, 25, 138
WHO 憲章前文　10, 26
X 線　95, 96
α 線　95, 96
β 線　95, 96
γ 線　95, 96

あ

アウトカム　51
悪臭　102, 104
悪性新生物　34, 35, 40, 41, 165, 218, 219
アストロウイルス　192
アスペルガー症候群　144
暑さ指数　97
アトピー性皮膚炎　81, 128
アナフィラキシー　129, 131
アナフィラキシーショック　128

アニサキス　192
アルマ・アタ宣言　12
アレルギー　128
アレルギー疾患　68, 81, 128, 131
安全教育　131

い

硫黄酸化物　99
いじめ　68, 86, 89, 133
いじめ防止対策推進法　22
異常成分　98
いすの高さ　113
医制　17
イタイイタイ病事件　103
1 型糖尿病　83
一次予防　54, 118
一日摂取許容量　184
一酸化炭素　98, 109
一般衛生行政　21
遺伝要因　58
衣料　101
医療費の増加　182
因果関係　52
飲料水等　111

う

ウイルス性食中毒　191
ウェルシュ菌　189
後向き研究　49
後向きコホート研究　50
うつ病　87, 141
運動器疾患　68
運動器症候群　217

え

衛生　10, 17
衛生委員会　207
衛生学　14
衛生管理者　206
衛生行政　19
衛生推進者　24, 206
栄養機能食品　185
栄養教諭　199
栄養段階　95
疫学　46, 118
疫学研究　46
疫学的 3 要因　118, 120, 146, 150
エボラ出血熱　25
エリクソンの生涯発達の理論　153, 154

223

円環的因果律　155

お

横断研究　48
オゾン　99
オゾン層　96
オタワ憲章　12
オッズ　49
温度　107
温熱　97

か

海外の食品の安全性　180
介護保険制度　221
介入研究　47
貝原益軒　17
外部環境要因　57,58
外部被曝　96
カウンセリング　156
化学性食中毒　195
化学的環境要因　94
学習障害　86,144,145
過食症　143
家族計画　172
学校　21
学校安全　21
学校環境衛生　104
学校環境衛生活動　104,114
学校環境衛生基準　22,105,107
学校感染症　123
学校管理下の災害　131
学校給食　21,131,197
学校給食衛生管理基準　199
学校給食法　22
学校教育法　21,22
学校心臓検診　82
学校生活管理指導表　124,129,130,131,132
学校体育　21
学校等欠席者・感染症情報システム　121
学校の清潔　112
学校復帰　56
学校保健　21,66,68,161
学校保健安全法　22,66,67
学校保健安全法施行規則　22,200
学校保健行政　21
学校保健計画　69
カネミ油症事件　180,195
がん　126,128,182
簡易生命表　33
換気　107
環境　73,94
がん教育　127,128
環境衛生　16,94

環境衛生検査　105
環境形成作用　95
環境ストレス　72
環境調整　143,145
環境要因　11,118,120,146,148
観察研究　48
感受性者　120
感染型　188
感染経路　120
感染源　120
感染症　89,120
感染症発生動向調査事業　121
感染症発生の3要因　120
感染症流行予測調査事業　121
完全生命表　33
がんの予防　126,128
カンピロバクター　188

き

気圧　97
気温　109
気管支喘息　129
記述疫学　48
寄生虫による食中毒　192
輝度　109
機能性難聴　81
機能性表示食品　185
揮発性有機化合物　99,109
虐待　87,168,171
急性ストレス反応　142
胸囲　167
教育・啓発・キャンペーン　146
教育固有の活動　22
寄与危険　50
拒食症　143
気流　109

く

空気　97
クドア　192
熊本水俣病事件　103
グレア　111
クレッチマーの3気質　146

け

系統誤差　51
系統抽出　46
下水　100
結核　25,40,50
下痢原性大腸菌　188
幻覚　140
研究の発展　146
健康　10,19,57,138

健康課題　68
健康管理　209
健康教育　79
健康事象　118
健康指標　30
健康寿命　35, 58, 217
健康診断　209
健康水準　30
健康増進　54, 55, 57, 118, 148
健康増進法　186
健康相談　56
健康日本21　35, 58, 186
健康日本21（第二次）　59, 186
健康の保持増進　14, 16, 19, 36, 209
幻聴　140

こ

小石川上水　16
公害　102, 103
光化学オキシダント　99
後期高齢者　37, 217
高機能自閉症　145
合計特殊出生率　168
高血圧　57, 182
高血圧性疾患　218
公衆衛生学　14
厚生労働省　20, 21
交通安全　89
行動要因　11
広汎性発達障害　144
高病原性鳥インフルエンザ　25
交絡因子　51
高リスクアプローチ　56
高齢化　37, 216, 221
高齢化社会　216, 217
高齢者　216
高齢社会　217
高齢者福祉　220
コーディネート力　62
国際協力　24
国際交流　24
国際障害分類　13
国際生活機能分類　12
国際保健行政　24
国勢調査　37, 46
黒板面の色彩　114
国民健康・栄養調査　186
心の教育　152
心の健康　138
子育て支援　169
言葉のサラダ　141
子どもの貧困対策の推進に関する法律　175
コホート研究　50

コホート集団　76

さ

災害　89
細菌性食中毒　188
作業環境管理　208
作業管理　208
座高　167
作用　95
サルモネラ属菌　188
サレルノの養生訓　15
3R　101
産業医　207
産業保健　89, 161, 206
産業保健活動　208
三次予防　55, 118
酸性雨　99
酸素　98
サンプル　46
残留農薬　184, 195

し

ジアルジア　192
シーベルト　96
歯科保健　70
自殺　41, 87, 89, 133
自殺の危機経路　146
脂質異常症　57
自傷行為　87
自然毒による食中毒　193
市町村保健センター　21
悉皆調査　46
湿球黒球温度　97
シックハウス症候群　102, 109
疾病　16, 118
疾病，異常被患　80
疾病対策の5段階　118, 148, 149, 150
疾病の自然史　54, 55, 118
疾病の予防対策　14
疾病分類　47
疾病予防　54, 118
疾病予防の原則的考え方　118, 119
児童虐待　68, 87, 89, 171
児童虐待の防止等に関する法律　22, 172
児童相談所　134
地盤沈下　102
自閉症　86, 144, 145
死亡率　31, 42
社会環境・社会問題　146
社会的制度・法的整備　146
社会的要因　11
住居　102
周産期死亡　32, 42, 164

重症化防止　54, 56, 118, 148
十代の妊娠　89
集団アプローチ　56
宿主　120
宿主要因　11, 118, 120, 146, 148
手段的日常生活動作　35
出生　162
循環器系の疾病　124
障害指標　35
少子化　168
上水　100
照度　109
小児がん　126, 127
小児気管支喘息　129
小児メタボリックシンドローム　125, 126
消費者　94, 95
情報バイアス　51
症例　49
症例対照研究　49
食育　70, 183, 186
食育基本法　22, 183, 184
食事摂取基準　185
食事バランスガイド　182
食生活指針　182
食中毒　102, 180, 187, 196
食品　102
食品アレルギー　180
食品安全委員会　183
食品安全基本法　180, 183
食品衛生　180
食品衛生行政　183
食品衛生法　102, 180, 183
食品公害　180
食品中の化学物質　184
食品添加物　184
食品に対するアレルギー　181
食品の安全管理　184
食品の表示　185
食品の放射性物質　181
食品媒介感染　188, 191
食品表示法　185
植物性自然毒　193
食物連鎖　95
支離滅裂　141
新型うつ病　142
神経性過食症　143
神経性食欲不振症　143
人口静態　37
人口統計　36
人口動態　39
人口動態事象　39
人工妊娠中絶　173
人口ピラミッド　38, 39

心疾患　34, 41, 57, 182, 219
新生児死亡　32, 42, 163
心臓の疾患・異常　82
腎臓病　82
身体活動レベル　185
身体的虐待　171
新体力テスト　83
身長　72, 167
心的外傷後ストレス障害　87, 89, 142
心電図の異常　82
振動　102, 104
シンナー　99
人年　30
人年法　31
じん肺法　23
心理的虐待　171
心理療法　145

す

水泳プール　114
水系感染　188
水質汚濁　102
推奨量　185
推定平均必要量　185
推定有訴者率　218
スキャモンの発育曲線　153, 167
健やか親子21　169, 171
ストレス　138, 142
ストレス関連障害　142
ストレス強度表　146
ストレスチェック　210
ストレスチェック制度　23, 148, 150, 151
スピリチュアル　10

せ

生活習慣　57, 70, 85, 186
生活習慣の乱れ　68
生活習慣病　89, 125, 182, 185, 186
生活習慣要因　57, 58
生活水準の低下　72
生活排水　100
性感染症　122, 124
生産者　94, 95
精神衛生　138
精神疾患　138
精神障害　89, 138, 139, 140, 146, 148, 152
精神的健康　138
精神的ストレス　81
精神的不健康　138
精神療法　143
生態学的研究　48
生態系　94
生体内毒素型　188

成長　167
性的虐待　171
性に関する教育　174
性の問題　68, 89
生物的環境要因　94
生命表　15, 32, 33
世界保健機関　10, 25
脊柱障害　218
セクシャルハラスメント　212
摂食障害　143
セレウス菌　189, 190
前期高齢者　37, 217
染色体異常　165
全数調査　46
喘息　81
選択バイアス　51
先天奇形　165
先天性心疾患（CHD）　124

そ

騒音　102, 104, 111
相関研究　49
早期新生児死亡　32, 163
早期診断早期治療　54
早期発見・早期治療　56, 118, 148
総合的な学習の時間　69
早世指標　35
早世障害総合指標　35
相対危険　50
相対湿度　107
相対的貧困　175
ソーシャルキャピタル　12
ソーシャル・スキル・トレーニング　156
組織活動　68, 69

た

第1次ベビーブーム　38, 168
体格　70, 71, 167
大気汚染　98, 102
体重　77, 167
対照　49
第2次ベビーブーム　38, 168
耐容一日摂取量　184
耐容上限量　185
体力　83
体力・運動能力調査　83, 217
ダニ又はアレルゲン　109
多様なニーズのある子ども　13
単純無作為抽出　46
男女雇用機会均等法　23
蛋白尿　82

ち

（地域）相関研究　49
地域保健　19, 22, 89
地域保健法　19, 21
致死率　31
窒息　164
窒息死　132
窒素酸化物　99
致命率　31
注意欠陥・多動性障害　86, 144, 145
中性子線　95
腸炎ビブリオ　189
腸管アデノウイルス　192
腸管出血性大腸菌 O157　188
超高齢社会　217
直線的因果律　155
治療教育　145

つ

通院者率　218
机の高さ　113

て

定期検査　105
低出生体重児　162
適応障害　142
伝音難聴　81
典型7公害　102, 103
伝染病　15, 16
電離放射線　95

と

統括管理　208
統合失調症　140
糖尿病　83, 182
動物性自然毒　194
トータル・ヘルスプロモーション・プラン　209
特異的予防　54, 55, 118, 148
毒素型　188, 190
特定原材料　181
特定原材料に準ずるもの　181
特定保健用食品　185
特別の教科道徳　69
土壌汚染　102
突然死　132
突発性難聴　81

な

内部被曝　96
長与専斎　17
難聴　80

に

新潟水俣病事件　103
2型糖尿病　57, 83
二酸化炭素　98, 109
二次性徴　167
二重盲検ランダム化比較試験　48
二次予防　55, 118
日常生活動作　35
日常点検　107
日本人の食事摂取基準　182
乳児死亡　40, 163, 164
乳児死亡率　32
乳児ボツリヌス症　190
乳幼児身体発育曲線　161
尿検査　82
尿糖　83
妊産婦死亡　165
妊娠高血圧症候群　166
認知行動療法　142, 156

ね

ネグレクト　171
ネズミ, 衛生害虫等　112
熱中症　97
年齢調整死亡率　32
年齢調整罹患率　31

の

脳血管疾患　34, 40, 182, 218
脳卒中　57
ノロウイルス　191

は

バーンアウト　151, 152, 211
バイアス　49, 51
肺炎　34, 40, 219
廃棄物　101
発育　167
発育発達　70
発達　167
発達障害　86, 89, 144
発達障害者支援法　144
ハラスメント　212
バリアフリー　102
バンコク憲章　12
犯罪　89

ひ

ピア・サポート　156
ひきこもり　141
非行　89
ヒスタミン　195

ひ（続き）

ひ素　196
非電離放射線　95, 96
ヒポクラテス　15
肥満　79, 89, 167
肥満度　125
病因　118, 120, 146, 148
病識　143
標本　46
標本誤差　46
標本サイズ　46
標本調査　46
貧困　88, 89, 175
貧困対策計画　175

ふ

不衛生　15
福祉　220
不整脈　125
物理的環境要因　94
不定愁訴　142
ブドウ球菌　190
不登校　68, 86, 89
浮遊粉じん　107
浮遊粒子状物質　99
プライマリ・ヘルス・ケア　12
不慮の事故　41, 131, 163, 165
分解者　94, 95
糞口感染　191
分析疫学　48

へ

平均寿命　32, 33, 217
平均余命　15, 32
ヘクトパスカル　98
ベクレル　96
ヘルシンキ宣言　52
ヘルスプロモーション　11, 14
ベロ毒素　189

ほ

放射線　95
暴力　89
保健学習　56, 69
保健管理　68, 69, 161
保健機能食品　185
保健教育　19, 68, 69, 161
保健室　56, 66
保健指導　56, 66, 69, 210
保健主事　70, 199
保健所　21, 134, 199
保健だより　56
母子保健　160, 161, 168
母子保健手帳　161

索　引

母子保健法　23, 160
母集団　46
ポストハーベスト　195
ボツリヌス菌　190

ま

前向きコホート研究　50
マッチング　49
まぶしさ　111
マラリア　25

み

水　100
水の汚染　100

む

むし歯（う歯）　81

め

メタボリックシンドローム　89, 125, 126
滅裂思考　141
目安量　185
面接指導　210
メンタルヘルス　68, 86, 138
メンタルヘルスケア　146, 150
メンタルヘルスの4つのケア　151

も

盲検化　48
妄想　141
燃え尽き症候群　152
目標量　185
森永ひ素ミルク中毒事件　196

や

薬物　89
薬物乱用　68
薬物療法　143, 145, 156
痩せ　79, 143, 167

ゆ

有害動物　104
優生保護法　173
有病率　30
遊離残留塩素　100
ユニバーサルデザイン　102
輸入食品　180

よ

溶血性尿毒症症候群　189

幼児死亡　165
養生　17
抑うつ　87
四日市公害事件　103
予防接種　89, 121, 122
4大公害病　100, 103

ら

ライフスタイル　57
裸眼視力1.0未満　80
ラロンド報告書　11
ランダム化比較試験　48
ランブル鞭毛虫　192

り

罹患率　30
リサイクル　101
リスク管理　184
リスクコミュニケーション　184
リスク評価　184
リスク分析　184
リストカット　141
リハビリテーション　54, 55, 118, 148
臨時検査　105

る

累積罹患率　31
ルクス　96

れ

連合弛緩　141

ろ

老人福祉　220
老人保健　161
老衰　219
労働安全衛生管理体制　206
労働安全衛生法　23, 206
労働衛生教育　211
労働衛生行政　22
労働基準法　23
老老介護　222
ロコモティブシンドローム　217
ロタウイルス　191

わ

ワーク・ライフ・バランス　211

229

養護教諭のための公衆衛生学

2018年3月26日　第1版1刷発行

編著

河田史宝・内山有子

著（50音順）

朝倉隆司・池田英二・籠谷恵・笠巻純一・神林康弘・鈴江毅・七木田文彦

発行者　山本成一郎
発行所　株式会社　東山書房
　　　　〒604-8454　京都市中京区西ノ京小堀池町8-2
　　　　TEL：075-841-9278／FAX：075-822-0826
　　　　URL：http://www.higashiyama.co.jp

印　刷　共同印刷工業株式会社

©2018　東山書房　Printed in Japan　ISBN978-4-8278-1564-1
本書のコピー，スキャン，デジタル化等の無断複製は著作権法上での例外を除き禁じられています。
本書を代行業者等の第三者に依頼してスキャンやデジタル化することはたとえ個人や家庭内の利用で
も著作権法違反です。